U0388473

中药现代化研究系列

化橘红有效成分柚皮苷的药效及作用机制研究

苏薇薇　聂怡初　罗钰龙　李沛波　柳　颖

高　森　吴　灏　王永刚　彭　维　姚宏亮　　著

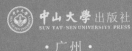

中山大学出版社
SUN YAT-SEN UNIVERSITY PRESS

·广州·

图书在版编目（CIP）数据

化橘红有效成分柚皮苷的药效及作用机制研究/苏薇薇，聂怡初，罗钰龙，李沛波，柳颖，高森，吴灏，王永刚，彭维，姚宏亮著 . —广州：中山大学出版社，2022. 10
（中药现代化研究系列）
ISBN 978 - 7 - 306 - 07616 - 8

Ⅰ. ①化…　Ⅱ. ①苏…　②聂…　③罗…　④李…　⑤柳…　⑥高…　⑦吴…　⑧王…　⑨彭…　⑩姚…　Ⅲ. ①柑果苷—药效—研究　Ⅳ. ①R282. 71

中国版本图书馆 CIP 数据核字（2022）第 182630 号

出 版 人：王天琪
策划编辑：曾育林
责任编辑：曾育林
封面设计：曾　斌
责任校对：梁嘉璐
责任技编：靳晓虹
出版发行：中山大学出版社
电　　话：编辑部 020 - 84113349，84110776，84111997，84110779，84110283
　　　　　发行部 020 - 84111998，84111981，84111160
地　　址：广州市新港西路 135 号
邮　　编：510275　传　真：020 - 84036565
网　　址：http://www. zsup. com. cn　E-mail：zdcbs@ mail. sysu. edu. cn
印 刷 者：广州市友盛彩印有限公司
规　　格：787mm×1092mm　1/16　13.75 印张　322 千字
版次印次：2022 年 10 月第 1 版　2022 年 10 月第 1 次印刷
定　　价：68.00 元

内 容 提 要

　　本书呈现在大家面前的，是中山大学苏薇薇团队的原创性研究成果。本书对化橘红有效成分柚皮苷的药效与作用机制进行了系统研究。全书分四章：第一章，柚皮苷止咳作用及机制研究；第二章，柚皮苷祛痰作用及机制研究；第三章，柚皮苷对脂多糖所致小鼠急性肺损伤的作用及机制研究；第四章，柚皮苷对烟熏所致气道炎症和神经源性炎症的作用及机制研究。本书为柚皮苷的开发利用提供了依据。

　　本研究获得国家"重大新药创制"科技重大专项（2011ZX09102 - 011 - 03）、广东省应用型科技研发专项资金（2015B020234004）、广东省促进新型研发机构高质量发展专项（2019B090905002）、化橘红国家现代农业产业园创建项目——化橘红产业科技协同创新平台建设的资助。

《化橘红有效成分柚皮苷的药效
及作用机制研究》 著者

苏薇薇　聂怡初　罗钰龙　李沛波　柳　颖
高　森　吴　灏　王永刚　彭　维　姚宏亮

目　　录

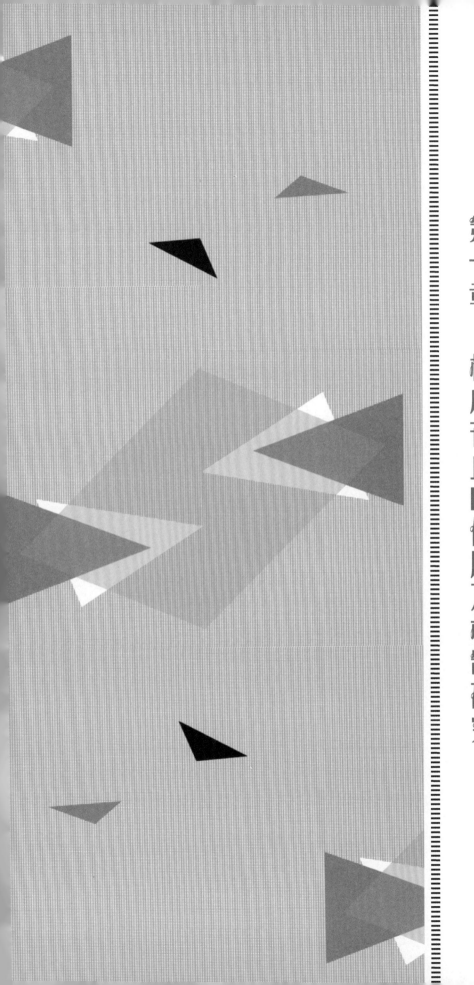

第一章　柚皮苷止咳作用及机制研究

第一节 引 言

一、咳嗽产生的机制

咳嗽是一种由刺激气管而引起的呼吸变形的反射。当鼻、咽喉、支气管、肺及胸膜等脏器受到炎症、瘀血、物理、化学或过敏等刺激时，就会引起咳嗽。它是人体清除外界侵入呼吸道异物与呼吸道内分泌物、清除呼吸道内刺激因子、抵御感染的一种保护性反应[1]。但过度的慢性咳嗽也可以发展成为一种呼吸系统的疾病。轻度咳嗽有利于排痰，能将呼吸道内异物或分泌物排出体外，一般不需用止咳药，但剧烈咳嗽常给患者造成极大的痛苦，这时就要选用合适的止咳药来治疗咳嗽。严重损坏性咳嗽，特别是剧烈无痰的干咳可影响患者休息，易消耗体力，还可引起肺泡壁弹性组织的破坏，诱发肺气肿[2]。

咳嗽的过程主要涉及咳嗽反射弧，咳嗽反射包括5个部分：感受器、传入神经、咳嗽中枢、运动神经、呼吸肌。人的呼吸道里有各种感受器，如化学感受器、机械感受器，当呼吸道受到化学、物理、炎症等刺激时，感受器便将这种刺激转变为神经冲动，经迷走神经传入延髓，咳嗽中枢受到冲动刺激后兴奋，便发出咳嗽指令，这种指令通过运动神经传到呼吸道的平滑肌、呼吸肌和喉头肌，从而引起咳嗽。

（一）咳嗽反射中的感受器

根据功能、起源、在气管中的位置、电生理学特征等多种指标，可将咳嗽反射中的感受器分为低阈值机械感受器和化学感受器。

1. 低阈值机械感受器

低阈值机械感受器容易被机械刺激所激活，包括肺牵张、支气管痉挛和轻微触碰，但不能直接对化学刺激产生反应。低阈值机械感受器也能对某些化学物质产生反应，如H^+和ATP，因为这种化学刺激能够导致神经末梢产生机械变形。

低阈值机械感受器又分为快适应肺牵拉受体（rapidly adapting receptors，RARs）、慢适应肺牵拉受体（slowly adapting receptors，SARs）和咳嗽受体（cough receptors）。其中，RARs和SARs是低阈值机械感受器中最重要的两种受体，它们都是有鞘的Aδ纤维并起源于有节神经结，对肺气压的改变、气管平滑肌收缩和气管壁水肿很敏感。它们最主要的不同点为：RARs 都能被肺牵张和肺塌陷所激活，而 SARs 只能在呼吸前的吸气达到峰值时表现出活性[3]。

（1）快适应肺牵拉受体（RARs），RARs 在喉到支气管的气道黏膜上均有发现，是引起咳嗽的最主要的受体。对于持续性的肺牵张，快适应肺牵拉受体通常在 1～2 s 内完全适应，但快适应肺牵拉受体却对其他机械刺激（如动态性肺牵张、支气管痉挛、肺塌陷）表现出很慢的适应性。RARs 膜上没有辣椒素受体，因此它对于辣椒素不敏感，也没有兴奋性钠通道，对缓激肽等其他炎症介质也不敏感[4]。许多化学刺激也能激活 RARs，如促凝血素、白细胞三烯、组胺、神经激肽、乙酰胆碱等[5-8]。RARs 对于化学刺激的激活往往持续时间比较长。最近的研究发现[9]低氯刺激能够引发一种短潜伏期、短持续时间的反应，并且和 RARs 有关。

（2）慢适应肺牵拉受体（SARs），SARs 是 Hering-Breuer 反射的初级传入纤维。Hering-Breuer 反射的作用是：当肺适当牵张时，能够终止吸气并开始呼气。但它在咳嗽反射上并不起主要作用，可能是通过抑制胆碱类物质到达呼吸肌，异化呼气肌的反射活动而产生间接作用[10-11]。慢适应肺牵拉受体对持续性的肺牵张表现出很慢的适应性。SARs 被认为在调节脑干呼吸回路上起着重要的作用[12]。

（3）咳嗽受体（cough receptors），这是在豚鼠肺外气道中发现的一种与 RARs、SARs 明显不同的低阈值机械感受器[13]。目前对于其是否存在于其他物种中尚不清楚。咳嗽受体也是一种 Aδ 纤维，起源于有节神经结，与 RARs 的区别在于其传导速度及在气道中的位置不同。咳嗽受体是唯一能够在豚鼠清醒和麻醉两种状态下都引起咳嗽的感受器。

2. 化学感受器

化学感受器可以直接被化学物质所激活，包括辣椒素、缓激肽、腺苷、前列腺素 E2，但是对于机械刺激就不那么敏感。它可分为 C 纤维（C-fibres）和痛敏 Aδ 纤维（nodceptive Aδ-fibres）。

（1）C 纤维（C-fibres），C 纤维是伤害性感受器，它们对机械刺激和化学刺激（包括缓激肽、辣椒素等）都有反应，但其对机械刺激的阈值要比 RARs 高。C 纤维细胞膜上能够表达辣椒素受体 VR1。辣椒素是 C 纤维的选择性刺激物，故多用于 C 纤维的研究中。C 纤维对酸溶液也十分敏感。酸溶液能够激活酸敏性离子通道和辣椒素受体 VR1。通过研究有节神经结发现这两种受体被激活后都能够使细胞内释放蛋白激酶 A[4]。C 纤维含有神经肽，主要是速激肽（P 物质和神经肽 A）。当 C 纤维受到辣椒素刺激时，C 纤维神经末端就会释放这些物质，这个过程叫作轴突反射。神经肽的分泌能够引起支气管痉挛、血浆外渗物和黏液分泌，从而产生激活 RARs 的次级效应，并且引发咳嗽。

缓激肽不能使 C 纤维释放神经肽，但它能够作用于 B2 受体，B2 受体能激活辣椒素受体 VR1，因此缓激肽能够增加 C 纤维细胞体的阳离子内流。由缓激肽诱导的神经动作电位能够被辣椒素受体阻断剂钌红所抑制[14-15]。

（2）痛敏 Aδ 纤维（nodceptive Aδ-fibres）。痛敏 Aδ 纤维能被很多化学物质和疼痛所刺激，它们的细胞体位于颈神经结中。对其研究仅仅停留在体外实验，因此在咳嗽中所起到的作用仍不明确[4,16-17]。

3. 各受体在咳嗽反射中的地位

RARs 在咳嗽反射中的地位是毋庸置疑的。而作为咳嗽反射的传入神经，C 纤维的放电在咳嗽反射中的地位并不像 RARs 那样确定，一直以来 C 纤维的作用引起很大争议。但是，C 纤维受到刺激释放神经肽激活 RARs，从而引起咳嗽反射的作用是十分确定的[18]。

C 纤维按照其感受器末梢分布的位置又可分为两类，即支气管 C 纤维和肺部 C 纤维。支气管 C 纤维的神经末梢位于气管壁中，而肺部 C 纤维的神经末梢则位于细支气管壁和肺泡壁中。将化学刺激物注射到支气管血循环或全身血液循环中可以刺激支气管 C 纤维；将化学刺激物注射到肺部血循环中（如右心房注射），可以刺激肺部 C 纤维。研究表明，在豚鼠中，支气管 C 纤维作为咳嗽反射的传入神经，可以引起咳嗽反射的产生；而肺部 C 纤维却会抑制咳嗽反射的产生。因为刺激肺部 C 纤维可以抑制呼吸中枢，使呼气和吸气运动停止，引起动物窒息。在窒息的状态下是不可能引发咳嗽反射的，可见肺部 C 纤维并不是直接抑制咳嗽反射的产生[19]。研究表明，静脉注射 P 物质、5-羟色胺和组胺，以及吸入雾化的铵盐（这些物质既能刺激 RARs，也能刺激 C 纤维受体），能够引起呼吸活动增强；但选择性刺激 C 纤维受体的物质（如辣椒素和苯基二甲双胍），却不能够引起呼吸活动的增加[20]。

在其他实验动物中，支气管 C 纤维的作用也引起了争议。奈多罗米钠已经被证明可以抑制犬的枸橼酸引咳；在研究其止咳机制的过程中，发现其对犬的 RARs、SARs 和肺部 C 纤维均没有影响，却在动脉和喷雾给药后使支气管 C 纤维的放电频率增加，推测奈多罗米钠通过刺激支气管 C 纤维而起到镇咳作用[21]。将缓激肽注射到支气管血循环中可以刺激支气管 C 纤维，但发现缓激肽可以抑制猫的机械引咳[22]。

（二）咳嗽反射的中枢神经系统机制

气管和肺中的传入纤维经迷走神经首先进入孤束核，孤束核位于延髓髓质的背外侧，在孤束核中各种感受器的传入神经通过交接神经元第一次联系到了一起。交接神经纤维进入控制呼吸、咳嗽等功能的更复杂的神经元系统中。

咳嗽反射的中枢神经系统对于各种传入神经所传入的信号起到整合的作用。有人对咳嗽反射的中枢神经系统机制提出了门机制假说[1]：存在一种控制神经元，它连接着中间神经元和运动神经元，它们好比门卫，既能允许也能阻断动作电位的输入。

速激肽是孤束核中重要的神经递质，人们也在继续寻找速激肽受体的阻断剂。

（三）咳嗽反射的传出神经与呼吸肌

咳嗽反射的中枢神经系统发出的咳嗽指令通过运动神经传到呼吸道的平滑肌、呼吸肌和喉头肌，从而引起咳嗽。其具体的机制是在运动神经和平滑肌、呼吸肌和喉头肌之间存在神经 – 肌接头的结构。当动作电位传到轴突末梢时，轴突末梢细胞膜上的钙通道开放，引发钙内流，末梢内钙浓度升高可启动突触小泡出胞机制，使乙酰胆碱（Ach）释放、扩散；Ach 与终板膜化学门控通道结合，引发钠离子内流和钾离子外流，引起终板电位，终板电位扩布使邻近肌膜去极化并引发肌膜产生动作电位，引起平滑肌、呼吸肌和喉头肌收缩，从而引起咳嗽。

二、镇咳药物研究概述

（一）镇咳药物的种类

目前常用的镇咳药按照其作用部位可分为两大类：中枢性镇咳药和外周性镇咳药。直接抑制延脑咳嗽中枢发挥镇咳作用的药物称为中枢性镇咳药；抑制咳嗽反射弧中的感受器、传入神经、效应器中某一环节而起到止咳作用的药物称为外周性镇咳药，亦称为末梢性镇咳药；也有很多药物同时具有中枢镇咳和外周镇咳的双重作用。

1. 中枢性镇咳药

目前使用的中枢性镇咳药主要有磷酸可待因和氢溴酸右美沙芬两种。

磷酸可待因是阿片类药物，它作用于中枢阿片受体，镇咳作用强而迅速，对频繁剧烈干咳、胸膜炎或大叶性肺炎早期伴有胸痛的干咳者尤适用；兼有镇静、镇咳、止血的疗效。它经常作为镇咳药效的标准对照物。

氢溴酸右美沙芬是作用于 σ 受体的药物，其镇咳作用与可待因相等或稍强，适用于无痰干咳，包括频繁、剧烈的咳嗽。另外，痰多者慎用此药，尽量使用祛痰药。

2. 既为中枢性又为外周性的镇咳药

目前使用的这类镇咳药主要包括巴氯芬、左旋氯哌斯汀和喷托维林 3 种。

巴氯芬是 GABA-B 受体激动剂，为神经递质抑制剂，能降低传入终端兴奋性和神经元间的抑制作用，同时可抑制单突触和多突触的反射传递产生明显的肌松作用[23]。

左旋氯哌斯汀主要抑制咳嗽中枢，还具有 H1 受体阻断作用。此外，也有外周镇咳作用，能轻度缓解支气管平滑肌痉挛及支气管黏膜充血、水肿[24]。

喷托维林除对延髓的呼吸中枢有直接的抑制作用外，还有轻度的阿托品样作用，可使痉挛的支气管平滑肌松弛，减低气道阻力。

3. 外周性镇咳药

外周性镇咳药按其作用靶点可分为作用于感受器、传入神经以及运动神经和呼吸肌三大类型[25]。

作用于感受器的外周性镇咳药物包括那可丁、胺乙噁唑、哌乙噁唑、苯佐那酯、利多卡因、愈创木酚甘油醚和甘草提取物等。

作用于传入神经的外周性镇咳药物包括苯丙哌林、可可碱、呋喃苯氨酸和左羟丙哌嗪等。

作用于运动神经和呼吸肌的外周性镇咳药物包括泮库溴铵、维库溴铵和异丙托溴铵等。

（二）镇咳药物作用机制的研究

1. 中枢性镇咳药物的研究方法

（1）脑室注射给药法。脑室注射法（i.c.v）是通过脑立体定位法将药物显微注射到侧脑室中，使药物直接进入脑脊液中。若一种止咳药物在全身给药时具有镇咳作用，在脑室注射给药后没有镇咳作用，则可以推测该药物为外周性镇咳药；若一种止咳药物在全身给药时具有镇咳作用，在经脑室注射给药后依然有镇咳作用，则可推测这种止咳药物为中枢性镇咳药。GABA-B 受体激动剂、NMDA 受体拮抗剂、类鸦片受体激动剂和腺苷受体激动剂都通过这种方法确认为中枢性镇咳药[26]。

这种方法也可以用来探索中枢性镇咳药物的作用位点。例如，巴氯芬在经脑室注射给药后依然有镇咳作用，可推测它为中枢性镇咳药；而将巴氯芬全身给药后，脑室注射一种 GABA-B 受体拮抗剂 CGP35348，发现巴氯芬的镇咳作用可以被 CGP35348 完全阻断，这充分证明巴氯芬为中枢性镇咳药，并且作用位点为 GABA-B 受体，是一种 GABA-B 受体激动剂[27]。

（2）椎动脉注射给药法。椎动脉是脑干供血的主要来源，也是中枢镇咳药物作用部位血液的主要提供者。如果一种止咳药物具有中枢性镇咳作用，椎动脉注射的起效剂量就会比静脉注射给药的起效剂量低很多。因此，可分别测定静脉注射给药和椎动脉注射给药的量效曲线，找出各自的起效剂量。若静脉注射给药的起效剂量与椎动脉注射的起效剂量的比值小于等于 3，则可确定该止咳药物只具有外周性镇咳作用；若静脉注射给药的起效剂量与椎动脉注射的起效剂量的比值大于等于 20，则可确定该止咳药物只具有中枢性镇咳作用；若比值在 3～20 之间，则该止咳药物既有中枢性镇咳作用又有外周性镇咳作用。

这种方法可以充分证明只有中枢镇咳作用或只有外周镇咳作用的药物。但对于既有中枢性镇咳作用又有外周性镇咳作用的药物，其比值波动的范围比较大，并且受溶媒的影响很大。有些溶媒可以帮助药物穿越血脑屏障，使得比值增大。而且这种方法工作量很大，椎动脉注射操作较难，所以这种方法使用不很普遍[26]。

（3）电刺激喉上神经引咳法。喉上神经为迷走神经在颈部的分支，内支伴喉上动脉穿过甲状舌骨膜入喉，司声门裂以上的喉黏膜感觉，属感觉神经。电刺激喉上神经后可以避开咳嗽反射中的外周感受器和部分传入神经，直接影响咳嗽中枢产生咳嗽反应，是一种中枢性引咳法。通过全身给药后，考察药物能否抑制电刺激喉上神经引咳可以确定该药物是否通过中枢起镇咳作用。如果受试药物对于电刺激喉上神经引咳具有抑制作用，则可推测它为中枢性镇咳药；如果受试药物对于电刺激喉上神经引咳没有抑制作用，则可推测它为外周性镇咳药。

也有电刺激大脑皮层来进行中枢性引咳的，但由于大脑皮层的功能十分复杂，电刺激大脑皮层可能会刺激其他的活动反射（如喷嚏反射等），从而影响止咳药物的作用，因此电刺激大脑皮层法使用并不很普遍[26]。

2. 外周性镇咳药物的研究方法

1）C 纤维（C-fibres）的研究方法

C 纤维作为咳嗽反射的传入神经，它的放电可以引起咳嗽反射的产生。这种方法可以直接测定 C 纤维的神经放电，考察药物能否抑制 C 纤维的传入神经放电。但是除了作为传入神经之外，C 纤维在受到化学刺激时，其神经末端就会释放神经肽从而产生激活 RARs 的次级效应，并且产生咳嗽。因此，仍需考察药物能否抑制 C 纤维在受到刺激时分泌神经肽的作用。

目前国外文献对于确定某药物是否通过抑制 C 纤维的作用而起止咳作用，主要有以下 3 种实验方法。

（1）单纤维记录法。先分离出动物的迷走神经，用单纤维记录法记录迷走神经的放电；然后再鉴定记录到的单纤维放电是否为 C 纤维；通过注射辣椒素、苯双胍等给予 C 纤维一个化学刺激，使得 C 纤维放电频率增加；在给予受试药物后看它能否抑制刺激对 C 纤维放电频率的增加作用。目前国外已经在大鼠、豚鼠、家兔和猫的迷走神经中都找到了 C 纤维单纤维，并进行了鉴定[28-33]；并用单纤维记录法记录了 C 纤维的电生理特征。

（2）P 物质测定法。这种方法通过 ELISA 直接测定支气管肺泡灌洗液中 P 物质的含量。研究发现[34]，枸橼酸喷雾刺激可以显著提高支气管肺泡灌洗液中 P 物质的含量，而速激肽受体抑制剂却可以显著抑制枸橼酸喷雾后支气管肺泡灌洗液中 P 物质的含量升高。

（3）神经肽耗尽模型。研究发现[35]，对辣椒素脱敏的动物，C 纤维已经无法再分泌神经肽了，这时的动物处于神经肽耗尽的状态。左羟丙哌嗪可以抑制正常动物的迷走神经电刺激引咳，却不能抑制辣椒素脱敏动物的迷走神经电刺激引咳。而可待因对于正常动物和辣椒素脱敏动物的迷走神经电刺激引咳的抑制作用都没有显著差别。推断左羟丙哌嗪是通过抑制 C 纤维神经肽的分泌而起到镇咳作用的。

2）RARs 研究方法

目前，对于确定某药物是否通过抑制 RARs 的活性而起止咳作用，国外研究都是通过单纤维记录法来进行的。首先分离出 RAR 单纤维，并记录它的神经放电；然后通过化学刺激和机械刺激两种方法给予 RAR 受体一个刺激，使 RAR 受体放电的频率增加；在给予受试药物后看它能否抑制刺激对 RAR 受体放电频率的增加作用。

目前，对 RAR 单纤维的鉴定和 RAR 受体的定位，已经用大鼠、豚鼠、家兔、狗和猴做过实验[36-41]，均找到 RAR 单纤维和 RAR 受体的具体位置，且记录了 RAR 单纤维的电生理特征。

3.K$^+$离子通道在咳嗽反射中的作用

（1）ATP-K$^+$离子通道。研究表明，一种 ATP-K$^+$离子通道的开放剂吡那地尔具有很好的镇咳效果，但它的止咳作用却可以被 ATP-K$^+$离子通道的特异性阻断剂格列苯脲剂量依赖性地抑制。这说明 ATP-K$^+$离子通道在咳嗽反射中具有十分重要的作用，然而其确切的作用机制仍然不清楚。推测 ATP-K$^+$离子通道的开放剂具有镇咳作用的原因可能是：ATP-K$^+$离子通道的开放剂可以抑制支气管痉挛[42-43]。虽然支气管痉挛和咳嗽反射具有不同的反射弧，但是两者同时发生并且密切相关，因此 ATP-K$^+$离子通道开放剂可能是由于抑制支气管痉挛从而间接起到止咳作用的。另外，ATP-K$^+$离子通道的开放可以使 K$^+$外流，使 Aδ 纤维的细胞膜超极化，能够抑制去极化引起的神经放电[44]。

有关吡那地尔的研究过程，最早由 Poggioli 等人发现吡那地尔对于豚鼠的枸橼酸引咳具有很好的镇咳效果[45]。之后 Junzo Kamei 等人对其进行了系统的研究：首先发现吡那地尔的止咳作用可以被腹腔注射（i. p.）格列苯脲剂量依赖性地抑制[44,46]。但是，脑室注射格列本脲及皮下注射（s. c.）纳洛酮却对吡那地尔的止咳作用没有影响[47-48]。这些结果都表明，吡那地尔是通过 ATP-K$^+$离子通道起到镇咳作用的，并且是一种外周性镇咳药物。同时也说明了 ATP-K$^+$离子通道在外周止咳机制中发挥着重要作用。之后他们又对一种外周性镇咳新药莫吉斯坦用同样的方法进行了研究，发现莫吉斯坦也是通过 ATP-K$^+$离子通道起到镇咳作用的[44]。蛇胆川贝膏中的主要成分去氢贝母碱既是中枢性镇咳药又是外周性镇咳药，并且是通过 ATP-K$^+$离子通道而起外周性的镇咳作用的[49]。

（2）大电导钙激活钾通道（BK$_{Ca}$）。研究表明，BK$_{Ca}$通道的开放在气道平滑肌中可以影响细胞膜电位，从而抑制支气管痉挛[50]。支气管痉挛可以通过刺激咳嗽反射中的外周感受器来引起咳嗽。推测 BK$_{Ca}$通道开放可能是通过抑制支气管痉挛进而抑制咳嗽反射的。另外，发现 BK$_{Ca}$通道的开放剂 NS1619 对于豚鼠枸橼酸引咳具有很好的镇咳效果，并且可以抑制豚鼠迷走神经中 Aδ 纤维的神经放电。而 NS1619 对 Aδ 纤维放电的抑制作用可以被 BK_{Ca} 通道的阻断剂 Iberiotoxin 所阻断[51]。因此，推测 BK_{Ca} 通道可能是通过抑制 Aδ 神经末梢上的受体感受器而起到镇咳作用的。

以下是有关 NS1619 的研究过程。NS1619 是一种苯并咪唑酮类化合物，最早发现它可以激活气道平滑肌上的 BK_{Ca} 通道从而对于支气管痉挛具有很好的抑制作用[52-54]。由于支气管痉挛和咳嗽反射是两者同时发生并且密切相关的，因此推测 NS1619 可能是一种止咳药物。之后 Fox 等人便发现 NS1619 对于豚鼠的枸橼酸引咳具有很好的镇咳效果，并且可以抑制豚鼠迷走神经中 Aδ 纤维的神经放电。Sutovska 等人又验证了 NS1619 对于豚鼠的枸橼酸引咳的镇咳效果，并且发现它的镇咳作用可以被 BK_{Ca} 通道的另一种阻断剂四乙胺所阻断[55]。这些结果都表明：NS1619 是通过 BK_{Ca} 通道起到镇咳作用的，同时也说明了 BK_{Ca} 通道在外周止咳机制中发挥着重要的作用。

三、本章主要研究内容

柚皮苷是本团队从道地南药化橘红中提取、分离的单体，前期研究表明柚皮苷具有止咳作用。

本章采用喉上神经引咳法、脱敏豚鼠迷走神经刺激引咳法、格列苯脲对辣椒素引咳的影响等模型，研究柚皮苷的镇咳作用机制。豚鼠喉上神经引咳实验表明：柚皮苷在静脉注射给药 15 mg/kg、30 mg/kg、60 mg/kg 时不可以抑制电刺激豚鼠喉上神经引起的咳嗽反射，而静脉注射磷酸可待因 6 mg/kg 则具有明显的镇咳效果。脱敏豚鼠迷走神经刺激引咳实验表明：对于脱敏豚鼠，柚皮苷在静脉注射给药 50 mg/kg 时仍保持抑制电刺激豚鼠迷走神经引咳的效果，而静脉注射左羟丙哌嗪在脱敏豚鼠中则丧失了它的镇咳效果。豚鼠辣椒素引咳实验表明：皮下注射柚皮苷 30 mg/kg 时它的镇咳效果并没有受格列苯脲的影响，而格列苯脲却可以阻断皮下注射吡那地尔 5 mg/kg 的镇咳效果。

此外，本章通过单极记录法直接记录到对组胺有阳性反应的迷走神经细束的放电频率。静脉注射高剂量的柚皮苷 40 μg/kg 能够显著抑制组胺对迷走神经细束放电的刺激作用，而低剂量的柚皮苷 20 μg/kg 对组胺对神经细束放电的刺激作用的抑制明显减弱。

综上所述，柚皮苷是一种外周性的镇咳药物，它的止咳作用机制与抑制 C 纤维释放神经肽和 $ATP-K^+$ 通道的开放无关，而与抑制 RARs 有关。这为其临床应用提供了实验依据。

第二节 柚皮苷对电刺激豚鼠喉上神经引咳的影响

中枢性镇咳药物的定义为：在全身给药后，药物能够穿过血脑屏障进入脑循环血，并对咳嗽反射中的中枢镇咳位点起作用。而在理论上研究一种药物是否为中枢性镇咳药，则无须考虑血脑屏障的因素，只需关注该药物是否在中枢系统中具有镇咳作用的靶点。

本团队曾用脑室注射法证明柚皮苷不是一种中枢性镇咳药，但该方法的给药方式为局部给药。因此，需选择一种全身给药的方法进行比较，进一步确认柚皮苷是否为中枢性镇咳药。

判断一种药物是中枢性镇咳药还是外周性镇咳药，是研究止咳药物作用机制的首要任务，目前已经形成了几种不同的实验方法。但由于每种方法都有各自的优点和缺点，往往要将两种或多种方法结合起来，才能提供有力、充分的证据。

电刺激豚鼠喉上神经引咳法是一种中枢性的引咳方法，其给药方式为静脉注射，与脑室注射法相结合可从理论和临床研究的角度阐明柚皮苷的止咳机制。

【实验材料】

（一）仪器设备

电子天平（Goettiongen，德国，Sartorius BP211D）；超声波清洗器（ELMA，美国，T660/H）；生物机能实验系统（成都泰盟科技，BL-420E）；呼吸记录器（北京新航兴，HX-101 捆绑式）；双极电刺激银电极（自制）；超声雾化器（成都维信电子科大新技术有限公司，CC2170A）；计时器（Amersham Biosciences）；计数器（上海号码机厂，SJ504）；豚鼠喷雾聚乙烯容器（自制，容积6 L）；手术器械。

（二）实验试药

磷酸可待因（青海制药厂有限公司，纯度＞99.0%）；左羟丙哌嗪（湖南九典制药有限公司，纯度99.0%）；吡那地尔（上海仿创医药科技有限公司，纯度99.0%）；格列苯脲（广州桐晖药业，纯度＞99.0%）；莫吉司坦（北京华奉联博科技有限公司，纯度≥99.0%）；硫酸阿托品注射液（天津药业集团新郑股份有限公司）；氨茶碱注射液（广州白云山明兴制药有限公司）；盐酸异丙肾上腺素注射液（上海禾丰制药有限公司）；磷酸组胺（国药集团化学试剂有限公司）；柚皮苷

（由本团队自制，纯度99.0%）；乌拉坦（上海润捷化学试剂有限公司，A. R.）；辣椒素溶液：取辣椒素（湖北襄西化工厂，纯度 > 95.0%）300 mg 加生理盐水 – Tween80 – 乙醇（80%∶10%∶10%）50 mL 溶解，搅拌至澄清，使用时取 0.75 mL，加入 500 mL 生理盐水中，即得浓度为 15 μg/mL 的辣椒素溶液，为豚鼠辣椒素引咳的溶液；PEG400（广东光华化学厂有限公司，A. R.）。

（三）实验动物

普通级 Hartly 豚鼠，雌雄各半，体重 300 g 左右。广东省医学实验动物中心提供，实验动物许可证号：No. 0034490、No. 0034676、No. 0034914、No. 0035058，SCXK（粤）2003 – 0002，粤监证字 2007A005。

（四）实验环境

中山大学实验动物中心，实验动物使用许可证号：SYXK（粤）2007 – 0081；动物实验环境设施监测合格证：普通级，粤检证字 2008C003。光照：良好；通风：良好；温度：20～25 ℃；湿度：40%～70%。

中山大学生命科学学院中药与海洋药物实验室，实验动物使用许可证号：SYXK（粤）2009 – 0020；动物实验环境设施监测合格证：普通级，粤检证字 2009C019。光照：良好；通风：良好；温度：20 ± 1 ℃；湿度：50% ±5%。

【实验部分】

（一）实验分组

选择体重 300 g 左右的豚鼠共 50 只，按表 1 – 1 分组，每组 10 只。将各药物用溶剂（PEG400∶生理盐水 = 1∶1）溶解成适当浓度溶液，给药剂量见表 1 – 1。磷酸可待因溶液按照文献报道的剂量[56]给药，柚皮苷按照阳性药摩尔剂量的 2 倍、4 倍和 8 倍设计 3 个剂量组。

表1 – 1　各组静脉注射给药剂量

编号	分组	给药剂量（mL/kg）
1	溶剂组	1
2	磷酸可待因组	6
3	柚皮苷低剂量组	15
4	柚皮苷中剂量组	30
5	柚皮苷高剂量组	60

（二）实验方法

1. 麻醉、手术

豚鼠腹腔注射 20% 乌拉坦浅麻醉后，沿颈部中线剪开皮肤，颈静脉插管用于给药。小心分离喉上神经，然后尽可能靠外周端切断它，将它与一个刺激电极相连。刺激电极接入生理记录仪，并由生理记录仪给予电刺激信号刺激喉上神经引起咳嗽反射。同时，保证绝缘塑料将刺激电极与气管外其他组织隔离。固定电极，在整个实验中应保证电极始终不动。在豚鼠腹部最宽部捆绑呼吸记录器，力度适宜，呼吸记录器参数：增益调节 G 为 2000 倍，时间常数 T 为 0.01 s，滤波 F 为 3 kHz，扫描速度为 2.00 s/div。

2. 动物最小引咳电压的确定（上下法）

电刺激参数如下：持续的单一方波，波宽 1 ms，频率 15 Hz，总持续时间 10 s，电压 0.05～2 V。固定刺激器的其他刺激参数，根据上下法原理[57]在 0.05～2 V 之间调整刺激电压，直到找到最小引咳电压。

3. 静脉注射给药

按照表 1-1 的设计剂量给药。

4. 观察药物/溶剂对动物最小引咳电压的影响

分别于给药后 5 min、10 min、15 min、30 min、45 min、60 min 后用同样的电刺激条件刺激喉上神经，记录豚鼠是否咳嗽。

（三）数据处理

若电刺激气管后无咳嗽反射，则认为药效为阳性，实验结果记为 0；若仍有咳嗽反射，则认为药效为阴性，实验结果记为 1。数据采用 SPSS 19.0 软件进行 χ^2 检验。

【实验结果】

（一）引咳图形记录

引咳图形如图 1-1、图 1-2 所示。可以看出，在最小引咳电压对豚鼠进行电刺激喉上神经引咳时，出现 1 次咳嗽反射的现象。而在低于最小引咳电压对豚鼠进行电刺激喉上神经引咳时，未出现咳嗽反射现象，但豚鼠呼吸频率增大。

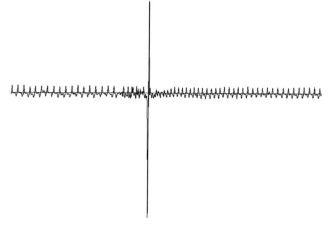

图 1 - 1 电刺激引咳记录（在最小引咳电压引咳时的图形）

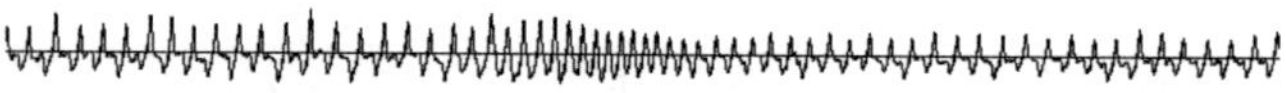

图 1 - 2 电刺激引咳记录（低于最小引咳电压电刺激时的图形）

（二）豚鼠喉上神经引咳各组实验比较

各组咳嗽反应阳性的动物数据见表 1 - 2，可以看出：静脉注射磷酸可待因 6 mg/kg 后，只在给药后 30 min 和 60 min 出现咳嗽反射阳性动物，与溶剂组比较，表现出明显的中枢镇咳作用；而静脉注射柚皮苷低、中、高 3 个剂量时，咳嗽反应阳性动物数与溶剂组比较无明显变化。

表 1 - 2 豚鼠喉上神经引咳实验结果统计

分组	给药剂量（mL/kg）	给药后咳嗽反应阳性动物（只）					
		5 min	10 min	15 min	30 min	45 min	60 min
溶剂组	1	6	6	6	6	5	6
可待因组	6	0**	0**	0**	1*	0**	2
柚皮苷高剂量组	60	6	6	6	6	6	6
柚皮苷中剂量组	30	6	6	6	6	5	5
柚皮苷低剂量组	15	6	6	6	6	6	6

注：与空白组比较，$^* p < 0.05$，$^{**} p < 0.01$。

从各组给药前后的引咳图形中选择具有代表性的一个，给药后的引咳图形只选给药后 30 min，见图 1 - 3；可以看出：静脉注射磷酸可待因 6 mg/kg 后，用最小引咳电压对豚鼠进行电刺激喉上神经引咳，并未出现咳嗽反射现象；而在静脉注射溶剂或柚皮苷 30 mg/kg 后，用最小引咳电压对豚鼠进行电刺激喉上神经引咳时，仍出现咳嗽反射现象。

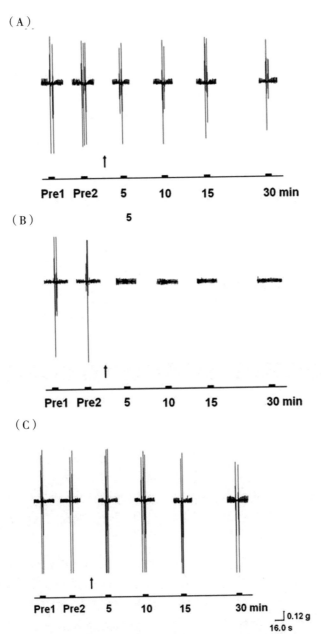

图1-3　典型的麻醉豚鼠静脉注射给药前后喉上神经电刺激引咳记录

注:(A) 溶剂对照组;(B) 磷酸可待因组 (6 mg/kg);(C) 柚皮苷组 (30 mg/kg)。咳嗽反射代表了呼吸肌力量的变化。在给药前,首先用上下法确定引起咳嗽反射所需的电压阈值,静脉注射后用相同的刺激参数电刺激喉上神经引咳。

（三）研究结论

实验表明：静脉注射溶剂，以及柚皮苷低、中、高3个剂量，都不能引起刺激豚鼠气管引咳时最小引咳电压（V_m）的变化；静脉注射磷酸可待因 6 mg/kg，可以显著升高 V_m，6 只动物注射前检测到的 V_m 在注射后基本不能引起动物咳嗽。这说明柚皮苷的镇咳不通过中枢神经系统起作用。

有关麻醉剂的选择，由于巴比妥类对呼吸中枢有较强的抑制作用，故不采用。乌拉坦作用性质温和，并可产生较持久的浅麻醉，对呼吸无明显影响，但麻醉剂量较难掌握：剂量较小时无法顺利进行手术，豚鼠表现较痛苦；剂量过大时则无法引咳。乌拉坦溶液最好现用现配，最佳剂量为 1.5 g/kg。

在实验过程中偶尔会出现假阳性结果，其原因是动物失血或者组织液较多，导致刺激电极短路。

由喉上神经引发的咳嗽反射没有电刺激气管剧烈，而且最小电刺激电压也比电刺激气管的电压低，主要集中在 0.2～1.5 V 之间。刺激电压过高往往无法引咳，因而寻找刺激阈值应从低往高进行。

第三节　柚皮苷对脱敏豚鼠电刺激迷走神经引咳的影响

C 纤维含有神经肽，主要是速激肽（P 物质和神经肽 A），它是由前速激肽原在神经细胞的细胞体中形成的，然后再转运到神经外周末梢中。当 C 纤维受到刺激时，C 纤维神经末端就会释放这些物质，这个过程叫作轴突反射。神经肽的分泌能够引起支气管痉挛、血浆外渗物和黏液分泌，从而产生激活 RARs 的次级效应，并产生咳嗽。

作为咳嗽反射的传入神经，C 纤维放电在咳嗽反射中的地位并不像 RARs 那样确定，一直以来大家对 C 纤维的作用有很大的争议。但是，C 纤维受到刺激释放神经肽激活 RARs，进而引起咳嗽反射的作用是十分确定的。

电刺激迷走神经是一种外周引咳的方式，它可以同时刺激咳嗽反射的传入神经 RARs 和 C 纤维，还可以刺激 C 纤维释放神经肽，引发轴突反射。在对辣椒素脱敏的动物中，C 纤维已经无法再分泌神经肽了，这时的动物处于神经肽耗尽状态。A. Lavezzo等人在研究左羟丙哌嗪（LVDP）的作用机制时，发现左羟丙哌嗪可以抑制正常动物的迷走神经电刺激引咳，辣椒素脱敏动物却不能抑制迷走神经电刺激引咳。由此推断左羟丙哌嗪可能是通过抑制 C 纤维神经肽的分泌而起到镇咳作用的[35]。

本节采用神经肽耗尽模型，考察柚皮苷是否通过 C 纤维的轴突反射作用而起到镇咳作用。

【实验材料】

（一）实验试剂

同本章第二节。

（二）实验动物

普通级 Hartly 豚鼠，雌雄各半，体重 300 g 左右。广东省医学实验动物中心提供，实验动物许可证号：No. 0039414、No. 0039882、No. 0042359、No. 0042761、No. 0044337、No. 0044615，SCXK（粤）2003 - 0002，粤监证字 2008A027。

【实验部分】

（一）实验分组

选择体重 300 g 左右的豚鼠共 60 只，按表 1 - 3 分组，每组 10 只。将各药物用溶剂（PEG400：生理盐水 = 1：1）溶解成适当浓度溶液，给药剂量见表 1 - 3。左羟丙哌嗪溶液按照文献报道的剂量[58]给药，柚皮苷的给药剂量为预实验的有效剂量，约为阳性药摩尔剂量的 2 倍。

表 1 - 3　各组静脉注射给药剂量

编号	分组	给药剂量（mL/kg）
1	溶剂对照组	1
2	溶剂脱敏组	1
3	左羟丙哌嗪对照组	10
4	左羟丙哌嗪脱敏组	10
5	柚皮苷高剂量对照组	50
6	柚皮苷高剂量脱敏组	50

（二）实验方法

1. 豚鼠的辣椒素脱敏

取各组豚鼠，皮下注射 100 mg/kg 剂量的辣椒素进行脱敏，具体的脱敏方法如下[59]：4 天内分别皮下注射剂量为 10 mg/kg、20 mg/kg、30 mg/kg、40 mg/kg 的辣椒素溶液，注射剂量共 100 mg/kg；在注射辣椒素前 15 min，先腹腔注射药物预处理，以预防辣椒素对豚鼠呼吸的损害，注射药物包括硫酸阿托品（1.25 mg/kg）、氨茶碱（25 mg/kg）和盐酸异丙肾上腺素（0.2 mg/kg）。

豚鼠注射完最后一次辣椒素后放置一周，比较辣椒素组豚鼠脱敏前后由雾化辣椒素（30 μmol/L）引起的咳嗽次数及潜伏期，以评价造模的效果。具体方法如下：将豚鼠放入密闭的塑料盒中，用超声波雾化器进行 30 μmol/L 的辣椒素引咳，喷雾 2 min，记录豚鼠在 10 min 内的潜伏期和咳嗽次数。存活的豚鼠用于各脱敏组的实验[60]。

2. 麻醉与手术

豚鼠腹腔注射 20% 乌拉坦浅麻醉后，沿颈部中线剪开皮肤，颈静脉插管用于给药。小心分离迷走神经，将它与一个刺激电极相连。刺激电极接入生理记录仪，并由生理记录仪给予电刺激信号刺激迷走神经引起咳嗽反射。同时，保证绝缘塑料将刺激电极与其他组织隔离。固定电极，在整个实验中应保证电极始终不动。在豚鼠腹部最宽部捆绑呼吸记录器，力度适宜，呼吸记录器参数：增益调节 G 为 1000 倍，时间常数 T 为 0.01 s，滤波 F 为 3 Hz，扫描速度为 2.00 s/div。

3. 刺激参数

电刺激参数如下：持续的单一方波，波宽 0.25 ms，频率 25 Hz，持续时间 10 s，电压 0.5～4 V，在第一次电刺激后 1 min 进行相同的第二次刺激。固定刺激器的其他刺激参数，调整刺激电压使两次刺激的动物咳嗽 8～10 次。

4. 静脉注射给药

按照表 1-3 的设计剂量给药。

5. 考察药物/溶剂对迷走神经引咳的影响

分别于给药后 5 min、10 min、15 min、30 min 后用同样的电刺激条件刺激迷走神经，记录豚鼠是否咳嗽。

（三）数据处理

将各组咳嗽数用 $\bar{x} \pm SD$ 表示，并采用 SPSS 19.0 软件进行数据处理；各给药对照组的镇咳率与对应脱敏组的镇咳率分别采用配对 t 检验进行统计分析。

【实验结果】

（一）脱敏造模结果评估

脱敏豚鼠造模前后咳嗽潜伏期及咳嗽次数统计结果见表 1-4。可以看出：在对豚鼠进行辣椒素脱敏后，辣椒素喷雾引咳的潜伏期比脱敏前极显著提高，咳嗽次数极显著降低。说明此造模方法使豚鼠成功对辣椒素脱敏。

表1-4　脱敏豚鼠造模前后辣椒素喷雾引咳的潜伏期及咳嗽数的比较

造模前		造模后	
潜伏期	咳嗽次数	潜伏期	咳嗽次数
70.37 ± 26.92	10.68 ± 3.53	357.00 ± 208.44 ***	1.05 ± 0.97 ***

注：与造模前比较，*** $p < 0.001$。

（二）呼吸基线及引咳图形记录

实验记录到的呼吸基线如图1-4所示；从各组给药前后的引咳图形中选择具有代表性的一个，选给药后5 min 的引咳图形，如图1-5至图1-10所示。可以看出：静脉注射溶剂前后，电刺激豚鼠迷走神经引咳的咳嗽次数无明显变化；静脉注射柚皮苷后，电刺激豚鼠迷走神经引咳的咳嗽次数比给药前明显减少。

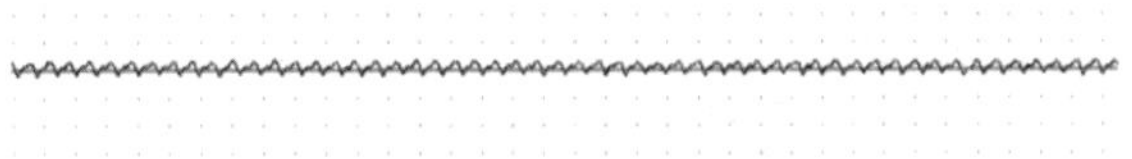

图1-4　呼吸基线记录

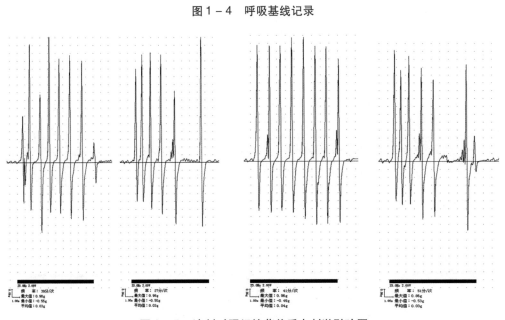

图1-5　溶剂对照组给药前后电刺激引咳图

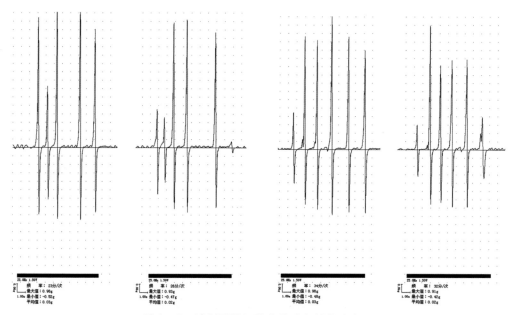

图 1 - 6　溶剂脱敏组给药前后电刺激引咳图

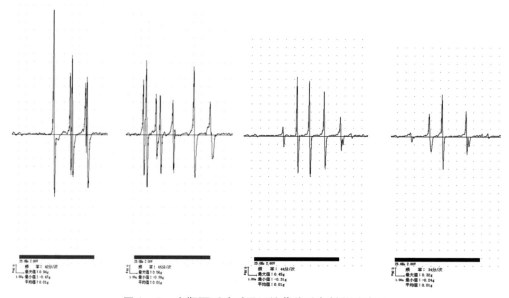

图 1 - 7　左羟丙哌嗪对照组给药前后电刺激引咳图

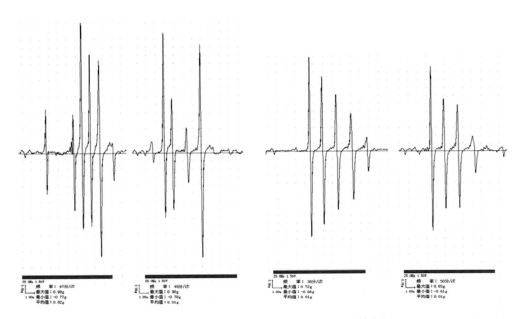

图1-8　左羟丙哌嗪脱敏组给药前后电刺激引咳图

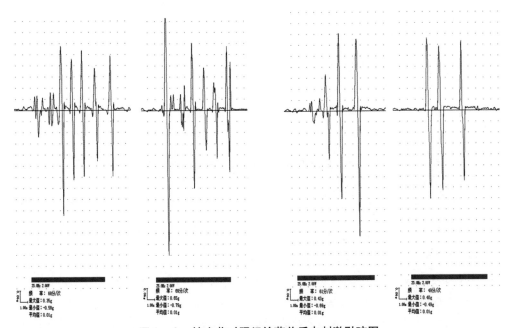

图1-9　柚皮苷对照组给药前后电刺激引咳图

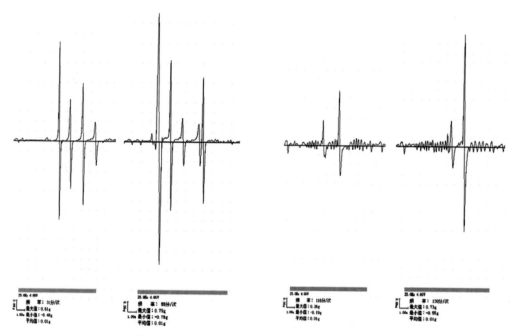

图 1 - 10　柚皮苷脱敏组给药前后电刺激引咳图

（三）豚鼠迷走神经引咳实验结果

各组豚鼠给药前后电刺激迷走神经引咳的咳嗽次数见表 1 - 5；各组豚鼠给药后电刺激迷走神经引咳的镇咳率统计结果见表 1 - 6。可以看出：静脉注射 50 mg/kg 的柚皮苷，无论在对照组还是在脱敏组中，镇咳率均可以达到 40% 左右，无显著性差异。

表 1 - 5　豚鼠电刺激迷走神经引咳咳嗽次数统计

组别	给药前咳嗽次数	给药后咳嗽次数			
		5 min	10 min	15 min	30 min
溶剂对照组	11. 40 ± 1. 78	11. 90 ± 2. 13	11. 30 ± 2. 21	10. 6 ± 1. 43	10. 20 ± 1. 81
溶剂脱敏组	10. 50 ± 2. 22	10. 70 ± 2. 50	9. 40 ± 2. 17	9. 80 ± 2. 20	9. 10 ± 2. 23
左羟丙哌嗪对照组	10. 80 ± 2. 86	6. 40 ± 2. 50 **	6. 70 ± 3. 47 **	6. 10 ± 3. 25 **	6. 20 ± 3. 16 **
左羟丙哌嗪脱敏组	10. 70 ± 2. 31	10. 30 ± 2. 16	9. 80 ± 2. 82	9. 00 ± 2. 54	8. 90 ± 2. 64
柚皮苷对照组	10. 30 ± 2. 63	6. 60 ± 2. 59 **	6. 20 ± 2. 15 ***	6. 2 ± 2. 10 ***	5. 70 ± 1. 95 ***
柚皮苷脱敏组	11. 20 ± 2. 70	7. 50 ± 2. 46 **	7. 00 ± 1. 82 ***	7. 00 ± 2. 31 ***	6. 40 ± 2. 27 ***

注：与给药前比较，** $p < 0.01$，*** $p < 0.001$。

表 1 - 6 豚鼠电刺激迷走神经引咳镇咳率统计

组别	给药后镇咳率（%）			
	5 min	10 min	15 min	30 min
溶剂对照组	-4.27±7.67	1.17±7.23	6.44±8.57	10.50±8.17
溶剂脱敏组	-1.77±8.90	9.97±12.83	5.89±15.00	12.94±15.02
左羟丙哌嗪对照组	41.93±10.12	36.75±29.79	43.40±26.09	42.17±26.06
左羟丙哌嗪脱敏组	3.36±9.36***	9.39±6.67*	16.65±7.47**	17.44±12.44*
柚皮苷对照组	37.69±10.57	40.62±10.03	40.51±8.39	45.51±7.25
柚皮苷脱敏组	34.08±8.80	37.62±3.90	38.39±10.16	43.96±10.26

注：与给药前比较，$*p<0.05$，$**p<0.01$，$***p<0.001$。

（四）研究结论

柚皮苷 25 mg/kg 的剂量在静注 5 min 后镇咳效果不稳定，加大剂量至 50 mg/kg 后效果显著，因此确定柚皮苷脱敏组的剂量为 50 mg/kg。

左羟丙哌嗪（10 mg/kg）、柚皮苷（50 mg/kg）在静脉注射 5 min、10 min、15 min、30 min 后可显著抑制豚鼠对照组迷走神经引咳。

在辣椒素脱敏的豚鼠中，左羟丙哌嗪对迷走神经电刺激引咳的抑制作用却消失了。由于辣椒素脱敏的动物处于神经肽耗尽的状态，故验证左羟丙哌嗪是通过抑制 C 纤维神经肽的分泌而起到镇咳作用的。

在辣椒素脱敏的豚鼠中，柚皮苷仍可显著抑制迷走神经电刺激引咳，但对正常豚鼠和辣椒素脱敏豚鼠的迷走神经电刺激引咳的抑制作用没有显著差别，可推断柚皮苷不是通过抑制 C 纤维神经肽的分泌而起到镇咳作用的。

第四节 格列苯脲对柚皮苷镇咳作用的影响

$ATP-K^+$ 离子通道在咳嗽反射中具有十分重要的作用。研究表明吡那地尔（一种 $ATP-K^+$ 离子通道的开放剂）具有很好的镇咳效果；而格列苯脲是 $ATP-K^+$ 离子通道的特异性阻断剂，吡那地尔的止咳作用可以被它剂量依赖性地抑制[44-46]。因此，本节我们参考吡那地尔的研究思路，考察柚皮苷是否通过 $ATP-K^+$ 离子通道的开放而起镇咳作用。

实验主要有豚鼠辣椒素和枸橼酸引咳法，机械刺激豚鼠气道法，电刺激豚鼠喉上神经、迷走神经、气管法和小鼠氨水引咳法。实验模型选用豚鼠辣椒素引咳法，该法的咳嗽效果与人咳嗽时的表现最接近，且操作简便。

【实验材料】

（一）实验试剂

同本章第二节。

（二）实验动物

普通级 Hartly 豚鼠，雌雄各半，体重 300 g 左右。广东省医学实验动物中心提供，实验动物许可证号：No. 0049076、No. 0050475、No. 0051071，SCXK（粤）2008 - 0002，粤监证字 2008A027。

【实验部分】

（一）实验分组

选择体重 300 g 左右的豚鼠共 70 只，按表 1 - 7 分组，每组 10 只。将各药物用溶剂（PEG400：生理盐水 =1：1）溶解成适当浓度溶液，给药剂量见表 1 - 7。吡那地尔溶液按照文献报道的剂量[46]给药，柚皮苷的给药剂量为前期小鼠预试验的有效剂量换算成豚鼠的剂量。

表 1 - 7　各组皮下注射给药剂量

编号	分组	给药物质及剂量
1	溶剂对照组	1 mL/kg
2	柚皮苷组	30 mg/kg
3	吡那地尔组	5 mg/kg
4	溶剂 + 格列苯脲组	格列苯脲 10 mg/kg 30 min 后 1 mL/kg
5	吡那地尔 + 格列苯脲组	格列苯脲 10 mg/kg 30 min 后 5 mg/kg
6	柚皮苷 + 格列苯脲低剂量组	格列苯脲 10 mg/kg 30 min 后 30 mg/kg
7	柚皮苷 + 格列苯脲高剂量组	格列苯脲 20 mg/kg 30 min 后 30 mg/kg

（二）实验方法

将豚鼠放入密闭的塑料盒中，用超声波雾化器进行 30 μmol/L 的辣椒素引咳，喷雾 2 min，记录豚鼠在 10 min 内的咳嗽次数[60]。

第一次喷雾引咳 5 h 后进行皮下注射给药，给药后 5 min 再次用同样的条件进行第二次辣椒素喷雾引咳；格列本脲组于给药前 30 min 进行格列本脲的腹腔注射；计算每只豚鼠的药物镇咳率。

（三）数据处理

采用 SPSS 19.0 软件，数据以 $\bar{x} \pm SD$ 表示。

【实验结果】

（一）豚鼠辣椒素引咳实验结果

各组豚鼠给药后辣椒素引咳的镇咳率统计结果见表 1 - 8，可以看出：溶剂对照组和格列本脲组的镇咳率接近 15%，两者无显著性差别。吡那地尔组和柚皮苷组的镇咳率均接近 60%。但在吡那地尔组 + 格列本脲组中，镇咳率显著性降至 26%。而在柚皮苷 + 格列本脲组中，尽管格列本脲的剂量已经达到 20 mg/kg，但镇咳率仍保持在 60% 左右，与柚皮苷组无显著性差异。

表 1 - 8　豚鼠辣椒素引咳给药后镇咳率统计

组别	镇咳率（%）
溶剂对照组	14.88 ± 11.02
柚皮苷组	56.37 ± 5.37 ***
吡那地尔组	59.78 ± 6.33 ***
溶剂 + 格列本脲组	14.79 ± 10.45
吡那地尔 + 格列本脲组	26.09 ± 9.65 ** ###
柚皮苷 + 格列本脲低剂量组	59.70 ± 3.91 ***
柚皮苷 + 格列本脲高剂量组	59.90 ± 6.14 ***

注：与溶剂对照组比较，** $p < 0.01$，*** $p < 0.001$；与吡那地尔组比较，### $p < 0.001$。

（二）小结

作为 ATP-K$^+$ 离子通道的开放剂，吡那地尔具有很好的镇咳效果，且止咳作用可以被 ATP-K$^+$ 离子通道的特异性阻断剂格列本脲剂所抑制。

皮下注射柚皮苷可在 5 min 时就具有较好的镇咳效果，且其止咳作用不能被格列本脲剂所抑制。由此推测柚皮苷的止咳机制不是通过 ATP-K$^+$ 离子通道起作用的。

第五节　柚皮苷对静脉注射组胺刺激神经放电的影响

快适应肺牵拉受体（RARs）在喉到支气管的气道黏膜上均有发现，是引起咳嗽的最主要受体，它在咳嗽反射中的地位是毋庸置疑的。

本节从咳嗽受体的角度出发，考察柚皮苷是否通过 RARs 起镇咳作用。通过分离迷走神经细束，可以直接检测对组胺呈阳性反应的神经细束放电；并在同一个体上检测给药前和给药后静脉注射组胺对 RARs 神经放电频率刺激作用的差异，所测的指标很直接而且具有较强的说服力。

【实验材料】

（一）实验试剂

同本章第二节。

（二）实验动物

普通级 Hartly 豚鼠，雌雄各半，体重 300 g 左右。广东省医学实验动物中心提供，实验动物许可证号：No. 0018593、No. 0023311、No. 0024615、No. 0023311、No. 0024815、No. 0026245，SCXK（粤）2003 - 0002，粤监证字 2006A037。

【实验部分】

（一）实验分组

选择体重 300 g 左右的豚鼠，按表 1 - 9 分组，每组 10 只。将各药物用溶剂（PEG400∶生理盐水 = 1∶1）溶解成适当浓度溶液，给药剂量见表 1 - 9。

莫吉司坦溶液按照文献报道的剂量[61]给药，柚皮苷按照相同摩尔给药，同时再减少 50% 的给药剂量设计低剂量组。

表 1 - 9　各组静脉注射给药剂量

编号	分组	给药剂量
1	溶剂组	1 mL/kg
2	莫吉司坦组	20 μg/kg
3	柚皮苷低剂量组	20 μg/kg
4	柚皮苷高剂量组	40 μg/kg

（二）实验方法

1. 分离迷走神经细束

用 20% 的乌拉坦溶液以 $1.0 \sim 1.5$ g/kg 的剂量腹腔注射豚鼠，麻醉。10 min 之后待豚鼠无挣扎反应，将其固定在鼠板上，剪开颈部皮肤，分离气管，左侧的外颈静脉和右侧的迷走神经穿线备用。

将静脉注射针头插入左侧的外颈静脉，用动脉夹固定，针头后连接三通管，防止静脉血回流，待静脉注射时插入针筒后再将三通管打开；仔细剔除迷走神经周围的组织，在解剖镜下先用一根玻璃棒垫在迷走神经下方，用拉到极细的玻璃分针将迷走神经干的外鞘划开，小心沿迷走神经干方向将其分成 $4 \sim 5$ 个神经细束，分别穿线备用。

2. 记录迷走神经细束的神经放电

神经细束的神经放电的测量采用单极记录法，具体方法如下：将豚鼠放入神经屏蔽箱中，并将神经细束放置在单极电极上。将单极电极同生物电信号引导电极的红导线相连，而生物电信号引导电极的黄导线与地线相连，地线再与颈部剪开的皮肤相连。生物电信号引导电极连接到生理记录仪上，将神经屏蔽箱和生理记录仪接地后再将生理记录仪与电脑相连，通过电脑中的 BL - 420E 生物机能实验系统软件记录神经放电。以文献中滤波范围 100 Hz $\sim$ 1 kHz[62] 为基础，适当调整滤波条件，以记录到良好的基础放电图形。

记录基础放电至少 10 min，待基线稳定后再进行下一步。在记录神经放电的过程中，要经常向神经细束上滴加液体石蜡，同周围组织绝缘减少干扰，并防止神经干燥以保持活性。

3. 静脉注射组胺对迷走神经细束放电的影响

待基线稳定后，静脉注射 15 μg/kg 的组胺溶液[41]，挑选对静脉注射组胺有阳性反应的神经细束。至少间隔 10 min，直到神经放电恢复到基础放电水平，再进行下一步实验。

4. 静脉注射给药

按照表 1 - 9 的设计剂量给药。

5. 观察药物/溶剂对静脉注射组胺刺激作用的影响

在给药物/溶剂 5 min 后，再次静脉注射同样剂量的组胺溶液。比较静脉注射药物/溶剂前后组胺对迷走神经细束放电频率的增加作用。

6. 神经放电频率的统计方法

利用 BL - 420E 软件打开所记录到的原始文件，选择"细胞放电数测量"功能后，选择需要进行放电数测量的波段，并记录下波段的时间长度；然后设置放电数测量的下门限和上门限，两者之间的放电数就会显示在参数调节区的右上角；神经放电频率 = 放电数/时间，其中，神经放电频率的单位为 Hz，时间的单位为 s。

（三）数据处理

将各组神经放电频率用 $\bar{x} \pm SD$ 表示，并采用 SPSS 13.0 软件进行配对 t 检验。

【实验结果】

（一）单极记录法记录到的迷走神经细束的基础放电

分别在滤波范围为 100 Hz ～ 1 kHz 的条件下测定迷走神经细束的基础放电，放电图形如图 1 - 11 所示。

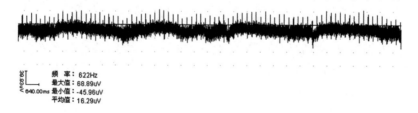

频　率：622Hz
最大值：68.89uV
最小值：-45.96uV
平均值：16.29uV

图 1 - 11　滤波范围为 100 Hz ～ 1 kHz 时的基础放电图

（二）15 μg/kg 剂量的组胺对迷走神经细束放电的影响

从对静脉注射组胺呈阳性反应的结果中选择其中具有代表性的一个，如图 1 - 12 所示。可以看出：在静脉注射 15 μg/kg 的组胺后，迅速出现神经放电增加的现象。

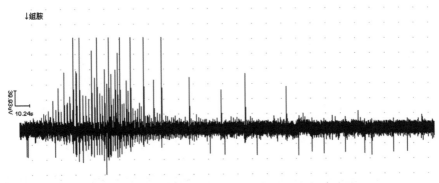

图 1 - 12　静脉注射 15 μg/kg 的组胺后神经放电图

（三）莫吉司坦对静脉注射组胺刺激作用的影响

从结果中选择其中具有代表性的一个，如图 1 - 13 所示。可以看出：在静脉注射 20 μg/kg 的莫吉司坦后，迷走神经细束放电对的组胺反应明显减弱。

（A）　　　　　　　　　　　　　　　（B）

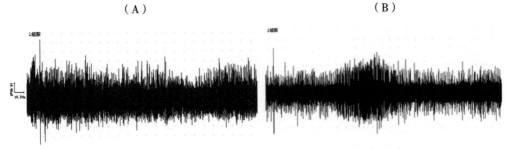

图 1 - 13　静脉注射莫吉司坦前后组胺对迷走神经细束放电的影响
注：（A）静脉注射莫吉司坦前；（B）静脉注射莫吉司坦后。

（四）溶剂对静脉注射组胺刺激作用的影响

从结果中选择其中具有代表性的一个，如图 1 - 14 所示。可以看出：在静脉注射与莫吉司坦等体积的溶剂后，迷走神经细束放电对的组胺反应依然强烈。

（A）　　　　　　　　　　　　　　　（B）

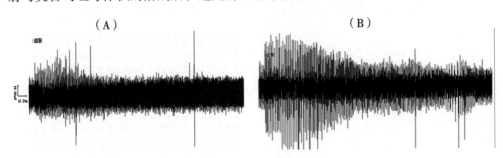

图 1 - 14　静脉注射溶剂前后组胺对迷走神经细束放电的影响
注：（A）静脉注射溶剂前；（B）静脉注射溶剂后。

（五）柚皮苷对静脉注射组胺刺激作用的影响

从结果中选择其中具有代表性的一个，如图 1 - 15 所示。可以看出：在静脉注射 40 μg/kg 的柚皮苷后，迷走神经细束放电对的组胺反应明显减弱。

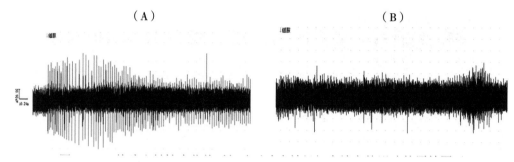

图 1 - 15   静脉注射柚皮苷前后组胺对迷走神经细束放电的影响

注：（A）静脉注射柚皮苷前；（B）静脉注射柚皮苷后。

（六）莫吉司坦、溶剂对照和柚皮苷对静脉注射组胺刺激作用的影响

分别考察静脉注射 20 μg/kg 的莫吉司坦、与莫吉司坦等体积的溶剂、40 μg/kg 的柚皮苷前后组胺对迷走神经细束放电影响的变化。给药前后的基础放电频率与静脉注射组胺后 1 min 的神经放电频率见表 1 - 10。可以看出：静脉注射 20 μg/kg 的莫吉司坦 5 min 后，组胺刺激对迷走神经细束放电的增长率由 2602% 下降到 512%，能极显著抑制组胺对迷走神经放电的刺激作用（$p < 0.01$），验证了阳性药物的作用。静脉注射与莫吉司坦等体积的溶剂后 5 min 后，组胺刺激对迷走神经细束放电的增长率仅由 3180% 下降到 3084%，统计学上无显著性差异（$p > 0.05$）。静脉注射 40 μg/kg 的柚皮苷 5 min 后，组胺刺激对迷走神经细束放电的增长率由 2319% 下降到 344%，能极显著抑制组胺对迷走神经放电的刺激作用（$p < 0.01$）。静脉注射 20 μg/kg 的柚皮苷 5 min 后，组胺刺激对迷走神经细束放电的增长率由 2196% 下降到 1500%（$n = 10$），但在统计学上无显著性差异（$p > 0.05$）。

表 1 - 10   各组给药前后组胺对迷走神经细束放电的影响（$n = 10$）

组别	给药前			给药后		
	基础放电频率（Hz）	i. v. 组胺后放电频率（Hz）	增长率（%）	基础放电频率（Hz）	i. v. 组胺后放电频率（Hz）	增长率（%）
莫吉斯坦组	1.55 ± 0.18	$43.01 \pm 37.00^{**}$	$2602 \pm 2218^{**}$	1.75 ± 0.71	9.91 ± 13.36	$512 \pm 842^{\#\#}$
溶剂对照组	1.46 ± 0.11	$46.91 \pm 31.15^{**}$	$3180 \pm 2262^{**}$	1.50 ± 0.16	$47.62 \pm 27.70^{**}$	$3084 \pm 1814^{**}$
柚皮苷高剂量组	1.48 ± 0.13	$35.71 \pm 20.14^{***}$	$2319 \pm 609^{***}$	1.61 ± 0.33	7.13 ± 7.78	$344 \pm 20^{\#\#}$
柚皮苷低剂量组	1.37 ± 0.14	$32.15 \pm 20.17^{**}$	$2196 \pm 1249^{**}$	1.36 ± 0.15	$22.87 \pm 22.98^{*}$	$1500 \pm 1384^{*}$

注：i. v. 组胺后与基础放电比较，$^{*}p < 0.05$，$^{**}p < 0.01$，$^{***}p < 0.001$；给药后与给药前比较，$^{\#\#}p < 0.01$。

（七）研究结论

本节采用文献报道的单极记录法[63]测量神经放电，得到比较理想的神经放电图形。由于单极电极是自制的，所用的金属丝很细，将神经细束挂在上面比较容易，而且可以保证神经细束与一根金属丝接触良好。此外，单极电极的固定也十分方便，这对于记录到稳定的神经放电图形是至关重要的，在整个实验过程中都要保持单极电极与神经的相对位置不变。虽然组织液不会对单极电极造成短路，但仍需注意，当组织液过多时，神经会和周围组织形成通路，带来干扰。由单极记录法所记录到的基础放电图可以看出：滤波范围为 100 Hz～1 kHz 时所记录到的图形非常平稳，可以将干扰波滤除，同时也能观察到神经自发的放电。

RARs 是咳嗽反射中起主导作用的受体。它除了可以被机械刺激激活，也能被许多化学刺激激活，如促凝血素、白细胞三烯、组胺、神经激肽、乙酰胆碱等。本节实验采取静脉注射组胺的方法鉴定和刺激 RARs。组胺是引发支气管痉挛的物质，它通过引发支气管痉挛，产生机械刺激来激活 RARs。

本节实验考察静脉注射 20 μg/kg 的莫吉司坦前后组胺对迷走神经细束放电的影响。发现莫吉司坦能够显著抑制组胺对迷走神经细束放电的刺激作用，而溶剂对于组胺对迷走神经细束放电的刺激作用没有影响。验证了莫吉司坦可能是通过降低 RARs 对组胺的敏感性起作用的。

本节首次考察静脉注射柚皮苷前后组胺对迷走神经细束放电影响的变化。发现高剂量柚皮苷（40 μg/kg）能够显著抑制组胺对迷走神经细束放电的刺激作用，而低剂量柚皮苷（20 μg/kg）对组胺对神经细束放电的刺激作用的抑制明显减弱，与给药前相比无显著性差异。由此可见，柚皮苷对组胺刺激的抑制作用呈现剂量依赖，从而证明柚皮苷的止咳作用机制与抑制快适应肺牵拉受体（RARs）的活性有关。

第六节　本章小结

咳嗽是肺部疾病最常见的症状之一，过度的慢性咳嗽可以发展为一种严重的呼吸系统疾病。目前常用的镇咳药可分为中枢性镇咳药和外周性镇咳药两大类，也有很多药物同时具有中枢镇咳和外周镇咳的双重效果。

目前用于镇咳药物作用机制研究的模型很多。中枢止咳机制模型主要包括脑室注射法和喉上神经引咳法。而外周止咳机制研究主要集中在 RARs、C 纤维和 ATP-

K^+ 通道上。

柚皮苷属于二氢黄酮类，是从道地南药化橘红中提取、分离、纯化的单体。本章采用国际上通用的喉上神经引咳法、脱敏豚鼠迷走神经刺激引咳法、格列苯脲对辣椒素引咳的影响等模型，研究了柚皮苷的镇咳作用机制。

豚鼠喉上神经引咳实验表明：静脉注射柚皮苷 15 mg/kg、30 mg/kg、60 mg/kg 时不能抑制电刺激豚鼠喉上神经引起的咳嗽反射，而静脉注射磷酸可待因 6 mg/kg 则具有明显的镇咳效果。

脱敏豚鼠迷走神经刺激引咳实验表明：在脱敏豚鼠中，柚皮苷在静脉注射给药 50 mg/kg 时仍保持抑制电刺激豚鼠迷走神经引咳的效果，而静脉注射左羟丙哌嗪在脱敏豚鼠中则丧失了它的镇咳效果。

豚鼠辣椒素引咳实验表明：皮下注射柚皮苷 30 mg/kg 时它的镇咳效果并没有受腹腔注射格列苯脲（20 mg/kg）的影响，而格列苯脲却可以阻断皮下注射吡那地尔 5 mg/kg 的镇咳效果。

快适应肺牵拉受体（RARs）在咳嗽反射中的地位非常重要，作用十分明确。镇咳药是否作用于 RARs 是药物研发中普遍关心的问题。通过单极记录法可以直接记录到对组胺有阳性反应的迷走神经细束的放电频率。实验结果表明：静脉注射高剂量的柚皮苷（40 μg/kg）能够显著抑制组胺对迷走神经细束放电的刺激作用，而低剂量的柚皮苷（20 μg/kg）对组胺对神经细束放电的刺激作用的抑制明显减弱。

总之，本章运用多种实验模型，系统研究了柚皮苷的止咳作用机制。结果表明：柚皮苷是一种外周性镇咳药，它的止咳作用机制与抑制 C 纤维释放神经肽和 ATP-K^+ 通道的开放无关，而与 RARs 有关。这为柚皮苷的临床应用提供了实验依据，具有理论意义及实际应用价值。

附录 本章缩略语

central nervous system（CNS）	中枢神经系统
cortex	大脑皮层
nucleus tractus solitarius（NTS）	神经孤束核
vagus nerve	迷走神经
jugular ganglion	颈静脉神经节
nodose ganglion	结状神经节
opioids	阿片类物质
rapidly adapting receptors（RARs）	快适应肺牵拉受体
slowly adapting receptors（SARs）	慢适应肺牵拉受体
cough receptors	咳嗽受体

续上表

nociceptive Aδ fibre	伤害感受 Aδ 纤维
nociceptin	速敏肽
neurokinins	神经肽
pasma extravasation	血浆外渗
motoneurons	运动神经元
hering-breuer reflex	赫－白氏反射
acetylcholine（Ach）	乙酰胆碱
Gamma-aminobutyric acid（GABA）	伽马氨基丁酸
N-methyl D-aspartate（NMDA）	N－甲基－D－天冬氨酸
intracerebroventricular（i. c. v.）	脑室注射
intraperitoneal（i. p.）	腹腔注射
subcutaneously（s. c.）	皮下注射
levodropropizine（LVDP）	左羟丙哌嗪

参考文献

[1] REYNOLDS S M, MACKENZIE A J, Spina D, et al. The pharmacology of cough
[J]. Trends Pharmacol Sci. , 2004, 25：569 – 576.

[2] KARLSSON J A, FULLERB R W. Pharmacological regulation of the cough reflex—
from experimental models to antitussive effects in man [J]. Pulm Pharmacol Ther,
1999, 12：215 – 228.

[3] STUART B M. An overview of the sensory receptors regulating cough [J]. Cough,
2005, 1：2.

[4] WIDDICOMBE J. Neuroregulation of cough：implications for drug therapy [J]. Curr
Opin Pharmacol, 2002, 2：256 – 263.

[5] FUJIMURA M, SAKAMOTO S, KAMIO Y, et al. Thorax effects of methacholine in-
duced bronchoconstriction and procaterol inducedbronchodilation on cough receptor
sensitivity to inhaled capsaicinand tartaric acid [J]. Thorax, 1992, 47：441 – 445.

[6] BARNES N C, PIPER P J, COSTELLO J F. Comparative effects of inhaled leukot-
riene C4, leukotriene D4, and histamine in normal human subjects [J]. Thorax,
1984, 39：500 – 504.

[7] JOOS G F, PAUWELS R A, VAN DER STRAETEN M E. Effect of inhaled substance
P and neurokinin A on the airways of normal and asthmatic subjects [J]. Thorax,

1987, 42: 779 - 783.

[8] SHINAGAWA K, KOJIMA M, ICHIKAWA K, et al. Participation of thromboxane A (2) in the cough response in guinea-pigs: antitussive effect of ozagrel [J]. Br J Pharmacol, 2000, 131: 266 - 270.

[9] ANDERSON J W, SANT'AMBROGIO F B, Mathew O P, et al. Water-responsive laryngeal receptors in the dog are not specialized endings [J]. Respir Physiol, 1990, 79: 33 - 44.

[10] SCHELEGLE E S, GREEN J F. An overview of the anatomy and physiology of slowly adapting pulmonary stretch receptors [J]. Respir Physiol, 2001, 125: 17 - 31.

[11] WIDDICOMBE J. Functional morphology and physiology of pulmonary rapidly adapting receptors (RARs) [J]. Anat Rec A Discov Mol Cell Evol Biol, 2003, 270: 2 - 10.

[12] DAVIES A, DIXON M, CALLANAN H, et al. Lung reflexes in rabbits during pulmonary stretch receptor block by sulphur dioxide [J]. Respir Physiol, 1978, 34: 83 - 101.

[13] CANNING B J, MAZZONE S B, MEEKER S N, et al. Identification of the tracheal and laryngeal afferent neurones mediating cough in anaesthetised guinea-pigs [J]. Physiol, 2004, 557: 543 - 558.

[14] UNDEM B J, CARR M J, KOLLARIK M. Physiology and plasticity of putative cough fibres in the guinea pig [J]. Pulm Pharmacol Ther, 2002, 15: 193 - 198.

[15] AJEKAR R, PROUD D, MYERS A C, et al. Characterization of vagal afferent subtypes by bradykinin in guinea pig trache [J] Pharmacol Exp Ther. , 1999, 289: 682 - 687.

[16] MCALEXANDER M A, MYERS A C, UNDEM B J. Adaptation of guinea-pig vagal airway afferent neurones to mechanical stimulation [J]. Physiol, 1999, 521: 239 - 247.

[17] WIDDICOMBE J. Airway receptors [J]. Respir Physiol, 2001, 125: 3 - 16.

[18] DONALD C. Bolser mechanisms of action of central and peripheral antitussive drugs [J]. Pulm Pharmacol, 1996, 9 : 357 - 364.

[19] KARLSSON J A. The role of capsaicin-sensitive C-fibre afferent nerves in the cough reflex [J]. Pulm Pharmacol, 1996, 9: 315 - 321.

[20] BARTLETT D. Origin and regulation of spontaneous deep breaths [J]. Respir Physiol, 1971, 12: 230 - 338.

[21] JACKSON D M, NORRIS A A, EADY R P. Nedocromil sodium and sensory nerves

in the dog lung [J]. Pulm Pharmacol, 1989, 2: 179 – 184.

[22] KAUFMAN M P, COLERIDGE H M, COLERIDGE J C G, et al. Bradykinin stimulates afferent vagal C-fibers in intrapulmonary airways of dogs [J]. J Appl Physiol, 1980, 48: 511 – 517.

[23] ONG J, KERR D I B. GABA-receptors in peripheral tissues [J]. Life Sci., 1990, 46: 1489 – 1501.

[24] ALIPRANDI P, CASTELLI C, BERNORIO S, et al. Levocloperastine in the treatment of chronic nonproductive cough: comparative efficacy versus standard antitussive agents [J]. Drugs Exp. Clin. Res, 2004, 30: 133 – 141.

[25] DICPINIGAITIS P V. Current and future peripherally-acting antitussives [J]. Respir Physiol Neurobiol, 2006, 152: 356 – 362.

[26] BOLSER D C. Mechanisms of action of central and peripheral antitussive drugs [J]. Pulm Pharmacol, 1996, 9: 357 – 364.

[27] BOLSER D C, DEGENNARO F C, O'REILLY S, et al. Peripheral and central sites of action of GABA-B agonists to inhibit the cough reflex in the cat and guinea pig [J]. Br J Pharmacol, 1994, 113: 1344 – 1348.

[28] RUAN T, LIN Y S, LIN K S, et al. Sensory transduction of pulmonary reactive oxygen species by capsaicin-sensitive vagal lung afferent fibres in rats [J]. J Physiol, 2005, 565: 563 – 578.

[29] HO C Y, GU Q, LIN Y S, et al. Sensitivity of vagal afferent endings to chemical irritants in the rat lung [J]. Respir Physiol, 2001, 127: 113 – 124.

[30] CARR M J. Plasticity of vagal afferent fibres mediating cough [J]. Pulm Pharmacol Ther, 2004, 17: 447 – 451.

[31] CANNING B J, MAZZONE S B, MEEKER S N, et al. Identification of the tracheal and laryngeal afferent neurones mediating cough in anaesthetized guinea-pigs [J]. J Physiol, 2004, 557: 543 – 558.

[32] MA A, BRAVO M, KAPPAGODA C T. Responses of bronchial C-fiber afferents of the rabbit to changes in lung compliance [J]. Respir Physiol Neurobiol, 2003, 138: 155 – 163.

[33] SHAMS H, DAFFONCHIO L, SCHEID P. Effects of levodropropizine on vagal afferent C-fibres in the cat [J]. Br J Pharmacol, 1996, 17: 853 – 858.

[34] MOREAUX B, NEMMAR A, VINCKE G, et al. Role of substance P and tachykinin receptor antagonists in citric acid-induced cough in pigs [J]. Eur J Pharmacol, 2000, 408: 305 – 312.

[35] LAVEZZO A, MELILLO G, CLAVENNA G, et al. Peripheral site of action of levo-dropropizine in experimentally-induced cough: role of sensory neuropeptides [J]. Pulm Pharmacol, 1992, 5: 143 – 147.

[36] EZURE K, TANAKA I, MIYAZAKI M. Inspiratory inhibition of pulmonary rapidly adapting receptor relay neurons in the rat [J]. Neurosci Lett, 1998, 258: 49 – 52.

[37] CANNING B J, MAZZONE S B, MEEKER S N, et al. Identification of the tracheal and laryngeal afferent neurones mediating cough in anaesthetized guinea-pigs [J]. J Physiol, 2004, 557: 543 – 558.

[38] MA A A, RAVI K, BRAVO E M, et al. Effects of gadolinium chloride on slowly a-dapting and rapidly adapting receptors of the rabbit lung [J]. Respir Physiol Neu-robiol, 2004, 141: 125 – 135.

[39] CHEN H F, LEE B P, KOU Y R. Mechanisms underlying stimulation of rapidly a-dapting receptors during pulmonary air embolism in dogs [J]. Respir Physiol, 1997, 109: 1 – 13.

[40] JACKSON D M, SIMPSON W T. The effect of dopamine on the rapidly adapting re-ceptors in the dog lung [J]. Pulm Pharmacol Ther, 2000, 13: 39 – 42.

[41] RAVI K, SINGH M, JULKA D B. Properties of rapidly adapting receptors of the air-ways in monkeys (Macaca mulatta) [J]. Respir Physiol, 1995, 99: 51 – 62.

[42] NIELSEN-KUDSK J E. Potassium channel modulation: a new drug principle for reg-ulation of smooth muscle contractility [J]. Dan Med Bull, 1996, 43: 429 – 447.

[43] KIDNEY J C, LOTVALL J O, LEI Y, et al. The effect of inhaled Kq channel o-peners on bronchoconstriction and airway microvascular in anaesthetised guinea pigs [J]. Eur J Pharmacol, 1999, 296: 81 – 87.

[44] MORITA K, KAMEI J. Involvement of ATP-sensitive K$^+$ channels in the antitussive effect of moguisteine [J]. Eur J Pharmacol, 2000, 395: 161 – 164.

[45] POGGIOLI R, BENELLI A, ARLETTI R, et al. Antitussive effect of Kq channel o-peners [J]. Eur J Pharmacol, 1999, 371: 39 – 42.

[46] KAYO M, KENJI O, JUNZO K. Inhaled pinacidil, an ATP-aensitive K$^+$ channel ppener, and moguisteine have potent antitussive effects in guinea pigs [J]. Jpn J Pharmacol, 2002, 89: 171 – 175.

[47] KAMEI J, IWAMOTO Y, MISAWA M, et al. The antitussive effect of morphine is insensitive to ATP-sensitive potassium channel blocker [J]. Res Commun Subst A-buse, 1992, 13: 341 – 344.

[48] KAMEI J, IWAMOTO Y, NARITA M, et al. The antitussive effect of cromakalim in rats is not associated with adenosine triphosphate-sensitive Kq channels [J]. Res Commun Chem Pathol Pharmacol, 1993, 80: 201 - 210.

[49] XU F Z, CHEN C, ZHANG Y H, et al. Synthesis and antitussive evaluation of verticinone-cholic acid salt, a novel and potential cough therapeutic agent [J]. Acta Pharmacol Sin, 2007, 28: 1591 - 1596.

[50] ZHU F X, ZHANG X Y, OLSZEWSKI M A, et al. Mechanism of capsaicin-induced relaxation in equine tracheal smooth muscle [J]. Am J Physiol, 1997, 273: 997 - 1001.

[51] FOX A J, BARNES P J, VENKATESAN P, et al. Activation of large conductance potassium channels inhibits the afferent and efferent function of airway sensory nerves in the guinea pig [J]. J Clin Invest, 1997, 99: 513 - 519.

[52] EDWARDS G, NIEDERSTE-HOLLENBERG J, SCHNEIDER J, et al. Ion channel modulation by NS1619, the putative BK_{Ca} channel opener, in vascular smooth muscle [J]. Br J Pharmacol, 1994, 113: 1538 - 1547.

[53] MACMILLAN S, SHERIDAN R D, Chilvers E R, et al. A comparison of the effects of SCA40, NS004 and NS1619 on large conductance Ca^{2+}-activated K^+ channels in bovine tracheal smooth muscle cells in culture [J]. Br J Pharmacol, 1995, 116: 1656 - 1660.

[54] HOLLAND M, LANGTON P D, STANDEN N B, et al. Effects of the BK_{Ca} channel activator, NS1619, on rat cerebral artery smooth muscle [J]. Br J Pharmacol, 1996, 117: 119 - 129.

[55] SUTOVSKA M, NOSALOVA G, FRANOVA S. The role of potassium ion channel in cough and other reflexes of the airways [J]. J Physiol Pharmacol, 2007, 58: 673 - 683.

[56] ISHII R, FURUTA M, HASHIMOTO M, et al. Effects of moguisteine on the cough reflex induced by afferent electrical stimulation of the superior laryngeal nerve in guinea pigs [J]. Eur J Pharmacol, 1998, 362: 207 - 212.

[57] CHAPLAN S R, BACH F W, POGREL J W, et al. Quantitative assessment of tactile allodynia in the rat paw [J]. J Neurosci Methods, 1994, 53: 55 - 63.

[58] LAVEZZO A, MELILLO G, CLAVENNA G, et al. Peripheral site of action of levodropropizine in experimentally-induced cough: role of sensory neuropeptides [J]. Pulm Pharmacol, 1992, 5: 143 - 147.

[59] TANAKA M, MARUYAMA K. Mechanism of capsaicin-and citric-acid-induced

cough reflexes [J]. J Pharmacol Sci, 2005, 99: 77 – 82.

[60] BELVISI M G, BOLSER D C. Summary: animal models for cough [J]. Pulm Pharmacol Ther, 2002, 15: 249 – 250.

[61] MORIKAWA T, GALLICO L, WIDDICOMBE J. Actions of moguisteine on cough and pulmonary rapidly adapting receptor activity in the guinea pig [J]. Pharmacol Res, 1997, 35: 113 – 118.

[62] 黄健, 杨志焕. 内毒素血症大鼠颈迷走神经传入活动的电变化 [J]. 中国临床康复, 2005, 9 (5): 38 – 39.

[63] 龙开平, 胡三觉, 段玉斌, 等. 受损背根节神经元自发放电节律的整数倍模式及其动力学变化 [J]. 生理学报, 1999, 51 (5): 481 – 487.

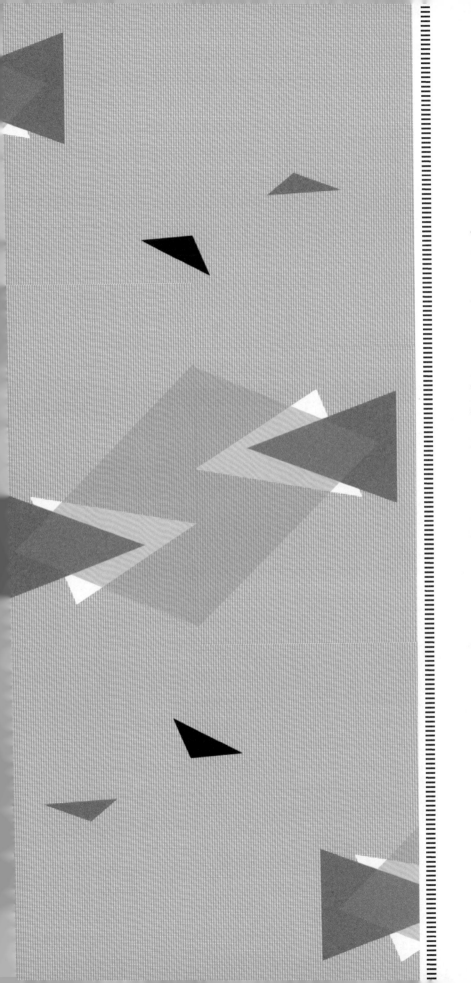

第二章　柚皮苷祛痰作用及机制研究

第一节　引　言

一、痰液产生及排痰机理

呼吸道气管与支气管的管壁，从内到外依次分为黏膜层、黏膜下层和外膜。从气管到呼吸性细支气管上段的黏膜层均分布着纤毛上皮细胞（占80%），其间散布着分泌黏蛋白的杯状细胞。每个纤毛上皮细胞表面约有200根长度为 $6 \sim 7$ μm 的纤毛，这些纤毛以1000次/分左右的速度向喉的方向摆动，将呼吸道中的黏液合并灰尘、病原微生物等以痰的形式排出体外[1]。黏膜下层为疏松的结缔组织，分布着丰富的浆液腺细胞、黏液腺细胞和混合腺细胞组成的腺体，前二者分别分泌浆液和黏蛋白，与杯状细胞的分泌物共同组成气道黏液（正常的气道黏液含有约95%的水分、2%～3%的黏液蛋白、0.11%～0.15%的蛋白质、0.13%～0.15%的脂质，以及1%的无机盐）[2]。

痰液按照分泌部位及黏蛋白含量的不同，分为黏液和浆液。黏液主要由呼吸道上皮杯状细胞以及黏膜下腺黏液性细胞分泌，能够黏附灰尘颗粒、细菌等，在纤毛的推动下排出气道；而浆液主要由黏膜下腺中浆液性细胞所分泌，主要由电解质、有杀菌作用的蛋白及稀薄的液体构成，主要起杀菌和加强纤毛运动促进黏液排出的作用。气道黏膜下腺体的分泌主要受迷走神经的支配，电刺激迷走神经可以促使黏膜下腺体分泌增加；杯状细胞除了受迷走神经的支配，还因直接受到吸入的干燥空气、刺激性气体等各种刺激因子的诱导而分泌增加[3]。

在正常生理状态下，黏液和浆液的分泌共同维持呼吸道的湿润与稳定。在呼吸道疾病中，各种刺激诱导炎症细胞产生细胞因子，既能够促进呼吸道上皮杯状细胞的增生与转化，导致黏蛋白高分泌（图2-1）[4]；又能够抑制膜表面的水通道蛋白表达、促进黏膜下腺肥大，导致呼吸道水的渗透障碍而抑制浆液的分泌[5]。痰多是支气管哮喘、慢性阻塞性肺疾病（COPD）、肺囊性纤维化、支气管扩张症等慢性呼吸道疾病共有的症状，其临床病理学共同特征为痰量增多、黏蛋白分泌增加而致痰液黏稠、腔内黏液潴留、黏膜下腺体肥大和杯状细胞增生等[6-8]。痰多，尤其是气道黏液高分泌，已成为COPD和哮喘发病率及死亡率升高的独立危险因素。存在痰多状态的COPD患者更容易罹患肺部感染，两者之间的因果联系已被证实。因此，一种药物是否具有祛痰作用，主要看其是否对黏液分泌和（或）浆液分泌具有调节作用。

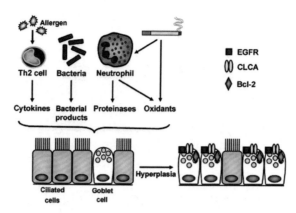

图 2 - 1　气道杯状细胞增生与化生[4]

二、黏蛋白研究概述

（一）黏蛋白相关的生理学

黏蛋白是一类多肽链上接有许多低聚糖侧链的酸性大分子糖蛋白，在人体中共分离出 19 种亚型，而呼吸道中主要含有 MUC1、MUC2、MUC3、MUC4、MUC5AC、MUC5B、MUC7、MUC8、MUC11、MUC13 与 MUC20 等 11 种亚型[9]。这些黏蛋白主要分为分泌型与膜结合型两大类，其中 MUC5AC 与 MUC5B 是气道分泌物中最主要的两种黏蛋白。MUC5AC 最主要由气道上皮杯状细胞分泌，而 MUC5B 主要由气道黏膜下腺黏液性细胞分泌。黏蛋白虽然仅占黏液成分的 2%，但却是纤毛有效转运所必需的[10]。

人体正常生理状态下，杯状细胞仅分布于大气道上，小气道分布很少或没有分布；而黏膜下腺体仅分布在软骨气道上。用 Rhesus 猴进行的研究表明：在所有的气道水平上，杯状细胞分泌黏蛋白的能力大于或相当于黏膜下腺体的分泌能力[11]。对于人体、灵长类动物、猪、羊和猫等黏膜下腺体完善、杯状细胞较多的动物，黏蛋白分泌的调节主要包括迷走神经控制的黏膜下腺体与杯状细胞分泌及非神经调节的杯状细胞分泌。而对于大鼠、小鼠等黏膜下腺体不完善的啮齿类动物，黏蛋白的分泌主要以神经调节与非神经调节的杯状细胞分泌为主。因此，人类气道杯状细胞黏蛋白分泌与啮齿类动物的调节机制不同（图 2 - 2）[3]。

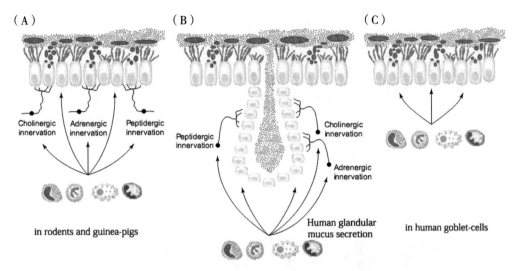

图2-2　人类与啮齿类气道上皮黏蛋白分泌调节机制[3]

(二) 黏蛋白的病理学特征

在各类急性呼吸道感染与炎症中，受损上皮细胞及散布于呼吸道的单核巨噬细胞分泌大量促炎性细胞因子。一方面，它们能够诱导血管内皮通透性的变化，诱导呼吸道的急性炎症，从而促使大量液体进入呼吸道，增加气道浆液性成分的分泌[12-15]；另一方面，受损机体分泌的促转移生长因子（TGF-β）与表皮生长因子（EGF）能够诱导气道上皮杯状细胞的转化与增生，从而使呼吸道黏液分泌量增加[16-17]。

在各类慢性呼吸道疾病中，杯状细胞增生及黏膜下腺肥大是最典型的气道病变。气道杯状细胞的增生，除了大气道杯状细胞数量增加，生理状态下没有杯状细胞分布的小气道也出现了大量杯状细胞转化与增生，这些小气道上皮细胞没有纤毛，因此无法有效清除杯状细胞分泌的黏液性产物[18-19]。而黏膜下腺的肥大，尤其是与其伴随的气道上皮基底膜与平滑肌的增生，使黏膜下腺分泌腺体与分泌小管进一步萎缩，阻碍了黏膜下腺分泌的浆液性成分的分泌，使黏膜下腺体分泌能力进一步下降[20]。因此，整个气道，尤其是小气道，产生大量的黏液性成分，堵塞气道并可能滋生感染，造成病情的进一步恶化。

综上所述，黏蛋白分泌异常是各类急慢性呼吸系统疾病典型的病理学特征及病情恶化的重要因素之一。考虑到杯状细胞分泌产物在各类急慢性呼吸系统疾病中的重要意义，MUC5AC水平是考察气道杯状细胞增生及黏蛋白分泌最重要的指标。

（三）MUC5AC 的调节机制研究

杯状细胞产生与分泌黏蛋白 MUC5AC 的过程主要包括 MUC5AC 基因转录、MUC5AC 的翻译与加工、分泌颗粒的运输与胞吐等步骤[21]。

调节 MUC5AC 基因转录的主要过程为：各类异物刺激、病原体或内源性诱导因子等与 EGFR、TLR4 等膜受体结合，进而活化膜内 PLC、PI3K、Ras 与 Rac 等信号分子，通过一系列受体或非受体的酪氨酸激酶信号通路，促进 NF-κB、AP-1、Elk-1、ATF2 与 c-Jun 等信号分子进入细胞核内，从而活化 MUC5AC 基因的转录（图 2-3）[22]。

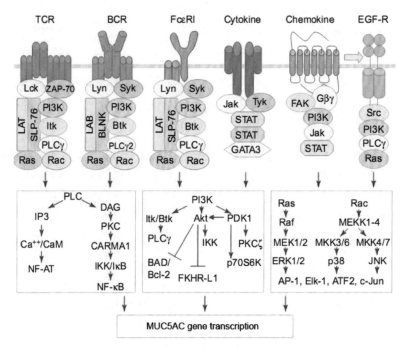

图 2-3　MUC5AC 基因表达的调节机制[22]

MUC5AC 的翻译与加工主要包括蛋白序列合成、糖基化侧链修饰及二硫键接合等步骤。其正确的翻译与加工对于保持黏蛋白的空间结构、黏弹性及分泌颗粒的形成至关重要。然而，目前有关这一部分的调节机制报道甚少。加工成熟后的 MUC5AC 以分泌颗粒的形式在 MARCKS（myristoylated alanine-rich C kinase substate）的介导下运输到杯状细胞基顶膜，并通过分泌颗粒与细胞膜的融合，被释放到气道表面。MARCKS 介导的分泌颗粒在胞浆内的运输依赖于蛋白激酶 C（protein kinase C，PKC）与环鸟苷酸依赖性蛋白激酶（cGMP-dependent protein kinase，PKG）的连续调节。首先，激活的 PKC 将 MARCKS 磷酸化，使分泌颗粒从内质网顶端膜内表面转到细胞质中；激活的 PKG 激活细胞质中的蛋白磷酸酶-2A（PP2A），PP2A 能够将细胞质中的 MARCKS 脱磷酸酸化，促进分泌颗粒与细胞基顶膜的结合，也能加强分泌颗粒与细胞内收缩装置的结合以便其移动到顶端膜[3,23]。

在 MUC5AC 高分泌的病理学表型中，MUC5AC 基因表达、黏蛋白合成及分泌途径就成了 MUC5AC 高分泌的主要调节机制。而黏蛋白合成及分泌途径的调节是所有分泌型蛋白所共有的调节机制，不具备强的针对性与特异性，基于调节此类机制来调节 MUC5AC 分泌的研究较少。杯状细胞增生及 MUC5AC 基因的活化是各类急性、慢性呼吸系统疾病共有的临床特征，其调节机制也具有很强的组织与细胞特异性。因此，调节 MUC5AC 表达活性成为调节 MUC5AC 分泌的最重要手段[24-25]。

MUC5AC 定位于染色体位点 11p15.5，其序列为位于 MUC2 与 MUC5B 之间的一段约 17.5 kb 的 cDNA。在 MUC5AC 基因序列上游启动子序列上，分别有 NF-κB（−3600 ～ −3612）、AP−1（−3570 ～ −3576）、GRE（−912 ～ −930）、CRE（−776～ −929）、Sp1（−56～ −74 与 −211 ～ −231）的 DNA 结合位点，其表达受上述转录因子的复杂调节网络所调节。大量体内、体外研究结果表明炎性细胞因子（如 TNF-α、IL−1β、IL−4、IL−6、IL−9、IL−13、IL−17 等）、细菌代谢产物（如 LPS、LTA、聚肽糖等）、生长因子（如 EGF、TGF-β、甲状腺激素等）、蛋白酶（如中性粒细胞弹性蛋白酶等）、环境污染物（如香烟提取物、丙烯醛、臭氧等），以及病毒介质（如呼吸道合胞病毒、鼻病毒等）均能显著诱导气道上皮细胞 MUC5AC 表达的上升（图 2 − 4）[26]。

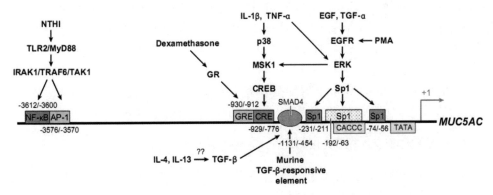

图 2 − 4　MUC5AC 基因 5′端启动子调节区与启动子概述[26]

MUC5AC 基因的转录受上游 NF-κB、AP−1、GRE、CRE 与 Sp1 等启动子的活化，另外，DNA 序列甲基化及组蛋白乙酰化水平也极大地影响了 MUC5AC 基因的表达。

（四）MUC5AC 基因转录调节的信号通路

1. IKK/IκB-NF-κB 信号通路

NF-κB 是一种在多种细胞中均有表达的转录因子，属 Rel 蛋白家族，在炎性细胞因子、趋化因子、生长因子及 MUC5AC 基因的表达中发挥着关键作用[27]。NF-κB 可以被大量物理性与化学性的外源刺激（如 LPS、香烟提取物等）及内源性促炎性细胞因子所激活[27-28]。哺乳动物细胞 Rel 蛋白家族主要包括 5 种已知的蛋白：p50（NF-κB1）、p65（Rel A，NF-κB3）、p52（NF-κB2）、c-Rel 与 Rel B。其中，p50 与 p65 是最重要的两种核转录因子，在几乎所有细胞中均有表达。当细胞处于静息状态时，NF-κB 主要通过与 IκB 抑制蛋白结合成复合物而将其固定在细胞质中。当细胞处于受刺激状态时，IκB 抑制蛋白在 IκB 激酶复合体（IKKS）的催化下磷酸化与泛素化，最终被 26S 蛋白酶体降解。IκB 抑制蛋白的降解促使 NF-κB 从复合物释放而定位于细胞核内，最终活化 MUC5AC 的转录[29]。

2. MAPKs-AP-1 信号通路

AP-1 是另一类重要的 MUC5AC 转录启动子，它是由 c-Jun 与 c-Fos 蛋白组成的同源性或异源性二聚体。其配体 c-Jun 与 c-Fos 蛋白的活化主要由上游的 ERK（extracellular signal-regulated kinase）、p38 MAPK（p38 mitogen-activated protein kinase）、JNK（c-Jun N-terminal kinase）3 类 MAPKs 所介导[30-31]。而 MAPKs 信号通路的激活又依赖于膜受体（如 EGFR、TLR2、TLR4 等）及膜内信号分子（如 MyD88、Ras 与 Rac 等）的活化。已有研究结果表明：炎性细胞因子 TNF-α、IL-1β，细菌代谢产物 LPS，生长因子 EGF 与 TGF-β，香烟提取物及鼻病毒 NTHi 均能通过与膜受体的结合活化 MAPKs 信号通路显著诱导 AP-1 介导的气道上皮细胞 MUC5AC 高分泌[32]。

3. 组蛋白乙酰化/去乙酰化修饰

构建一个有效的转录复合物需要多因素的共同参与，包括特定的 DNA 序列、组蛋白、非组蛋白染色体蛋白、转录激活因子/转录阻遏物等[33-34]。真核生物 DNA 紧密卷曲于由组蛋白 H2A、H2B、H3 和 H4 构成的八聚核小体，并进一步缩合成染色体，阻止了转录复合物如 NF-κB 与 AP-1 的转录活性[35]。核小体组蛋白赖氨酸 N-末端残基的乙酰化能够打开 DNA 链与组蛋白的结合，从而解开 DNA，增加转录因子与 DNA 结合的能力。组蛋白乙酰化酶（HAT）与组蛋白去乙酰化酶（HDAC）通过动态调节组蛋白赖氨酸的乙酰化与去乙酰化，解开或者卷曲 DNA 链，调节 DNA 的转录活性[36-37]。核受体共激活因子，如类固醇受体共激活因子 1（SRC-1）、CREB 结合蛋白（CBP）/腺病毒蛋白 E1A 蛋白（p300）、CBP/p300 蛋白相关因子（P/CAF）及 ATF-2，均具有内在的 HAT 活性[38]。CBP/p300 和/或

ATF－2 介导的组蛋白 H4 乙酰化在 NF-κB/AP－1 介导的促炎性介质基因表达活性中发挥了重要的作用[39－40]。

除此之外，长期香烟诱导的氧化应激及促炎性介质不但能通过活化 MAPKs 信号通路促进组蛋白的乙酰化与磷酸化，还能通过促进 HDAC2 ser394 的磷酸化与泛素化降解，弱化 HDAC2 的组蛋白去乙酰化活性，从而增加核内 NF-κB 的定位与活性[41－43]。因此，HDAC2 活性的下降与 NF-κB 及 MUC5AC 的活化直接相关。

4. 其他相关信号通路

除了上面介绍的以 NF-κB、AP－1 及 HDAC2 为靶点的 3 条主要信号通路，与 MUC5AC 分泌调节相关的信号通路还有很多，比如基于 Sp1 靶点的 EGFR-ERK-Sp1 信号通路[44－46]、基于 PLA/PLC-PKA/PKC-CREB 信号通路[47－49]，以及基于 SMAD4[50－51] 与 GRE[52] 为靶点的辅助信号通路等。除此之外，胞质中的酪氨酸级联激酶、PI3K 与 JAK-STAT 信号分子，都在 MUC5AC 的应激性调节中发挥了重要的作用[22]。所有这些信号通路的传导与调节，都依赖于细胞膜表面受体的激活与对信号的传导。在 MUC5AC 的生理及病理分泌状态下，EGFR 等膜受体发挥了核心信号传导作用[53－57]。

EGFR 是表皮生长因子受体家族（HER）成员之一。该家族还包括 NEU（erbB2，HER2）、HER3（erbB）及 HER4（erbB）[58]。EGFR 在啮齿类动物和人静息气道上皮细胞表达量非常少。EGFR 活化存在两种不同的通路，即配体依赖性和非配体依赖性 EGFR 酪氨酸磷酸化通路[59]。配体依赖性通路是 EGFR 与其内原性配体相结合激活内源性受体酪氨酸激酶，使 EGFR 酪氨酸磷酸化。机械刺激、吸烟、病毒和细菌感染及吸入有毒物质均可通过 TACE（TNF-α converting enzyme）和 MMP－12 使上皮细胞、嗜中性粒细胞、嗜酸性粒细胞和巨噬细胞细胞膜上的 pro-TNF-α 转化为活化的 TNF-α[60]。激活的 TNF-α 能促使气道上皮细胞表达 EGFR 并分泌到基顶膜表面，识别与接合气道单核巨噬细胞分泌的 TGF-α、TGF-β 及 EGF 等因子，进而促进杯状细胞的增生及活化 MUC5AC 的分泌（图 2－5）[61]。非配体依赖性通路是指不需要配体与 EGFR 结合，通过"氧化应激"间接将 EGFR 酪氨酸磷酸化。香烟提取物以及 IL－8 均能诱导中性粒细胞产生氧自由基，通过非配体依赖性通路活化 EGFR。另外，香烟提取物含有大量氧自由基，能直接通过非配体依赖性通路活化 EGFR，进而诱导气道上皮细胞合成 MUC5AC[62]。

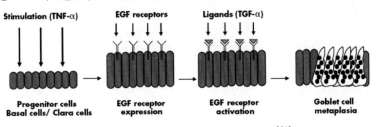

图 2－5　EGFR 介导的杯状细胞增生[61]

（五）MUC5AC 相关信号通路抑制剂

随着 MUC5AC 调节机制研究的深入，已有研究结果报道了大量 MUC5AC 表达相关信号通路的选择性抑制剂。选择性 ERK1/2 抑制剂 PD98059[63]、选择性 p38 MAPK 抑制剂 SB203580[64]、选择性 JNK 抑制剂 SP600125[65]、选择性 IκB 磷酸化抑制剂 SN50[66]、选择性蛋白酶体抑制剂 MG132[67] 及选择性 AP-1 抑制剂 Azithromycin[68] 均能通过有效阻断 MUC5AC 相关信号通路从而降低各种病理条件下气道上皮细胞 MUC5AC 的表达。

除此之外，糖皮质激素地塞米松对 MUC5AC 分泌的调节也有大量研究与报道[69-71]。研究结果表明，地塞米松对 LPS 等通过激活宿主先天性免疫进而活化配体依赖型 EGFR 信号通路诱导的 MUC5AC 及炎性介质高分泌具有非常有效的抑制，但对香烟提取物等通过氧化应激激活非配体依赖型 EGFR 酪氨酸激酶级联信号通路诱导的 MUC5AC 及炎性介质高分泌不具有作用。

三、呼吸道浆液分泌的调节

浆液主要由黏膜下腺中浆液性细胞所分泌，主要由电解质、有杀菌作用的蛋白及稀薄的液体构成，主要起杀菌和加强纤毛运动促进黏液排出的作用。气道黏膜下腺体的分泌主要受迷走神经支配的电压门控型离子通道所调节。气道上皮基顶膜钠离子通道（epithelial sodium channel，ENaC）、基顶膜囊性纤维化跨膜转运调节因子（the cystic fibrosis transmembrane conductance regulator，CFTR）与水通道蛋白（aquaporins，AQPs）3 种离子通道在呼吸道浆液分泌的调节中发挥了核心作用[72-73]。

正常情况下，Cl^- 等阴离子在 $Na^+-K^+-2Cl^-$ 共转运体作用下由基底膜进入细胞，再由 CFTR 及钙激活氯离子通道（calcium-activated chloride channel，CaCC）外排，从而引起渗透压增大。渗透压能够调节水通过细胞旁路及水 AQPs 跨渗透压梯度转运（图 2-6）[74]。当呼吸道上皮浆液性成分过多，渗透压下降时，又能通过 ENaC 介导 Na^+ 与水的回流。在整个浆液分泌过程中，呼吸道 ENaC、CFTR 与 AQPs 起了至关重要的作用。

ENaC、CFTR 与 AQPs 在细胞内的生命周期主要包括 4 个环节[75]：①合成与结合到基顶膜上；②转换结合到内质网上；③从内质网复转换到基顶膜上；④从内质网转换到溶酶体进行降解。因此，调节其生命周期中的任何一个环节，都能调节其作用。

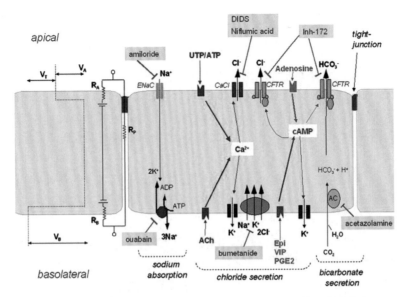

图 2 - 6　呼吸道上皮细胞 ENaC、CFTR、AQPs 转运功能模式

在呼吸道疾病中，各种炎症细胞因子[76]及病毒刺激[77]均能减少呼吸道及肺泡细胞膜表面 CFTR 与 AQPs 的表达。一方面，通过抑制 CFTR 与 AQPs 的转录活性，减少 CFTR 与 AQPs 蛋白的合成；另一方面，通过胞吞作用使基顶膜的 CFTR 与 AQPs 转到内质网膜上，减少细胞膜表面 CFTR 与 AQPs 的数量，从而降低跨细胞膜渗透水通透性，抑制浆液分泌。在各种慢性呼吸道疾病（如哮喘与 COPD）患者中，气道平滑肌的增生及黏膜下腺的增生肥大，导致黏膜下腺下体与分泌小管堵塞，使分泌减少的浆液更难排出到气道表面，因而造成了痰液黏度的进一步增加。已有研究结果表明：CFTR 与 AQP5 的活性很大程度上是由 PKA 介导的 CFTR 508 及 AQP5 156 位丝氨酸的磷酸化程度来决定的，而 PKA 的活性又由细胞内 cAMP 的含量所控制，因此决定细胞内 cAMP 含量的 cAMP 环化酶与磷酸二酯酶的活性就成为调节 CFTR 与 AQPs 活性的重要靶点[77-78]。氨溴索一方面能上调 A549 细胞 AQP3 与 AQP5 的表达，增强跨细胞膜水渗透性；另一方面又能够在肾上腺素激动剂诱导使得跨膜 Cl^- 流增强的情况下，通过增强 Cl^-/HCO_3^- 交换通道活性，降低 Cl^- 分泌而减少跨膜氯离子流，使氨溴索同时适用于浆液分泌不足与分泌过多的症状[79]。

四、本章研究内容

柚皮苷是南药化橘红的主要有效成分[80]，近年来我们一直致力于柚皮苷的药效学研究，重点考察了柚皮苷镇咳、祛痰及抗炎的药理活性。关于其镇咳作用，研究表明：柚皮苷具有良好的外周性镇咳作用，其镇咳机制与 ATP 敏感的钾离子通道开放及 C 纤维 P 物质释放无关,而与抑制 RARs 放电有关[81]。关于其抗炎与抑制黏蛋白分泌的作用,研究结果表明:柚皮苷具有良好的抗炎与抑制黏蛋白分泌的作用,能够显著抑制 LPS 诱导的小鼠急性肺部炎症及水肿,其作用机制可能与抑制 MAPKs 及 NF-κB 信号通路有关[82];柚皮苷还能够显著抑制 LPS 诱导的大鼠离体气管环中杯状细胞的增生及 MUC5AC 黏蛋白的合成与分泌[83]。因此,表明柚皮苷具有良好的祛痰作用。然而,祛痰作用包括调节黏液分泌和浆液分泌两个方面,柚皮苷能否对上述两个方面均起作用,以及其作用的具体调节机制,目前尚无研究报道。

基于此,本章旨在探讨柚皮苷在各类呼吸系统疾病模型中的祛痰作用及其调节机制,为系统揭示柚皮苷的药理活性以及临床应用提供理论依据。主要研究内容如下:

(1)考察柚皮苷对黏液分泌的调节作用及其调节机制。首先采用体外细胞模型,考察柚皮苷对内源性诱导因子 EGF 诱导的呼吸道上皮细胞 MUC5AC 分泌的调节;再通过烟熏及卵白蛋白构建的慢性气道黏液高分泌动物模型,考察柚皮苷抑制黏液及 MUC5AC 分泌的效果;最后通过 EGF 与 CSE 诱导的细胞模型及 RNAi 等手段,探讨柚皮苷调节 MUC5AC 分泌的作用机制。

(2)考察柚皮苷对浆液分泌的调节作用及其调节机制。构建 LPS 诱导的小鼠急性肺损伤模型,考察柚皮苷对急性肺水肿小鼠肺水平衡及气道 ENaC、CFTR 与 AQPs 表达的调节作用,探讨柚皮苷基于调节 ENaC、CFTR 与 AQPs 活性调节浆液分泌的机制。

第二节　柚皮苷对 MUC5AC 黏蛋白分泌的调节作用

本节采用体外、体内模型,探讨柚皮苷对各种病理刺激条件下气道 MUC5AC 高分泌的抑制作用。主要内容包括:①构建 EGF 诱导的具有 MUC5AC 高分泌表型的 A549、NCI-H292 细胞模型,采用 RT-PCR 法考察柚皮苷对 EGF 诱导的上述两种细胞 MUC5AC mRNA 表达的抑制,并采用 ELISA 法考察柚皮苷对 EGF 诱导的上述两种细胞 MUC5AC 黏蛋白分泌的抑制。通过筛选最优的 EGF 诱导浓度与诱导时间等指标,深入探讨柚皮苷对 EGF 诱导的 A549 与 NCI-H292 细胞 MUC5AC 黏蛋白分泌的抑制作用,并为其作用机制研究筛选合理的实验条件。②构建 LPS 诱导的小鼠急性肺损伤模型,采用 ELISA 法考察柚皮苷对 LPS 诱导小鼠肺泡灌洗液(BALF)中 MUC5AC 黏蛋白的抑制作用,采用 PAS 染色切片法考察柚皮苷对 LPS 诱导小鼠气道上皮杯状细胞增生及黏液分泌的调节。基于以上结果，考察柚皮苷对急性气道炎症病理模型下黏液分泌的调节作用。③通过单独烟熏及烟熏合并 LPS 造模的方法，构建 3 种慢性气道炎症并发 MUC5AC 黏蛋白高分泌的大鼠模型。采用 ELISA 与 HE 染色切片的方法，对 BALF 中炎性细胞因子及气道炎症进行系统评价；采用 ELISA 与 PAS 染色切片法对 BALF 中 MUC5AC 及气道上皮杯状细胞增生分别进行分析；并采用 Western-blotting 法考察气道组织中与 MUC5AC 分泌相关的信号分子表达，从而筛选一种最优的慢性气道炎症并发 MUC5AC 黏蛋白高分泌的建模方法，并进一步考察柚皮苷对此模型下 MUC5AC 黏蛋白高分泌的调节作用。基于以上研究结果，考察柚皮苷对慢性气道炎症病理模型下黏液分泌的调节作用。④构建卵白蛋白（OVA）诱导的小鼠哮喘模型，采用 ELISA 法考察柚皮苷对 OVA 诱导的哮喘小鼠 BALF 中 MUC5AC 分泌的调节；采用 PAS 染色切片法，考察柚皮苷对 OVA 诱导的哮喘小鼠气道杯状细胞及慢性气道炎症的调节。基于以上研究结果，考察柚皮苷对慢性气道炎症病理模型黏液分泌的调节作用。

一、柚皮苷对 EGF 诱导的 A549、NCI-H292 细胞 MUC5AC 分泌的调节作用

本实验采用 EGF 诱导的 MUC5AC 高分泌 A549、NCI-H292 细胞模型，考察柚皮苷对 EGF 诱导的 MUC5AC 高分泌是否具有调节作用。

【实验材料】

（一）材料与试剂

柚皮苷：实验室自制，纯度≥98.3%。A549 细胞：由中山大学实验动物中心细胞库提供，来源于 ATCC。NCI-H292 细胞：购自中科院细胞库，来源于 ATCC。吉非替尼（Gefitinib，Gef）：购自 IRESSA，货号 184475 – 35 – 2，纯度≥98.0%。Human EGF：购自 Sigma-Aldrich，货号 SRP3027 – 500UG，纯度≥98.0%。Trizol：购自碧云天，货号 R0016。Real-time RT-PCR 试剂盒：购自 Takara，货号 DRR091A。Western 及 IP 细胞裂解液：购自碧云天，货号 P0013。BCA 试剂盒：购自碧云天，货号 P0012。Human MUC5AC ELISA kit：购自武汉优尔生，货号 E90756Hu。胎牛血清：购自 Invitrogen，货号 16000 – 044。R/MINI – 1640 培养基：购自 Gibco，货号 11875 – 093。其他常规生化试剂均为分析纯，购自碧云天。

（二）溶液配制

柚皮苷溶液（1 mmol/L）：精密称取柚皮苷 0.05805 g，置于 100 mL 容量瓶中，加入不含胎牛血清的 R/MINI – 1640 培养基适量，超声使之溶解并滴加 R/MINI –

1640 培养基稀释至刻度，摇匀，即得。

　　Gef 溶液（100 μmol/L）：精密称取 Gef 0.00447 g，置于 100 mL 容量瓶中，加入不含胎牛血清的 R/MINI – 1640 培养基适量，超声使之溶解并滴加 R/MINI – 1640 培养基稀释至刻度，摇匀，即得。

　　EGF 溶液（50 μg/mL）：吸取 1 mL PBS，加入装有 500 μg EGF 的 EP 管中，摇匀使管内 EGF 完全溶解，吸取 0.1 mL 500 μg/mL 的 EGF 溶液至一新的 EP 管中，并加入 0.9 mL PBS 将其稀释成 50 μg/mL 的 EGF 溶液。

【实验部分】

（一）细胞培养

　　A549 与 NCI-H292 细胞分别使用含有 10% 胎牛血清与 1% 双抗（100 μg/mL 链霉素和 100 U/mL 青霉素）的 R/MINI – 1640 培养基，在潮湿的大气压培养箱中（37 ℃，5% CO_2）培养，隔天更换新鲜的 R/MINI – 1640 培养基进行培养。在 MTT 实验中，细胞采用 96 孔板培养；其他实验中细胞均采用 25 cm^2 培养瓶进行培养。

（二）柚皮苷细胞毒性测试

　　将 A549 与 NCI-H292 细胞分别接种于 96 孔平板，每孔 $10^3 \sim 10^4$ 个细胞，加入含 10% 胎牛血清与 1% 双抗的 R/MINI – 1640 培养基进行培养，待细胞密度达到 80% 时，每孔加入各受试药物培养预定时间后，加入 MTT 液（每孔 20 μL），继续培养 4 h。吸出孔内含有 MTT 的培养液，用 PBS 洗涤 3 次后，加入 DMSO 液（每孔 150 μL）。将平板置室温下于微孔板振荡器上震荡 10 min，使细胞中结晶物溶解，并使用酶标仪检测各孔在 570 nm 下的 OD 值。记录结果，绘制细胞活力曲线图。

（三）MUC5AC mRNA 的 RT-PCR 分析

1. 细胞给药及总 RNA 提取

　　将 A549 与 NCI-H292 细胞分别等密度（每瓶 $10^5 \sim 10^6$ 个细胞）接种于 25 cm^2 的培养瓶中，培养 48 h 后，吸净培养基，使用 PBS 洗涤 3 次。分别给予柚皮苷溶液、Gef 溶液或空白 PMRI 1640 培养基，用空白 R/MINI – 1640 培养基将受试药物稀释到各预定浓度（总体积 3 mL）。1 h 后，诱导组再给予预定体积 EGF 溶液，非诱导组补加等量空白的 PMRI 1640 培养基。0.25 h、1 h、8 h、24 h 后，吸净受试药物培养液，并用冷的 PBS 洗涤 3 次。

　　使用 Trizol 法提取各瓶细胞中总 RNA。每瓶细胞中加入 2 mL Trizol，室温下用移液枪反复吸取 Trizol 冲洗培养瓶细胞培养面，使细胞完全裂解。裂解结束后将其转移至 1.5 mL EP 管中，每管装 1 mL。每管中加入 0.2 mL 氯仿，室温下混匀后放置 10 min，以 12000 r/min 离心 15 min。吸取含有总 RNA 的上层水相至新的 EP 管中，按上清液－异丙醇（1∶1）加入异丙醇，颠倒数次混匀，室温沉淀 10 min，再以 12000 r/min 离心 15 min。弃上清液，将沉淀用 1 mL 75% 乙醇洗涤 2 次，用无水乙醇洗涤 1 次，进行减压干燥。待 RNA 略干后，加入 30 μL DEPC 水溶解，并将 2 管合并成 1 管。从中取 2 μL，稀释 5 倍后测定样品 RNA 浓度及 A_{260}/A_{280} 值。

2. PCR 引物序列（PCR 引物均由上海生工合成）

MUC5AC 引物（GenBank：AJ001402）正向序列为 5′ - CTG AGG GTC TCA GGA ATG ACG C - 3′，反向序列为 5′ - TTT ATG CAA CAG ATT GGC CGT G - 3′，扩增的 cDNA 序列片段长度为 132 bp。

β-actin 引物正向序列为 5′ - CCT GTA CGC CAA CAC AGT GC - 3′，反向序列为 5′ - ATA CTC CTG CTT GCT GAT CC - 3′，扩增的 cDNA 序列片段长度为 137 bp。

3. 逆转录

逆转录反应体系见表 2 - 1。反应共 1 个循环为 30 ℃，10 min；50 ℃，30 min；99 ℃，5 min；5 ℃，5 min。结束后在各管 PCR 产物中加入 15 μL DEPC 水，使之稀释至 25 μL。

表 2 - 1　逆转录反应体系

试剂	体积（μL）
MgCl$_2$（25 mmol/L）	2
10 × RNA PCR Buffer	1
RNase Free dH$_2$O	2.75
dNTP Mixture	1
RNase Inhibitor	0.25
AMV Reverse Transcriptase	0.5
Oligo dT	0.5
RNA 样品	2
总体积	10

4. Real-time PCR 反应

Real-time PCR 反应体系见表 2 - 2。使用 Thermal Cycler Dice® Real Timc System 扩增仪，采用 3 步扩增法进行扩增，具体如下：94 ℃保持 1 min（变性：95 ℃，15 s；退火：60 ℃，15 s；延伸：72 ℃，45 s），共 40 个循环，扩增结束后再通过程序升温绘制溶解曲线；根据各样品的 Ct 值计算 MUC5AC mRNA 的相对含量。

表 2 - 2　Real-time PCR 反应体系

试剂	使用量（µL）
SYBR®Premix DimerEraser®（2 ×）	12.5
PCR 正向引物（10 µmol/L）	0.75
PCR 反向引物（10 µmol/L）	0.75
模板 cDNA	2
灭菌蒸馏水	9
总体积	25

5. MUC5AC 的 ELISA 分析

细胞培养与给药同前述。给药结束后，一方面直接收集细胞培养液，采用 BCA 法分析其总蛋白含量，再使用 MUC5AC ELISA 试剂盒分析其中 MUC5AC 含量；另一方面将细胞用 PBS 洗涤 3 次后，再使用 Western 及 IP 细胞裂解液冰浴上裂解，待细胞完全裂解并脱壁后，收集裂解液，以 12000 r/min 离心 10 min，收集上清液，分析其中总蛋白及 MUC5AC 含量。

（四）统计分析

所有计量结果均用 $\bar{x} \pm SD$，并采用 SPSS 13.0 统计软件进行处理。

【实验结果】

（一）柚皮苷对 A549、NCI-H292 细胞的细胞毒性

A549 细胞存活率实验结果如图 2 - 7（A）所示，柚皮苷给药剂量 3 ～ 100 µmol/L 作用 24 h 后，A549 细胞存活率均大于 90%，未表现出明显的细胞毒性；而 300 µmol/L、1000 µmol/L 作用 24 h 后，A549 细胞的存活率分别显著下降到 81% 和 57%。此外，如图 2 - 7（B）所示，柚皮苷、吉非替尼对 A549 细胞的细胞毒性表现出一定的时间效应。柚皮苷（30 µmol/L、100 µmol/L）、吉非替尼（10 µmol/L）作用 24 h 后，A549 细胞存活率大于 90%；柚皮苷（100 µmol/L）与吉非替尼（10 µmol/L）作用 48 h 后，A549 细胞存活率显著下降到 80% 以下，且随着作用时间的延长，存活率进一步下降。

NCI-H292 细胞存活率实验结果如图 2 - 8（A）所示，柚皮苷给药剂量 3 ～ 300 µmol/L 作用 24 h 后，NCI-H292 细胞存活率均大于 90%，未表现出明显细胞毒性；而 1000 µmol/L 作用 24 h 后，NCI-H292 细胞的存活率显著下降到 54%。此外，如图 2 - 8（B）所示，柚皮苷、吉非替尼对 NCI-H292 细胞的细胞毒性均表现出一定

的时间效应。柚皮苷（30 μmol/L、100 μmol/L）、吉非替尼（10 μmol/L）作用 24 h 后，NCI-H292 细胞存活率大于 90%；而柚皮苷（100 μmol/L）、吉非替尼（10 μmol/L）作用 72 h 后，NCI-H292 细胞存活率显著下降到 80% 以下，且随着作用时间的延长存活率进一步下降。

综合考虑，因为柚皮苷、吉非替尼处理细胞的时间不超过 24 h，故选择柚皮苷（30 μmol/L、100 μmol/L）、吉非替尼（10 μmol/L）作为给药剂量。

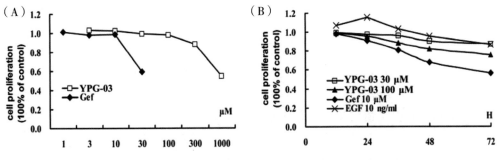

图 2-7　柚皮苷、吉非替尼对 A549 细胞的细胞毒性

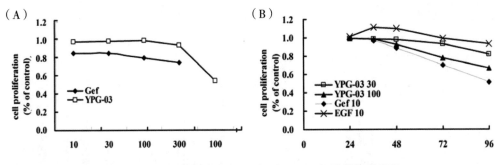

图 2-8　柚皮苷、吉非替尼对 NCI-H292 细胞的细胞毒性

（二）柚皮苷对 EGF 诱导的 A549、NCI-H292 细胞 MUC5AC mRNA 表达的作用

如图 2-9(A)所示，A549 细胞 MUC5AC mRNA 的表达在 EGF（10 ng/mL）诱导后 24 h 存在明显的动态变化。在诱导 8 h 内，MUC5AC mRNA 的表达均明显增加，尤其是诱导 1 h，其表达量增加至 2.21 倍。在诱导 24 h 后，MUC5AC mRNA 的表达基本与空白组一致。因此，选择 EGF 剂量 10 ng/mL、1 h 作为诱导 A549 细胞 MUC5AC mRNA 高表达的造模条件。

如图 2-9(B)所示，柚皮苷（30 μmol/L、100 μmol/L）对生理状态下 A549 细胞在 MUC5AC mRNA 表达作用不明显，但是能显著抑制 EGF（10 ng/mL，作用 1 h）诱导的 MUC5AC mRNA 的高表达。吉非替尼 10 μmol/L 对生理状态下及 EGF 诱导的 MUC5AC mRNA 表达均有明显的抑制作用。

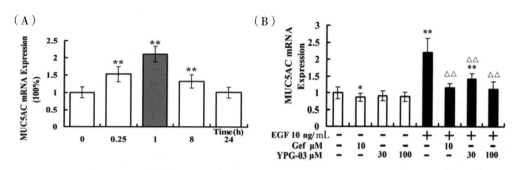

图 2 - 9　柚皮苷对 EGF 诱导的 A549 细胞 MUC5AC mRNA 表达的抑制作用

如图 2 - 10(A)所示，NCI-H292 细胞 MUC5AC mRNA 的表达在 EGF（10 ng/mL）诱导后 24 h 也存在明显的动态变化。在诱导 8 h 内，MUC5AC mRNA 的表达均明显增加，尤其是诱导 1 h，其表达量增加到 1.57 倍。诱导 24 h 后，MUC4AC mRNA 的表达基本与空白组一致。因此，选择 EGF 剂量 10 ng/mL、1 h 作为诱导 NCI-H292 细胞 MUC5AC mRNA 高表达的造模条件。

如图 2 - 10(B)所示，柚皮苷 100 μmol/L、吉非替尼 10 μmol/L 对生理状态下 NCI-H292 细胞 MUC5AC mRNA 的表达具有明显抑制作用；柚皮苷 30 μmol/L、100 μmol/L 与吉非替尼 10 μmol/L 对 EGF（10 ng/mL，作用 1 h）诱导的 MUC5AC mRNA 高表达均具有显著的抑制作用。

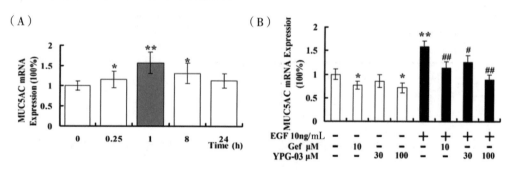

图 2 - 10　柚皮苷对 EGF 诱导的 NCI-H292 细胞 MUC5AC mRNA 表达的抑制作用

（三）柚皮苷对 EGF 诱导的 A549、NCI-H292 细胞 MUC5AC 黏蛋白分泌的作用

如图 2 - 11(A)所示，EGF 10 ng/mL 诱导能显著增加 A549 细胞培养上清液中 MUC5AC 黏蛋白的含量，尤其是在诱导后 24 h 内，A549 细胞培养上清液中 MUC5AC 黏蛋白增加的速率最快；而诱导后 24～48 h 内，EGF 诱导组细胞培养上清液中 MUC5AC 黏蛋白增加不明显。因此，EGF 10 ng/mL、诱导 24 h 是首选的造模条件。

如图 2 - 11(B) 所示, EGF 10 ng/mL 诱导 24 h 后, A549 细胞培养上清液中 MUC5AC 黏蛋白的含量显著增加, 而细胞裂解液中 MUC5AC 黏蛋白的含量变化不明显。柚皮苷 (30 μmol/L、100 μmol/L)、吉非替尼 10 μmol/L 处理 24 h, 对生理状态下与 EGF 诱导下 A549 细胞裂解液中 MUC5AC 的含量影响均不明显。柚皮苷 30 μmol/L、100 μmol/L 对生理状态下 A549 细胞培养上清液中 MUC5AC 的含量作用不明显, 但能显著抑制 EGF (10 ng/mL, 作用 24 h) 诱导下 A549 细胞培养上清液中 MUC5AC 的含量。与此不同的是, 吉非替尼 10 μmol/L 对生理状态下及 EGF 诱导的 A549 细胞培养上清液中 MUC5AC 含量均有明显的抑制。

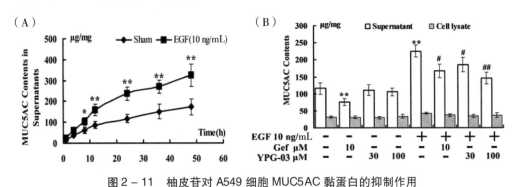

图 2 - 11　柚皮苷对 A549 细胞 MUC5AC 黏蛋白的抑制作用

如图 2 - 12 所示, 空白组 NCI-H292 细胞培养上清液中 MUC5AC 含量为 208 μg/mg, 显著高于空白组 A549 细胞培养上清液中 MUC5AC 含量 ($p < 0.01$); EGF 10 ng/mL 诱导 24 h 后, NCI-H292 细胞培养上清液中 MUC5AC 黏蛋白含量显著增加了 49.8%, 而细胞裂解液中 MUC5AC 黏蛋白的含量变化不明显。柚皮苷 100 μmol/L、吉非替尼 10 μmol/L 处理 24 h, 对生理状态下与 EGF 诱导下 NCI-H292 细胞培养上清液中 MUC5AC 的含量均有显著抑制作用; 而对细胞裂解液中 MUC5AC 的含量作用不明显。

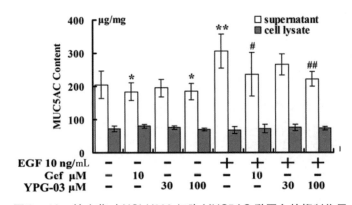

图 2 - 12　柚皮苷对 NCI-H292 细胞 MUC5AC 黏蛋白的抑制作用

（四）研究结论

柚皮苷对 EGF 诱导的 A549、NCI-H292 细胞 MUC5AC 高分泌具有显著抑制作用，其作用主要是通过抑制 MUC5AC mRNA 的表达来实现的。此外，柚皮苷对 NCI-H292 细胞生理状态下的 MUC5AC mRNA 也有抑制作用。

二、柚皮苷对 LPS 诱导的急性肺损伤小鼠气道 MUC5AC 分泌的调节作用

本实验构建 LPS 诱导的小鼠急性肺损伤模型，考察柚皮苷对 LPS 诱导的急性肺损伤小鼠气道杯状细胞增生及 MUC5AC 分泌的调节作用。

【实验材料】

（一）试剂

LPS（*Escherichacoli* O55：B5）：购自 Sigma-Aldrich 公司，货号 L2880 - 100MG。氨溴索（Amb）：上海勃林格殷格翰药业有限公司，批号 15050301。地塞米松（Dex）：广东华南药业集团有限公司，批号 20110504。小鼠 MUC5AC ELISA 试剂盒：购自武汉优尔生，货号 E90756Mu。

（二）实验动物

SPF 级昆明种小鼠，雌雄各半，体重 18～22 g，由广东省医学实验动物中心提供，动物合格证号：SCXK（粤）2003 - 0002，粤鉴证字 2008A022。

【实验部分】

（一）实验分组

小鼠饲养 1 周适应环境后，随机分成以下 8 组，每组 10 只：空白对照组、LPS 模型组、LPS + 地塞米松 5 mg/kg 组（LPS + Dex）、LPS + 氨溴索 25 mg/kg 组（LPS + Amb）、LPS + 柚皮苷 15 mg/kg 组（LPS + YPG - 03 - 1）、柚皮苷 60 mg/kg 组（LPS + YPG - 03 - 2）、柚皮苷 15 mg/kg 组（YPG - 03 - 1）、柚皮苷 60 mg/kg 组（YPG - 03 - 2）。

（二）实验方法

除空白组外，各组小鼠分别给予各浓度的生理盐水、地塞米松、氨溴索、柚皮

苷。1 h 后，各组小鼠采用 3.5% 水合氯醛麻醉后，采用 50°仰角仰卧位固定。手术分离气道后，采用微量进样针经气管注入 LPS 50 μL（0.8 mg/mL）或等量生理盐水。滴注结束后，仰卧位保持 2 min 使 LPS 液顺利进入肺部。造模 8 h 后，摘眼球放血处死小鼠，手术分离气道与肺组织，并结扎左侧肺叶。右侧肺叶用于支气管肺泡灌洗，每次灌洗量为 0.3 mL 生理盐水，共灌洗 3 次，总回收率大于 90%。将 3 次灌洗液合并，以 3000 r/min 离心 10 min，上清液用于 MUC5AC 的 ELISA 分析。将肺叶左上页剪下后存于 10% 中性福尔马林中固定，用于 PAS 染色切片分析。

制好的 PAS 染色切片，用 Mirax Scan 在 400 倍视野下观察气道杯状细胞增生及黏液分泌，用 Mirax Viewer 软件进行分析。

【实验结果】

（一）柚皮苷对 LPS 诱导的急性肺损伤小鼠 BALF 中 MUC5AC 含量的影响

如图 2 - 13 所示，空白组小鼠 BALF 中 MUC5AC 黏蛋白的含量为 12.4 ng/mL，LPS 诱导 8 h 后，BALF 中 MUC5AC 含量显著上升至 5.4 倍。地塞米松 5 mg/kg、氨溴索 25 mg/kg 及柚皮苷 15 mg/kg、60 mg/kg 均能显著抑制 LPS 诱导的急性肺损伤小鼠 BALF 中 MUC5AC 黏蛋白的分泌（$p < 0.01$）。

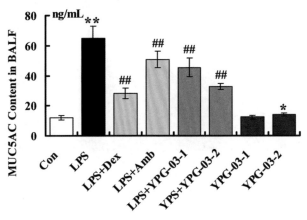

图 2 - 13　BALF 中 MUC5AC 黏蛋白含量

（二）柚皮苷对 LPS 诱导的急性肺损伤小鼠气道杯状细胞增生的影响

如图 2 - 14 所示，空白组小鼠气道上皮纤毛细胞结构完整，纤毛细胞间仅散布个别杯状细胞。LPS 诱导后，气道上皮杯状细胞数量急剧上升，纤毛细胞基本消失，尤其是在细支气管，出现了严重的杯状细胞化生与增生。此外，气道基顶膜可见红色糖蛋白染色颗粒。由此可见，LPS 诱导了显著的气道上皮杯状细胞化生与增生及黏液的高分泌。地塞米松5 mg/kg 与氨溴索 25 mg/kg 对 LPS 诱导的急性肺损伤小鼠气道上皮杯状细胞的增生及黏液分泌均有显著的抑制作用，但二者的抑制作用又稍有不同。地塞米松主要抑制小气道杯状细胞的化生与增生，但是对于大气道上皮杯状细胞的分泌及纤毛细胞的结构完整性没有明显作用。氨溴索能够维持大气道上皮纤毛细胞结构的完整性，却对小气道杯状细胞的化生与增生作用不明显。柚皮苷 15 mg/kg 与 60 mg/kg 均能显著抑制 LPS 诱导的急性肺损伤小鼠气道上皮杯状细胞的增生及黏液分泌，且对大气道与小气道的杯状细胞增生与化生均有同步抑制作用。

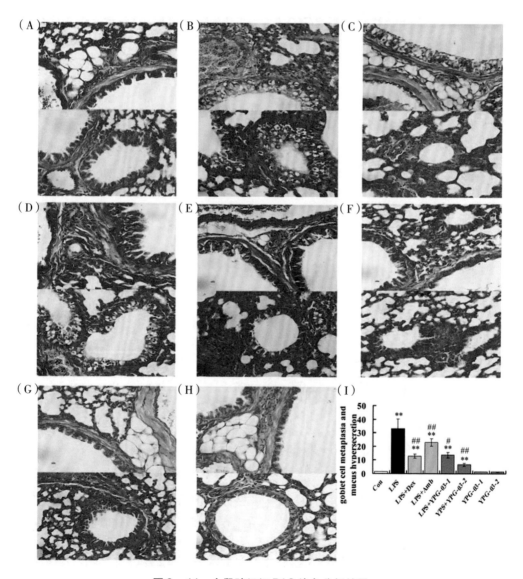

图 2 - 14　小鼠肺组织 PAS 染色分析结果

（三）研究结论

柚皮苷能显著抑制 LPS 诱导的急性肺损伤小鼠气道杯状细胞增生以及 MUC5AC 分泌，其抑制机制不同于阳性药地塞米松及氨溴索。

三、烟熏及烟熏合并 LPS 诱导大鼠慢性气道炎症并发黏蛋白高分泌模型的建立

本实验构建一个最佳的慢性气道炎症并发 MUC5AC 黏蛋白高分泌的动物模型，并考察此模型下 MUC5AC 表达的调节机制。

【实验材料】

（一）试剂

LPS（*Escherichacoli* O55：B5）：购自 Sigma-Aldrich 公司，货号 L2880 – 100MG。椰树牌香烟：购自广东中烟工业有限责任公司。大鼠 TNF-α、IL – 8、MUC5AC、MUC5B ELISA 试剂盒：购自 RapidBio 公司。p-TLR4、TLR4、β-actin、HRP – 抗兔二抗与抗鼠二抗：购自 St. Louis 公司。EGFR、p-EGFR、ERK1/2、p-ERK1/2、JNK、p-JNK 一抗：购自 SAB 公司。p-p38 MAPK、p38 MAPK、p-PI3K、PI3K、AP – 1、HDAC2、IκBa 与 NF-κB p65 一抗：购自 Cell Signaling 公司。Trizol：购自碧云天，货号 R0016。Real-time PCR 试剂盒：购自 Takara，货号 DRR091A。RIPA 裂解液：购自碧云天，货号 P0013B。BCA 试剂盒：购自碧云天，货号 P0012。其他常规生化试剂均为分析纯，购自碧云天。

（二）实验动物

SPF 级 SD 大鼠，体重 190～230 g，雌雄各半，购自广东省医学实验动物中心，动物合格证号：SCXK(粤) 2008 – 0002。

（三）实验装置

烟熏装置主要由三部分组成：一个带玻璃门的金属箱，香烟燃烧与雾化吸入装置，箱顶部抽风换气装置。金属箱尺寸为 100 cm(长)×60 cm(宽)×60 cm(高)，分为上下两层。每次烟熏最多能同时诱导 40 只大鼠。香烟燃烧与雾化吸入装置由一套包括 12 个烟嘴、塑料三通注入套管与一个 300 mL 的玻璃注射器组成，它能够在 3 min 内烧尽 12 只香烟并将其单向注入箱中。烟熏完毕后，抽风换气装置能够在 15 min 内抽尽箱内残留的烟雾。除此之外，金属外壁均有冷凝水夹层，控制箱内温度维持在 19～23 ℃。

【实验部分】

(一) 动物分组与造模

大鼠饲养 1 周适应环境后,随机分成以下 4 组 ($n = 10$):空白对照组(不接受烟雾刺激);LPS + CS 组(腹腔注射 LPS 激发后,连续烟熏造模 4 周);CS 组(连续烟熏造模 6 周);CS + LPS 组(连续烟熏造模 6 周,并在造模第 39 天腹腔注射 LPS 进行激发)。

具体烟熏方法:除空白对照组外,其余各组大鼠每周 7 天,每天早晚各 1 h 置于烟熏箱内连续烟熏。在首次烟熏前 1 h,LPS + CS 组大鼠腹腔注射 LPS(200 μg/kg、20 μg/mL 溶于生理盐水)。香烟数量采用逐渐递增的方法:在第 1 天,大鼠同时置于箱内,早晚各烟熏 1 h,烟量为 3 支香烟;第 2 天,早晚各烟熏 1 h,烟量为 7 支香烟;第 3 ~ 5 天,早晚各 0.5 h,烟量为 12 支香烟;从第 6 天开始,早晚各 1 h,烟量为 12 支香烟,直到造模结束。除此之外,在造模第 39 天,CS + LPS 组大鼠接受烟熏前 1 h 腹腔注射 LPS(200 μg/kg、20 μg/mL 溶于生理盐水)。

(二) 支气管 BALF 中炎性细胞、细胞因子与 MUC5AC 分析

造模结束后,所有大鼠用 3.5% 水合氯醛麻醉,采用真空采血管直接扎入左侧心脏放血处死。然后,手术暴露大鼠气管和胸腔,并在气管近喉结处开一小口,将 16 号灌胃针从开口处插入气管,左侧肺叶结扎而右侧肺叶用于支气管肺泡灌洗。使用生理盐水灌洗 3 次,体积分别为 4 mL、4 mL、4 mL,每次回收体积均为 4 mL。接着,将灌洗液 3000 r/min 离心 10 min,细胞沉淀用 0.5 mL PBS 重悬,然后使用 ABX MICROS 60 对白细胞分类计数。上清液 –20 ℃ 保存,用于 TNF-α、IL-8、MUC5AC 及 MUC5B ELISA 分析。

(三) 肺组织切片 HE 染色与 PAS 染色分析

大鼠左侧肺叶手术分离后用 10% 中性福尔马林在 20 cm 水压下通过气管进行灌注,10 min 后,结扎气管将肺包埋在 10% 中性福尔马林溶液中 7 天。石蜡固定后,将肺组织切成 3 ~ 4 μm 的切片并进行 HE 与 PAS 染色。HE 染色检查一般的组织学病变,PAS 染色主要检查气道杯状细胞产物的分泌。切片使用 Mirax Scan 在 100 倍与 400 倍视野下进行观察,相对炎性细胞浸润与相对杯状细胞产物使用 Mirax Viewer 软件进行分析。

（四）肺组织蛋白 Western-blotting 分析

肺组织胞浆蛋白与核蛋白使用细胞核蛋白与细胞浆蛋白抽提试剂盒分别提取，并使用 BCA 法进行浓度测定。根据 BCA 结果将所有胞浆蛋白与核蛋白样品稀释至总蛋白含量 5.0 mg/mL 左右。取 40 μL 各样品蛋白并加入 10 μL SDS-PAGE 上样缓冲液，煮沸 10 min 变性后，取 5 μL 制备好的样品使用 SDS-PAGE 电泳分离，并在电泳结束后将蛋白转移到硝酸纤维素膜上。膜在使用 1% 牛血清白蛋白封闭 1 h 后，首先，使用 TBST 洗涤 3 次，并分别加入含有 1∶1000 稀释的 NF-κB p65、p-NF-κB p65、p-EGFR、EGFR、p-p38 MAPK、p38 MAPK、p-p44/42 MAPK、p44/42 MAPK、p-JNK/SAPK、JNK/SAPK 和 β-actin 一抗中，振荡孵育 2 h。然后，使用 TBST 洗涤 3 次，再分别加入 1∶2000 稀释的 HRP－抗小鼠二抗或 HRP－抗兔二抗中，振荡孵育 1 h。孵育结束后，移除二抗并用 TBST 洗膜 5 次，接着 5 min。接着，使用 Beyo-ECL Plus 激发荧光并压片分析。最后，采用 Quantity One 软件进行条带的光密度分析。

（五）统计学分析

所有数据均用 $\bar{x} \pm SD$。转录活性与 MUC5AC mRNA 及杯状细胞分泌物的相关性分析采用 Pearson 相关性分析。

【实验结果】

（一）慢性气道炎症

如图 2－15 所示，空白组大鼠 BALF 中 TNF-α、IL－8 的含量均在 100 pg/mL 以下，白细胞总数为每微升 1.63×10^{3} 个，其中，单核巨噬细胞、中性粒细胞与淋巴细胞的比例分别为 72%、13% 与 12%。从空白组大鼠肺组织 HE 染色切片可以看出，肺组织气道、血管与肺泡结构完整，无气道上皮增生、脱落，血液渗漏、血管平滑肌增生，肺泡融合及炎性细胞浸润等病变。

在 LPS＋CS 组大鼠 BALF 中，TNF-α 与 IL－8 的含量均显著上升到 4.6 倍与 2.9 倍，白细胞总数增加了 25%，未显示出显著性差异，仅其中的淋巴细胞数量就呈显著性增加。大鼠肺组织 HE 染色切片结果显示，LPS＋CS 组大鼠肺组织中出现了明显的气道上皮增生与气道堵塞、血液渗漏与血管平滑肌增生及环绕气道与血管内皮的炎性细胞浸润等病变。局部虽出现肺泡融合现象，但其平均肺泡面积与空白组相比，未显示出显著性差异。

在 CS 组大鼠的 BALF 中，TNF-α 与 IL－8 的含量均显著上升到 5.7 倍与 3.8

倍，白细胞总数显著增加了 65%，其中，中性粒细胞、单核巨噬细胞与淋巴细胞数量均显著性增加了 108%、31% 与 306%。大鼠肺组织 HE 染色切片结果显示，CS组大鼠肺组织出现了明显的气道上皮增生与气道堵塞、血液渗漏与血管平滑肌增生、肺泡融合及环绕气道与血管内皮的炎性细胞浸润等病变。

在 CS + LPS 组大鼠的 BALF 中，TNF-α 与 IL-8 的含量均显著上升到 4.1 倍与4.4 倍，白细胞总数显著增加了 126%，其中中性粒细胞、单核巨噬细胞及淋巴细胞数量均显著性增加了 382%、42% 与 341%。大鼠肺组织 HE 染色切片结果显示，CS + LPS 组大鼠肺组织出现了明显的气道上皮增生与脱落、血液渗漏与血管平滑肌增生、肺泡融合及环绕气道与血管内皮的炎性细胞浸润等病变。

综合上述结果可见，LPS + CS 组可模拟慢性气道炎症，但是没有出现明显肺泡融合，还无法完全模拟肺气肿症状；CS 组既能诱导大鼠慢性气道炎症病变，也能诱导明显肺气肿病变；CS + LPS 组也能模拟大鼠慢性气道炎症与肺气肿病变，但是其炎性细胞浸润以中性粒细胞与淋巴细胞为主，表现出慢性气道炎症急性发作期的典型症状。

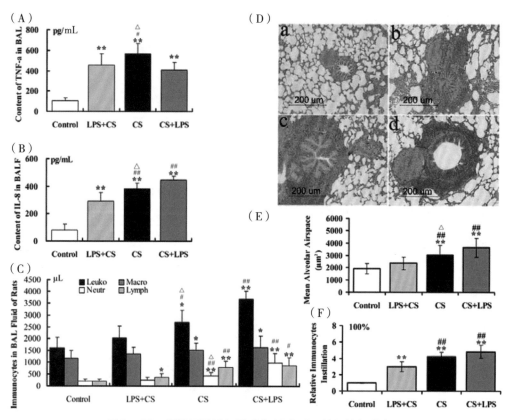

图 2 - 15　慢性烟熏及烟熏联合 LPS 诱导的慢性气道炎症

（二）MUC5AC 与 MUC5B 的表达与分泌

实验结果如图 2 - 16 所示，空白组大鼠肺组织中 MUC5AC 与 MUC5B mRNA 的表达量均较低，而 BALF 中 MUC5AC 与 MUC5B 黏蛋白的含量分别为 21.3 ng/mL 与 820 pg/mL。LPS + CS 组、CS 组与 CS + LPS 组大鼠肺组织中 MUC5AC mRNA 表达分别显著性上升了 420%、862% 与 805%，BALF 中 MUC5AC 含量分别显著增加了 81%、127% 与 108%。而 LPS + CS 组、CS 组与 CS + LPS 组大鼠肺组织中 MUC5B mRNA 表达分别显著性下降为 83%、81% 与 91%，BALF 中 MUC5B 含量分别下降为 75%、79% 与 92%，其中，LPS + CS 组和 CS 组 MUC5B 含量与空白组比较具有显著差异。

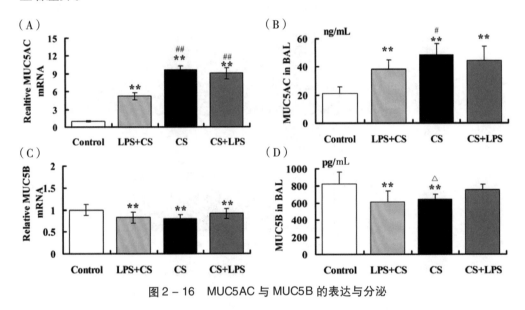

图 2 - 16　MUC5AC 与 MUC5B 的表达与分泌

（三）气道上皮杯状细胞增生与黏液分泌的 PAS 染色分析

如图 2 - 17 所示，空白组大鼠肺组织 PAS 染色切片中，大鼠大、中、小支气管气道上皮均比较完整，未出现明显上皮增生与黏液分泌的阳性染区。LPS + CS 组、CS 组与 CS + LPS 组大鼠气道上皮均出现了不同程度的增生与堵塞，其中，以 CS 组与 CS + LPS 组最为明显。LPS + CS 组、CS 组和 CS + LPS 组大鼠肺支气管上皮杯状细胞阳性染色区域与空白组比较，分别显著增加了 8.7 倍、19.8 倍和 17.8 倍。

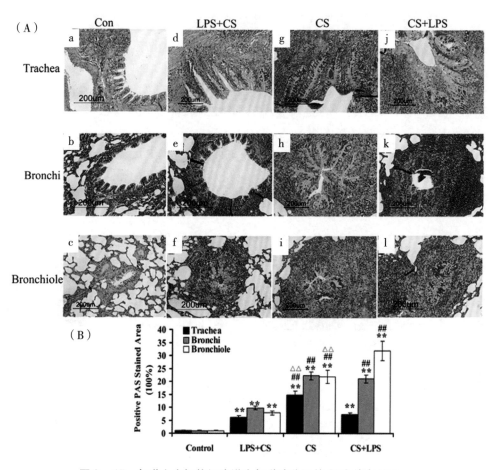

图 2 – 17　气道上皮杯状细胞增生与黏液分泌的 PAS 染色结果

（四）核 NF-kB p65、AP – 1 与 HDAC2 活性

如图 2 – 18 所示，空白组大鼠肺组织中 NF-κB p65 与 AP – 1 蛋白主要分布在胞浆中，在核蛋白中含量非常少；HDAC2 虽在胞浆与核内均有分布，但是还是以胞浆分布为主。在 LPS + CS 组，尤其是 CS 组与 CS + LPS 组大鼠肺组织中，NF-κB p65 与 AP – 1 蛋白在细胞核内的分布明显增多，而在细胞质中的分布显著减少。3 个模型组肺组织细胞质与细胞核总 HDAC2 含量均显著下降，尤其是在 CS 组大鼠肺组织中。除此之外，CS 组大鼠肺组织胞浆 HDAC2 与核 HDAC2 含量的比值出现了显著下降，这表明 CS 组大鼠 HDAC2 蛋白进入细胞核能力出现了明显下降。

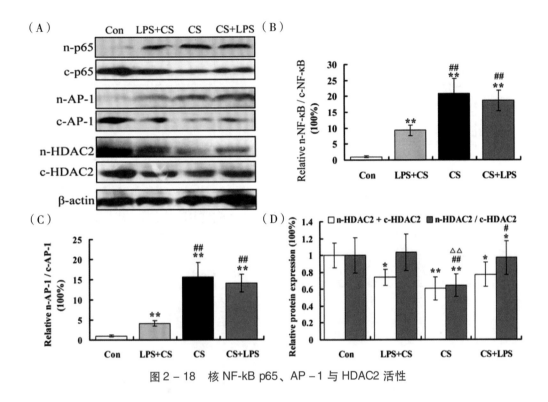

图 2 - 18 核 NF-kB p65、AP - 1 与 HDAC2 活性

（五）TLR4 与 EGFR 酪氨酸信号通路活性

如图 2 - 19 所示，EGFR 与 TLR4 在空白组大鼠肺组织中均有表达，但磷酸化比率较低。EGFR 在 LPS + CS 组、CS 组与 CS + LPS 组中的表达没有出现明显变化，但是其磷酸化程度分别上升了 17%、67%（$p < 0.05$）与 33%（$p < 0.05$）；TLR4 在 LPS + CS 组、CS 组与 CS + LPS 组肺组织中的表达分别显著上升了 86%、40% 与 30%，且其磷酸化程度分别上升了 6%、41%（$p < 0.05$）与 67%（$p < 0.05$）。

p38 MAPK、ERK1/2、JNK 与 PI3K 在空白组大鼠肺组织中均有表达，但磷酸化比率较低。这 4 种蛋白在 LPS + CS 组、CS 组与 CS + LPS 组大鼠肺组织中的表达均未出现明显变化，但磷酸化程度均显著上升，尤其在 CS 组与 CS + LPS 组大鼠肺组织中，上述 4 种蛋白的磷酸化比例最高。除此之外，胞浆 IκB 的含量在 LPS + CS 组、CS 组与 CS + LPS 组大鼠肺组织均出现了显著下降。

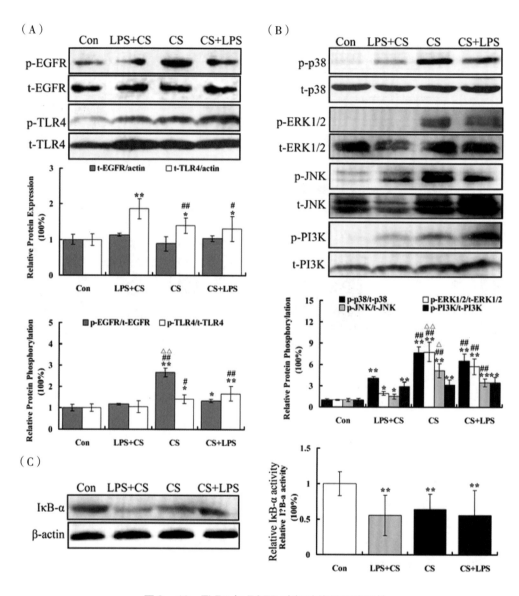

图 2 – 19　TLR4 与 EGFR 酪氨酸信号通路活性

（六）转录活性与 MUC5AC mRNA 表达及 PAS 阳性染区相关性分析

研究表明，MUC5AC 基因的转录被 NF-kB、AP – 1 与 DNA 的结合所活化，同时被核内 HDAC2 催化的组蛋白去乙酰化所抑制。因此，MUC5AC mRNA 的转录活性采用以下公式进行计算：转录活性 = （n-NF-kB 光密度值 + n-AP – 1 光密度值）/n-HDAC2 光密度值。然后，将转录活性与 4 个组大鼠肺组织 MUC5AC mRNA 表达量及 PAS 阳性染区的结果进行 Pearson 相关性分析。结果如图 2 – 20 所示，转录活性对 MUC5AC mRNA 表达量（$r = 0.946$，$p < 0.01$）及 PAS 阳性染区（$r = 0.749$，$p < 0.01$）表现出良好的相关性。

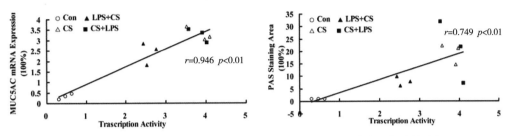

图 2 – 20　转录活性与 MUC5AC mRNA 表达及 PAS 阳性染区相关性分析

（七）研究结论

本团队构建了 3 种由烟雾及烟雾联合 LPS 诱导的大鼠慢性呼吸道炎症并发黏蛋白高分泌模型。发现 LPS + CS 组大鼠慢性气道炎症比较明显，但是黏蛋白高分泌及其相关信号通路活化均较弱；CS 组大鼠能同时诱导显著的慢性气道炎症与黏蛋白高分泌的症状，且在此模型中 MUC5AC 黏蛋白分泌相关 TLR4 与 EGFR 酪氨酸激酶级联信号通路均显著活化；CS + LPS 组大鼠也能同时诱导显著的慢性气道炎症与黏蛋白高分泌的症状，以及 TLR4 与 EGFR 酪氨酸激酶级信号通路的活化。

基于以上研究结果，确认连续烟熏 6 周是一个理想的构建大鼠慢性气道炎症并发黏蛋白高分泌的模型；而烟熏 6 周合并 LPS 构建的大鼠模型更能体现慢性气道炎症急性发作期的症状。

四、柚皮苷对烟熏诱导的大鼠慢性气道炎症模型中黏蛋白分泌的调节作用

本实验考察柚皮苷对烟熏诱导的大鼠慢性气道炎症以及黏蛋白分泌是否具有调节作用，并与阳性对照药地塞米松及氨溴索进行比较。

【实验材料】

（一）材料与试剂

柚皮苷：实验室自制，纯度 ≥98.3%。氨溴索（Amb）：上海勃林格殷格翰药业有限公司，批号 15050301。地塞米松（Dex）：广东华南药业集团有限公司，批号 20110504。椰树牌香烟：广东中烟工业有限责任公司。RIPA 蛋白提取试剂盒：购自碧云天，货号 P0013B。BCA 试剂盒：购自碧云天，货号 P0012。大鼠 TNF-α、

IL - 8、MPO、MMP - 9、MUC5AC ELISA 试剂盒：购自 RapidBio 公司。β-actin、HRP - 抗兔二抗与抗鼠二抗：购自 St. Louis 公司。HDAC2（Ab-ser594）与 HDAC2（phosphor-ser594）一抗：购自 SAB 公司。Trizol：购自碧云天，货号 R0016。Real-time PCR 试剂盒：购自 Takara，货号 DRR091A。其他常规生化试剂均为分析纯，购自碧云天。

（二）实验动物

SPF 级 SD 大鼠，雌雄各半，体重 190～230 g，由广东省医学实验动物中心提供，动物合格证号：SCXK（粤）2008 - 0002。

（三）实验装置

烟熏装置主要由三部分组成：一个带玻璃门的金属箱，香烟燃烧与雾化吸入装置，箱顶部的抽风换气装置。金属箱的尺寸为 100 cm（长）×60 cm（宽）×60 cm（高），分成上下两层。香烟燃烧与雾化吸入装置由一套包含 12 个烟嘴、塑料三通注入套管与一个 300 mL 的玻璃注射器组成，能够在 3 min 内烧尽 12 支香烟并将其单向注入箱中。烟熏完毕后，抽风换气装置能够在 15 min 内抽尽箱内残留烟雾。除此之外，金属外壁均有冷凝水夹层，控制箱内的温度维持在 19～23 ℃。

【实验部分】

（一）动物分组与造模

大鼠饲养 1 周适应环境后，动物随机分成以下 7 组：空白对照组、烟熏 + 脂多糖模型组、地塞米松 0.2 mg/kg 组、氨溴索 16.2 mg/kg 组、柚皮苷 18.4 mg/kg 组、柚皮苷 36.8 mg/kg 组、柚皮苷 73.6 mg/kg 组，每组 10 只。

具体造模方法如下：①空白对照组。大鼠连续 8 周每天早晚各置于烟熏箱中接受新鲜空气各 1 h。②CS 模型组。大鼠连续 8 周每天早晚各置于烟熏箱中烟熏 1 h。每次烟熏的烟量如下：第 1 天，30 只大鼠同时置于箱内，早晚各烟熏 1 h，烟量 3 支香烟；第 2 天，早晚各烟熏 1 h，烟量 7 支香烟；第 3～5 天，早晚各 0.5 h，烟量 12 支香烟；从第 6 天开始，早晚各 1 h，烟量 12 支香烟直到造模结束。③CS + Dex 0.2 mg/kg 组、CS + Amb 16.2 mg/kg 组、CS + 柚皮苷 5 mg/kg 组、CS + 柚皮苷 20 mg/kg 组、CS + 柚皮苷 80 mg/kg 组。大鼠按照 CS 模型组同样的烟熏条件及烟量进行烟熏，每天早晨烟熏前 1 h，各组大鼠分别灌胃给予各预定剂量的受试药物。造模每隔 7 d 记录大鼠禁食 12 h 后的体重。各笼大鼠每天的饮食与饮水均采用减重法进行测定和记录。

（二）气管 BALF 中炎性细胞、TNF-α、IL－8、MUC5AC 的分析

造模结束后，所有大鼠用 3.5% 水合氯醛麻醉，采用真空采血管直接扎入左侧心脏放血处死。然后手术暴露大鼠气管和胸腔，并在气管近喉结处开一小口，将 16 号灌胃针从开口处插入气管，左侧肺叶结扎而右侧肺叶用于支气管肺泡灌洗。使用生理盐水灌洗 3 次，体积分别为 4 mL、4 mL、4 mL，每次回收体积均为约 4 mL。然后将灌洗液以 3000 r/min 离心 10 min，细胞沉淀用 0.5 mL PBS 重悬然后使用 ABX MICROS 60 对白细胞分类计数。吸取上清液－20 ℃保存，用 TNF-α、IL－8、MUC5AC 和 MUC5B ELISA 试剂盒分别测定上述蛋白的含量。

灌洗结束后，每组选取 3 只大鼠，将左侧肺叶最大页手术分离后浸泡于 10% 中性福尔马林，用于 HE 与 PAS 染色切片分析；剩余左侧肺小页及其余 7 只大鼠左侧肺叶直接收集，－80 ℃保存。

（三）肺组织匀浆液中 MPO、MMP－9 含量的测定

取出－80 ℃保存的肺组织样品，每只大鼠各切取 0.1 g 左右的肺组织，剪碎并加入 3 mL 含有 1 mmol/L PMSF 的 RIPA 裂解液，匀浆使之充分裂解，再将裂解的样品以 3000 r/min 离心 10 min，收集上清液，得肺组织的蛋白样品。使用 BCA 法测定总蛋白含量后，分别上样 20 μg，用大鼠 MPO 与 MMP－9 ELISA 试剂盒测定 MPO、MMP－9 含量。

（四）肺组织切片 HE 染色、PAS 染色分析

大鼠左侧肺叶手术分离后用 10% 中性福尔马林在 20 cm 水压下通过气管进行灌注，10 min 后，结扎气管将肺包埋在 10% 中性福尔马林溶液中 7 天。石蜡固定后，将肺组织切成 3～4 μm 的切片并做 HE 与 PAS 染色。HE 染色检查一般的组织学病变，PAS 染色主要检查气道杯状细胞产物的分泌。切片使用 Mirax Scan 在 100 倍与 400 倍视野下进行观察，相对炎性细胞浸润与相对杯状细胞产物使用 Mirax Viewer 软件进行分析。

（五）统计学处理

计量结果用 $\bar{x} \pm SD$ 表示，并采用 SPSS 13.0 统计软件进行处理。多组间比较采用单因素方差分析（One-Way ANOVA），组间两两比较采用 SNK 法。

【实验结果】

（一）柚皮苷对烟熏诱导的大鼠体重变化的影响

从图 2－21 可以看出：空白组大鼠的体重在实验周期内随着饲养时间稳步增

长，实验 8 周时间内，体重增长了 125 g。

CS 组大鼠体重在前 4 周出现稳步增长，涨幅较空白组大鼠略低；从第 4 周开始，后 4 周大鼠体重开始逐渐下降。造模 8 周后，大鼠体重共增长了 52 g，这表明 CS 诱导使大鼠体重损失了 73 g。

CS + Dex 0.2 mg/kg 组大鼠的体重在前 4 周明显呈现出下降趋势，体重最低值时下降了 31 g。从第 4 周开始，大鼠体重逐渐回升。造模 8 周后，大鼠体重下降了 17 g，这表明 CS 诱导与地塞米松治疗联合使大鼠体重损失了 142 g。

CS + Amb 16.2 mg/kg 组、CS + 柚皮苷 5 mg/kg 组、CS + 柚皮苷 20 mg/kg 组、CS + 柚皮苷 80 mg/kg 组大鼠的体重在造模过程中均呈现增长趋势，其涨幅比空白组大鼠略低。实验结束后这 4 组大鼠的体重分别增长了 68 g、96 g、111 g、122 g，表明这 4 组大鼠体重分别损失了 57 g、29 g、14 g、3 g。

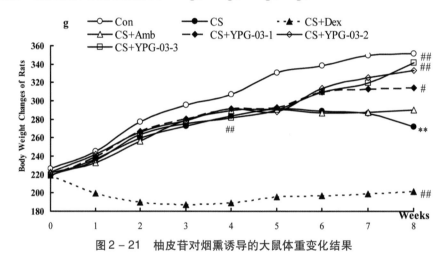

图 2 - 21　柚皮苷对烟熏诱导的大鼠体重变化结果

（二）柚皮苷对烟熏诱导的大鼠 BALF 中炎性细胞浸润的作用

空白组大鼠 BALF 中总白细胞含量为每升 1.45×10^8 个，其中，中性粒细胞、单核巨噬细胞及淋巴细胞的比例分别为 12.54%、50.84% 与 29.87%（表 2 - 3）。另有少量嗜酸性与嗜碱性粒细胞。

与空白组相比，CS 模型组大鼠 BALF 中总白细胞数量显著上升了 3.02 倍。其中，中心粒细胞、单核巨噬细胞、淋巴细胞的比例分别为 36.13%、35.92%、18.37%。虽然各类炎性细胞的数量出现了增加，但是中性粒细胞数量增加最为显著，其数量及其比例与空白组比较均具有显著性差异（$p < 0.01$）。这表明烟熏 8 周诱导的大鼠慢性气道炎症还是以中性粒细胞浸润为主。

与 CS 模型组比较，地塞米松 0.2 mg/kg 组及柚皮苷 5 mg/kg 组大鼠 BALF 中总白细胞数量，以及中心粒细胞、单核巨噬细胞、淋巴细胞比例均没有显著变化。这表明地塞米松 0.2 mg/kg 及柚皮苷 5 mg/kg 对于 CS 诱导的慢性气道炎性细胞浸润没有显著抑制作用。

与 CS 模型组比较，氨溴索 16.2 mg/kg 组与柚皮苷 20 mg/kg、80 mg/kg 均能降低 CS 诱导的大鼠 BALF 中总白细胞数量，其对 CS 诱导的总白细胞浸润的抑制率分别为 38.6%、54.6%、67.6%，均具有显著性差异（$p < 0.05$）。除此之外，柚皮苷 20 mg/kg、80 mg/kg 组均能显著抑制 CS 诱导的大鼠 BALF 的中性粒细胞数量与比例（$p < 0.05$）。

表 2 - 3　大鼠 BALF 中炎性细胞分类与计数结果

组别	总白细胞数量（$\times 10^8$/L）	白细胞分类计数（%）		
		中性粒细胞	单核细胞	淋巴细胞
Con	1.45 ± 0.46	12.54 ± 5.42	50.84 ± 13.34	29.87 ± 10.31
CS	$5.83 \pm 0.99^{**}$	$36.13 \pm 19.26^{**}$	35.92 ± 15.85	18.37 ± 15.69
CS + Dex	$5.64 \pm 1.07^{**}$	$36.48 \pm 6.05^{**}$	42.00 ± 14.84	19.97 ± 5.12
CS + Amb	$4.14 \pm 1.24^{**,\#}$	25.55 ± 4.57	41.48 ± 10.69	22.90 ± 3.27
CS + YPG - 03 - 1	$5.14 \pm 1.45^{**}$	$30.89 \pm 9.62^{**}$	36.89 ± 15.43	22.28 ± 5.85
CS + YPG - 03 - 2	$3.44 \pm 1.31^{**,\#}$	$21.16 \pm 13.34^{\#}$	44.23 ± 15.58	22.97 ± 18.79
CS + YPG - 03 - 3	$2.87 \pm 0.37^{*,\#\#}$	$16.63 \pm 9.42^{\#\#}$	49.55 ± 17.58	23.68 ± 12.56

注：与空白组比较，$^{**}p < 0.01$；与模型组比较，$^{\#}p < 0.05$，$^{\#\#}p < 0.01$。

（三）柚皮苷对烟熏诱导的大鼠 TNF-α、IL - 8、MPO、MMP - 9 的作用

大鼠 BALF 中 TNF-α、IL - 8 及肺组织 MPO、MMP - 9 含量测定结果见表 2 - 4。空白组大鼠 BALF 中 TNF-α、IL - 8 含量分别为 1.97 pg/mL 与 1.78 pg/mL，肺组织 MPO 活性为 2.41 U/g，肺组织蛋白提取物中 MMP - 9 含量为 17.4 ng/g。

与空白组相比，CS 模型组大鼠 BALF 中 TNF-α、IL - 8 含量显著增加（$p < 0.01$）；肺组织中 MMP - 9 含量也显著上升（$p < 0.01$），并伴随有 MPO 活性的显著增加（$p < 0.01$）。

与 CS 模型组比较，地塞米松 0.2 mg/kg 组及柚皮苷 5 mg/kg 组大鼠 BALF 中 TNF-α、IL - 8 含量均没有显著变化，肺组织中 MMP - 9 含量以及 MPO 活性变化也不具有显著性。这表明地塞米松 0.2 mg/kg 及柚皮苷 5 mg/kg 对于 CS 诱导的大鼠 TNF-α、IL - 8、MPO、MMP - 9 没有显著抑制作用。

与 CS 模型组比较，氨溴索 16.2 mg/kg 组及柚皮苷 20 mg/kg、80 mg/kg 组均显著降低 CS 诱导的大鼠 BALF 中 TNF-α、IL - 8 含量（$p < 0.01$），且能显著降低肺组织中 MMP - 9 含量及 MPO 活性（$p < 0.05$ 或 $p < 0.01$）。这表明盐酸氨溴索

16.2 mg/kg 及柚皮苷 20 mg/kg、80 mg/kg 均能显著抑制 CS 诱导的大鼠 TNF-α、IL-8、MPO 以及 MMP-9 活性。

表 2-4　大鼠 BALF 中 TNF-α、IL-8 与肺组织中 MPO、MMP-9 的含量

组别	TNF-α (pg/mL)	IL-8 (pg/mL)	MPO (U/g tissue)	MMP-9 (ng/g protein)
Con	1.97 ± 0.28	1.78 ± 0.41	2.41 ± 0.37	17.4 ± 34.7
CS	5.66 ± 1.02**	3.84 ± 0.67**	8.07 ± 1.91**	39.7 ± 4.8**
CS + Dex	5.33 ± 0.92	3.56 ± 0.89	7.63 ± 1.58	33.7 ± 6.4
CS + Amb	3.41 ± 0.47##	2.52 ± 0.51##	3.82 ± 0.77##	29.7 ± 5.2#
CS + YPG-03-1	5.10 ± 0.74	3.21 ± 0.84	7.07 ± 1.11	35.2 ± 7.1
CS + YPG-03-2	3.50 ± 0.39##	2.30 ± 0.63##	3.99 ± 0.82##	29.4 ± 4.1#
CS + YPG-03-3	2.94 ± 0.53##	1.77 ± 0.92##	3.17 ± 1.74##	25.3 ± 3.4##

注：与空白组比较，$**p < 0.01$；与模型组比较，$#p < 0.05$，$##p < 0.01$。

（四）柚皮苷对烟熏诱导的 BALF 中 MUC5AC 与 MUC5B 分泌的影响

大鼠 BALF 中 MUC5AC、MUC5B 含量测定结果见表 2-5。空白组大鼠 BALF 中 MUC5AC、MUC5B 含量分别为 14.52 ng/mL、1.01 ng/mL。与空白组比较，CS 模型组大鼠 BALF 中 MUC5AC 含量显著增加了 2.89 倍（$p < 0.01$），而 MUC5B 含量则显著下降了 36.7%（$p < 0.01$）。与 CS 模型组比较，地塞米松 0.2 mg/kg 给药组大鼠 BALF 中 MUC5AC 含量稍有下降，但差异不显著（$p > 0.05$），而 MUC5B 含量却显著增高（$p < 0.01$）。氨溴索 16.2 mg/kg 组与柚皮苷 20 mg/kg、80 mg/kg 均能显著降低 CS 诱导的大鼠 BALF 中 MUC5AC 含量（$p < 0.01$），且能显著增高 MUC5B 含量（$p < 0.01$）。

表 2-5　大鼠 BALF 中 MMUC5AC 与 MUC5B 的含量

组别	MUC5AC (ng/mL)	IL-8 (ng/mL)
Con	14.52 ± 3.89	1.01 ± 0.17
CS	56.46 ± 11.48**	0.64 ± 0.06**
CS + Dex	47.69 ± 9.91	1.14 ± 0.12##
CS + Amb	35.47 ± 8.11##	1.49 ± 0.22##
CS + YPG-03-1	43.08 ± 5.73#	0.70 ± 0.22
CS + YPG-03-2	35.56 ± 7.39##	1.42 ± 0.18##
CS + YPG-03-3	29.14 ± 8.62##	1.51 ± 0.21##

注：与空白组比较，$**p < 0.01$；与模型组比较，$#p < 0.05$，$##p < 0.01$。

（五）柚皮苷对烟熏诱导大鼠气道慢性病变的影响

大鼠肺组织 PAS 染色切片结果如图 2 – 22 所示。空白组大鼠肺泡结构及气道纤毛状上皮完整、血管壁平滑肌完整无渗漏、支气管上皮杯状细胞化生很少，几乎没有检出 PAS 的阳性染区，肺泡内尤其是环气道与血管的肺泡内几乎无炎性细胞浸润。

与空白组比较，CS 模型组大鼠肺泡中出现显著性炎性细胞浸润、气道上皮增生与堵塞、平均肺泡表面积增大及杯状细胞 PAS 阳性染色区域增多（$p < 0.01$）。这说明 CS 诱导慢性气道炎症的同时诱导了显著的黏蛋白高分泌及肺气肿。与模型组比较，地塞米松组 0.2 mg/kg 组大鼠平均肺泡表面积变化不大，环气道与血管炎性细胞浸润进一步加剧，且杯状细胞 PAS 阳性染区略为减少，这可能是气道上皮增生后脱落所致。

与模型组比较，柚皮苷 5 mg/kg、20 mg/kg、80 mg/kg 能剂量依赖性地显著降低 CS 诱导的炎性细胞浸润、气道上皮增生与堵塞、平均肺泡表面积增大及杯状细胞 PAS 阳性染色区域增多（$p < 0.01$）。柚皮苷 80 mg/kg 组效果最理想，与氨溴索 16.2 mg/kg 组疗效一致。

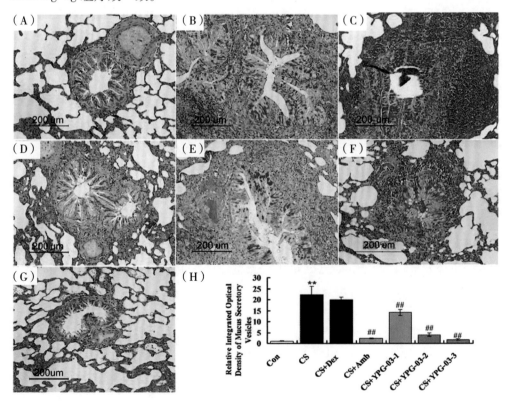

图 2 – 22　大鼠肺组织 PAS 染色切片结果

（六）研究结论

本实验验证了慢性烟熏 8 周诱导的 COPD 大鼠模型，并发现柚皮苷能剂量依赖性地抑制 CS 诱导的大鼠体重的下降、BALF 中炎性细胞浸润和细胞因子 TNF-α、IL－8、MPO 与 MMP－9 的释放，以及 MUC5AC 黏蛋白的分泌。从 PAS 染色切片可以看出，柚皮苷剂量依赖性地显著降低 CS 诱导的炎性细胞浸润、气道上皮增生与堵塞、平均肺泡表面积增大以及杯状细胞 PAS 阳性染色区域增多。

通过将柚皮苷 5 mg/kg 组、柚皮苷 20 mg/kg 组、柚皮苷 80 mg/kg 组大鼠相关指标与阳性药物地塞米松 0.2 mg/kg 组及氨溴索 16.2 mg/kg 组比较，发现柚皮苷 80 mg/kg 的疗效最显著，氨溴索 16.2 mg/kg 次之，地塞米松 0.2 mg/kg 作用不明显。

五、柚皮苷对 OVA 诱导的哮喘小鼠气道黏蛋白分泌的调节作用

本实验考察柚皮苷对 OVA 诱导的哮喘小鼠气道杯状细胞增生及 MUC5AC 黏蛋白的分泌有无调节作用，并将其作用强度与阳性药物地塞米松及氨溴索进行比较。

【实验材料】

（一）材料与试剂

柚皮苷：实验室自制，纯度 >98.3%。卵白蛋白（OVA）：购自 Sigma-Aldrich 公司，货号 A5503，纯度 >99%。地塞米松（Dex）：广东华南制药厂，批号 20110504。氨溴索（Amb）：上海勃林格殷格翰药业有限公司，批号 15050301。小鼠 MUC5AC ELISA 试剂盒：武汉优尔生，货号 E90756Mu。BCA 试剂盒：购自碧云天，货号 P0012。其他常规生化试剂均为分析纯，购自碧云天。

（二）实验动物

SPF 级昆明种小鼠，雌雄各半，体重 18～22 g，由广东省医学实验动物中心提供，合格证号：SCXK(粤) 2003－0002，粤鉴证字 2008A022。

（三）实验装置

超声雾化器：成都维信电子科大新技术有限公司，型号 CC2170A。小鼠喷雾塑料容器：自制，容积约 280 mL。XT－2000iV 型血球分类计数仪，广州医药工业研究院。

【实验部分】

（一）实验分组与造模

小鼠饲养 1 周适应环境后，随机分成 7 组，每组 12 只：空白对照组、OVA 组、地塞米松 5 mg/kg 组（OVA + Dex）、氨溴索 25 mg/kg 组（OVA + NAC）、柚皮苷 30 mg/kg 组（OVA + YPG - 03 - 1）、柚皮苷 60 mg/kg 组（OVA + YPG - 03 - 2）、柚皮苷 120 mg/kg 组（OVA + YPG - 03 - 3）。

具体造模方法如下：除空白组外，其余各组小鼠分别在第 0 天和第 14 天腹腔注射 20 μg OVA 致敏，再在第 21 ～ 27 天每天使用含 5% OVA 的 PBS 喷雾 30 min，构建小鼠过敏性哮喘模型。从第 21 天开始，各给药组在喷雾前 1 h 灌胃给药，空白组与 OVA 模型组灌服等量生理盐水。造模结束后，小鼠腹腔注射 3.5% 水合氯醛麻醉，并通过摘眼球法放血处死小鼠，然后四肢仰卧位固定于实验台上，暴露出肺和气管。在气管上剪一个小口，做气管插管并用缝线固定。结扎小鼠左侧肺页，右侧肺叶用于支气管肺泡灌洗。用 1 mL 注射器抽取 1 mL 37 ℃ 无菌生理盐水，慢慢经气管注入右侧肺页，间隔 10 s 后回吸 BALF，并反复进行 2 次，共收集到 BALF 约 2.5 mL。将收集到的 BALF 充分混匀，以 3000 r/min 离心 10 min，离心后采用 BCA 试剂盒测定 BALF 上清液中总蛋白含量，再用 MUC5AC ELISA 试剂盒对 BALF 中 MUC5AC 含量进行测定。小鼠左侧肺叶手术分离后浸泡于 10% 中性福尔马林溶液中，并经石蜡固定后切成 3 ～ 4 μm 的切片进行 PAS 染色。切片使用 Mirax Scan 在 100 倍视野下观察气道上皮杯状细胞产物，并使用 Mirax Viewer 软件进行分析。

（二）统计分析

计量结果用 $\bar{x} \pm SD$ 表示，并采用 SPSS 13.0 统计软件进行处理。多组间比较采用单因素方差分析（One-Way ANOVA），组间两两比较采用 SNK 法。

【实验结果】

（一）BALF 中 MUC5AC 含量

如图 2 - 23 所示，OVA 模型组小鼠 BALF 中 MUC5AC 的含量显著上升了 5.83 倍（$p < 0.01$）；阳性药物地塞米松 5 mg/kg 及氨溴索 25 mg/kg 均能显著降低 OVA 诱导的哮喘小鼠 BALF 中 MUC5AC 的含量（$p < 0.01$）。柚皮苷 30 mg/kg、60 mg/kg、120 mg/kg 均能显著降低哮喘小鼠 BALF 中 MUC5AC 的含量（$p < 0.05$），且呈现出剂量依赖关系。

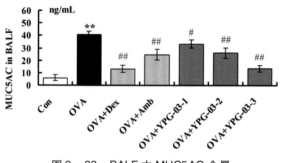

图 2 - 23　BALF 中 MUC5AC 含量

（二）肺组织切片 PAS 染色分析

由图 2 - 24 可见，OVA 模型组小鼠肺组织切片中能检出显著的支气管上皮增生及杯状细胞黏蛋白分泌阳性染区；阳性药物地塞米松 5 mg/kg 及氨溴索 25 mg/kg 均能显著抑制杯状细胞黏蛋白分泌，但是对于 OVA 诱导的哮喘小鼠支气管上皮增生作用不明显。柚皮苷 30 mg/kg、60 mg/kg、120 mg/kg 均能显著降低 OVA 诱导的哮喘小鼠支气管上皮增生及杯状细胞黏蛋白分泌（$p < 0.05$），且呈现出剂量依赖关系。

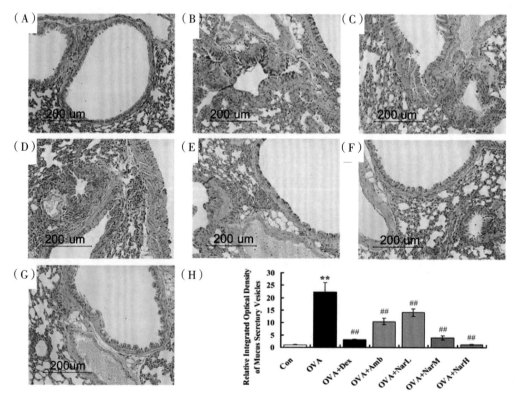

图 2 - 24　小鼠肺组织 PAS 染色分析结果

（三）研究结论

柚皮苷对 OVA 诱导的哮喘小鼠支气管上皮增生及杯状细胞黏蛋白分泌均有抑制作用，其抑制机制不同于阳性药物地塞米松及氨溴索。

第三节　柚皮苷对黏蛋白分泌的调节机制

本节采用体外模型考察柚皮苷抑制 MUC5AC 高分泌的作用机制。主要内容包括：①采用 EGF 诱导的 A549 细胞 MUC5AC 高分泌模型，并选用 MAPKs 选择性抑制剂 PD98059、SB20350、SP600125，NF-κB 选择性抑制剂 SN50、MG132，以及 AP-1选择性抑制剂 SP600125、Azithromycin 对细胞分别干预。采用 Real-time RT-PCR 法考察 MUC5AC mRNA 的表达水平，采用 ELISA 法考察 MUC5AC 黏蛋白的胞外分泌，并采用 Western-blotting 法检测各 MAPKs、NF-κB 与 AP-1 等信号分子的表达与磷酸化，深入探讨柚皮苷抑制 EGF 诱导的 A549 细胞 MUC5AC 黏蛋白分泌的调节机制。②采用 CSE 诱导的 A549 细胞 MUC5AC 高分泌模型，并选用 HDAC2 dsRNA、NF-κB 选择性抑制剂 SN50，以及 AP-1 选择性抑制剂 SP600125 对细胞分别干预。采用 Real-time RT-PCR 法考察 MUC5AC mRNA 的表达水平，采用 ELISA 方法考察 MUC5AC 黏蛋白的胞外分泌，并采用 Western-blotting 法检测 HDAC2、NF-κB 与 AP-1 等信号分子的表达与磷酸化，深入探讨柚皮苷抑制 CSE 诱导的 A549 细胞 MUC5AC 黏蛋白分泌的调节机制。

一、柚皮苷对 MUC5AC 分泌的抑制与 NF-κB 及 AP-1 信号通路的关系

本实验考察柚皮苷对 EGF 诱导的 MUC5AC 高分泌的抑制是否基于调节 NF-κB 与 AP-1 信号通路的活性。

【实验材料】

柚皮苷：实验室自制，纯度≥98.3%。A549 细胞：由中山大学实验动物中心细胞库提供，来源于 ATCC。吉非替尼（Gefitinib，Gef）：购自 IRESSA，货号 184475-35-2，纯度≥98.0%。Human EGF：购自 Sigma-Aldrich，货号 SRP3027-500UG，纯度≥98.0%。Trizol：购自碧云天，货号 R0016。Real-time PCR 试剂盒：

购自 Takara，货号 DRR091A。细胞核蛋白与细胞浆蛋白抽提试剂盒：购自碧云天，货号 P0027。BCA 试剂盒：购自碧云天，货号 P0012。Human MUC5AC ELISA kit：购自武汉优尔生，货号 E90756Hu。胎牛血清：购自 Invitrogen，货号 16000－044。R/MINI－1640 培养基：购自 Gibco，货号 11875－093。PD98059、SP600125、SB203580、SN50、MG132、Azithromycin、β-actin、HRP－抗兔二抗与 HRP－抗鼠二抗：购自 Sigma-Aldrich。EGFR（Ab－1092）、p-EGFR（Phospho-Tyr1092）、ERK1/2（Ab－202）、p-ERK1/2（Phospho-Thr202）、JNK（Ab－183）、p-JNK（Phospho-Thr183）：购自 SAB。p-p38 MAPK（Phospho-Tyr182）、p38 MAPK（Ab-Tyr182）、AP－1 与 NF-kB p65：购自 Cell Signaling。其他常规生化试剂均为分析纯，购自碧云天。

【实验方法】

（一）溶液配制

柚皮苷溶液：精密称取柚皮苷适量，置于 100 mL 容量瓶中，加入不含胎牛血清的 R/MINI－1640 培养基适量，超声使之溶解并滴加 R/MINI－1640 培养基稀释至刻度，摇匀，制得 1 mmol/L 的柚皮苷溶液。

EGF 溶液：吸取 1 mL PBS，加入装有 500 μg EGF 的 EP 管中，摇匀使管内的 EGF 完全溶解后，吸取 0.1 mL 500 μg/mL 的 EGF 溶液至一新的 EP 管中，并加入 0.9 mL PBS 将其稀释成 50 μg/mL 的 EGF 溶液。

PD98059 溶液：精密称取 PD98059 适量，置于 100 mL 容量瓶中，加入不含胎牛血清的 R/MINI－1640 培养基适量，超声使之溶解并滴加 R/MINI－1640 培养基稀释至刻度，摇匀，制得 500 μmol/L 的 PD98059 溶液。

SP600125 溶液：精密称取 SP600125 适量，置于 100 mL 容量瓶中，加入不含胎牛血清的 R/MINI－1640 培养基适量，超声使之溶解并滴加 R/MINI－1640 培养基稀释至刻度，摇匀，制得 250 μmol/L 的 SP600125 溶液。

SB203580 溶液：精密称取 SB203580 适量，置于 100 mL 容量瓶中，加入不含胎牛血清的 R/MINI－1640 培养基适量，超声使之溶解并滴加 R/MINI－1640 培养基稀释至刻度，摇匀，即得 500 μmol/L 的 SB203580 溶液。

SN50 溶液：精密称取 SN50 适量，置于 100 mL 容量瓶中，加入不含胎牛血清的 R/MINI－1640 培养基适量，超声使之溶解并滴加 R/MINI－1640 培养基稀释至刻度，摇匀，制得 250 μmol/L 的 SN50 溶液。

MG132 溶液：精密称取 MG132 适量，置于 100 mL 容量瓶中，加入不含胎牛血清的 R/MINI－1640 培养基适量，超声使之溶解并滴加 R/MINI－1640 培养基稀释至刻度，摇匀，制得 100 μmol/L 的 MG132 溶液。

Azithromycin 溶液：精密称取 Azithromycin 适量，置于 100 mL 容量瓶中，加入

不含胎牛血清的 R/MINI－1640 培养基适量，超声使之溶解并滴加 R/MINI－1640 培养基稀释至刻度，摇匀，制得 500 μg/mL 的 Azithromycin 溶液。

（二）细胞培养与给药

A549 细胞使用含有 10% 胎牛血清与 1% 双抗（100 μg/mL 链霉素和 100 U/mL 青霉素）的 R/MINI－1640 培养基培养在潮湿的大气压培养箱中（37 ℃，5% CO_2），隔天更换新鲜的 R/MINI－1640 培养基进行培养。

将 A549 细胞等密度（每瓶 $10^5 \sim 10^6$ 个细胞）接种于 25 cm² 的培养瓶中培养 48 h 后，吸净培养基，使用 PBS 洗涤 3 次。先分别给予柚皮苷溶液、PD98059 溶液、SP600125 溶液、SB203580 溶液、SN50 溶液、MG132 溶液、Azithromycin 溶液或空白 PMRI 1640 培养基，并通过空白 R/MINI－1640 培养基将受试药物稀释到各预定浓度（总体积 3 mL）。1 h 后，诱导组再给予 3 μL 10 μg/mL 的 EGF 溶液使之终浓度为 10 ng/mL，非诱导组补加等量空白的 PMRI 1640 培养基培养 1 h 或 24 h。

（三）胞浆蛋白与核蛋白提取

一方面，A549 细胞经 EGF 处理 24 h 后，直接收集细胞培养液，采用 BCA 法分析其总蛋白含量，再使用 MUC5AC ELISA 试剂盒分析其中 MUC5AC 的含量；另一方面，A549 细胞经 EGF 处理 1 h 后，胞浆蛋白与核蛋白使用细胞核蛋白与细胞浆蛋白抽提试剂盒分别提取，并使用 BCA 法进行浓度测定。

（四）Western-blotting 分析

取各胞浆蛋白或核蛋白样品蛋白 40 μL 并加入 SDS-PAGE 上样缓冲液 10 μL 煮沸 10 min 变性后，取变性好的各样品 5 μL 使用 SDS-PAGE 电泳分离，并在电泳结束后将蛋白转移到硝酸纤维素膜上。膜在使用 1% 牛血清白蛋白封闭 1 h 后，使用 TBST 洗涤 3 次，并分别加入含有进行 1 : 1000 稀释的 p-EGFR、EGFR/p-p38 MAPK、p38 MAPK、p-ERK1/2、ERK1/2、p-JNK、JNK、NF-κB p65、AP－1 与 β-actin 一抗中，振荡孵育 2 h。使用 TBST 洗涤 3 次，再分别加入进行 1 : 2000 稀释的 HRP－抗小鼠二抗或 HRP－抗兔二抗中，振荡孵育 1 h。孵育结束后，移除二抗并用 TBST 洗膜 5 次，每次 5 min。使用 BeyoECL Plus 激发荧光并压片分析。采用 Quantity One 软件进行条带的光密度分析。

（五）统计分析

所有实验计量结果均表示为 $\bar{x} \pm SD$，并采用 SPSS 13.0 统计软件进行处理。多组间比较采用单因素方差分析（One-Way ANOVA），组间两两比较采用 SNK 法。$p \leqslant 0.05$ 被认为具有统计学上的显著差异。

【实验结果】

（一）柚皮苷对 EGFR 酪氨酸激酶信号通路及 NF-κB 与 AP-1 活性的调节作用

如图 2-25 所示，EGF 10 ng/mL 显著诱导了 A549 细胞中 EGFR 的含量增加及磷酸化。柚皮苷 100 μmol/L 能显著抑制 EGF 诱导的 EGFR 磷酸化，但对细胞中 EGFR 的含量调节不显著。ERK1/2、p38 MAPK 与 JNK 的表达没有受到 EGF 及柚皮苷的影响，但是其磷酸化水平被 EGF 显著活化，且其被 EGF 的磷酸化活化均能被柚皮苷显著性抑制。除此之外，EGF 10 ng/mL 显著诱导了 NF-κB 与 AP-1 进入细胞核的能力，而其活化也均被柚皮苷 100 μmol/L 显著抑制。

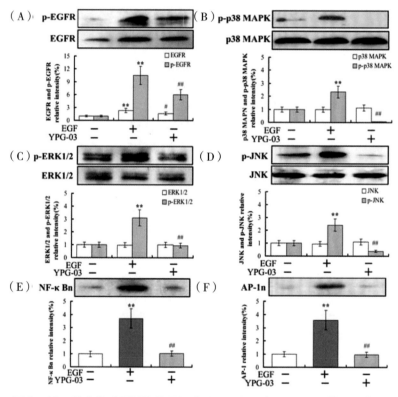

图 2-25　柚皮苷对 EGFR 信号通路以及 NF-κB 与 AP-1 活性的调节作用

（二）MAPKs 信号分子在 EGF 诱导的 MUC5AC 黏蛋白分泌中的作用

如图 2-26 所示，EGF（10 ng/mL）处理 24 h 显著诱导了 A549 细胞中 MUC5AC 黏蛋白的高分泌及 JNK、ERK1/2 与 p38 MAPK 信号分子的磷酸化。柚皮苷

（100 μmol/L）对 EGF 诱导的 MUC5AC 黏蛋白的高分泌及 ERK1/2、p38 MAPK 和 JNK 的磷酸化均有显著的抑制作用。此外，PD98059（50 μmol/L）、SB203580（50 μmol/L）与 SP600125（25 μmol/L）分别选择性地抑制了 ERK1/2、p38 MAPK 及 JNK 的磷酸化；同时，它们三者均能有效抑制 EGF 诱导的 MUC5AC 黏蛋白的高分泌。以上研究结果提示柚皮苷对 MUC5AC 的抑制，可能与抑制 ERK1/2、p38 MAPK 及 JNK 的磷酸化有关。另外，上述 ERK1/2、p38 MAPK 及 JNK 信号分子所介导的 3 条平行信号通路，可能都与 EGF 诱导的 MUC5AC 黏蛋白的高分泌相关。

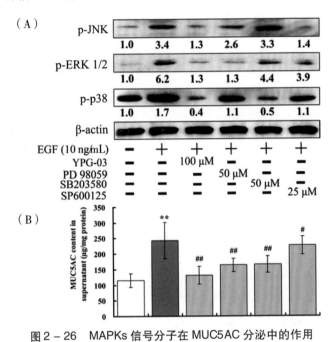

图 2 - 26　MAPKs 信号分子在 MUC5AC 分泌中的作用

（三）NF-κB 在 EGF 诱导的 MUC5AC 黏蛋白分泌中的作用

如图2 - 27所示，EGF（10 ng/mL）处理24 h 显著诱导了 A549 细胞中 MUC5AC 黏蛋白的高分泌及核内 NF-κB 的含量。柚皮苷（100 μmol/L）对 EGF 诱导的 A549 细胞 MUC5AC 黏蛋白的高分泌及核内 NF-κB 的含量均有显著性抑制。除此之外，NF-κB 选择性抑制剂 SN50 与 MG132 均能同时显著抑制 EGF 诱导的 MUC5AC 的高分泌与核内 NF-κB 的含量，但对核内 AP - 1 的含量作用不明显。研究结果表明，柚皮苷抑制 EGF 诱导的 MUC5AC 高分泌的机制，可能与其介导的抑制 NF-κB 进入细胞核相关。

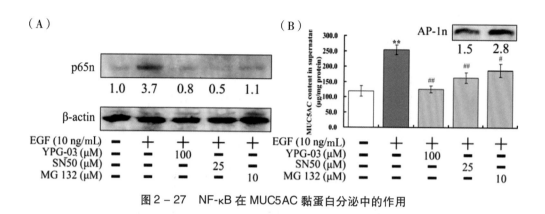

图 2 - 27　NF-κB 在 MUC5AC 黏蛋白分泌中的作用

（四）AP - 1 在 EGF 诱导的 MUC5AC 黏蛋白分泌中的作用

　　如图2 - 28所示，EGF（10 ng/mL）处理24 h 显著诱导了 A549 细胞中 MUC5AC 黏蛋白的高分泌及核内 AP - 1 的含量。柚皮苷（100 μmol/L）对 EGF 诱导的 A549 细胞 MUC5AC 黏蛋白的高分泌及核内 AP - 1 的含量均有显著性抑制。除此之外，AP - 1 选择性抑制剂 SP600125 与 AZM 均能同时显著抑制 EGF 诱导的 MUC5AC 的高分泌与核内 AP - 1 的含量，但对核内 NF-κB 的含量作用不明显。研究结果表明，柚皮苷抑制 EGF 诱导的 MUC5AC 高分泌的机制，可能与其介导的抑制 AP - 1 进入细胞核相关。

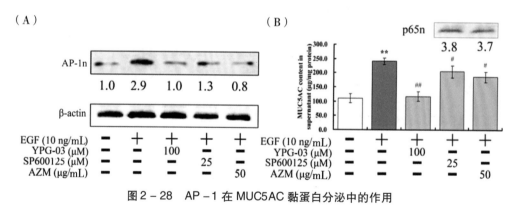

图 2 - 28　AP - 1 在 MUC5AC 黏蛋白分泌中的作用

（五）柚皮苷抑制 EGF 诱导的 A549 细胞 MUC5AC 黏蛋白分泌的信号通路

　　上述实验结果表明，EGF 诱导的 A549 细胞 MUC5AC 黏蛋白的高分泌，与其诱导的 EGFR 信号级联通路的活化有关。与 PD98059、SP600125 及 SB203580 不同的是，柚皮苷对 ERK1/2、p38 MAPK 与 JNK 信号分子的磷酸化均具有有效的抑制作用；与 SN50、GM132、AZM 不同的是，柚皮苷能够同时抑制 EGF 诱导的 NF-κB 与 AP-1进入细胞核内的能力。因此，柚皮苷对 EGF 诱导的 MUC5AC 高分泌的抑制，与其同时抑制 ERK1/2/IKKs/NF-κB 及 MAPKs/AP-1 信号通路的活性相关。同时，上述选择性抑制剂的研究结果表明，IKKs/NF-κB 与 MAPKs/AP-1 信号通路在 EGF 诱导的 MUC5AC 高分泌中是起协同作用的，抑制其中任何一条信号通路都能部分抑制 EGF 诱导的 MUC5AC 的高分泌（图2-29）。

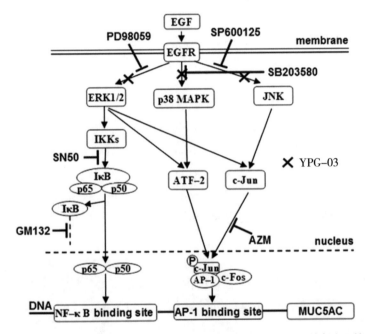

图2-29 柚皮苷抑制 EGF 诱导的 A549 细胞 MUC5AC 黏蛋白高分泌的机制

（六）研究结论

研究结果表明，柚皮苷抑制 EGF 诱导的 A549 细胞 MUC5AC 黏蛋白的高分泌，与其抑制 MAPKs/AP-1 及 IKKs/IκB/NF-κB 信号通路的协同作用相关。

二、柚皮苷对 MUC5AC 分泌的抑制与 HDAC2 活性的关系

本实验采用香烟提取物诱导的 MUC5AC 高分泌细胞模型，考察柚皮苷对 MUC5AC 黏蛋白分泌的调节是否依赖于其对 HDAC2 活性的调节。

【实验材料】

（一）试剂与材料

柚皮苷：实验室自制，纯度≥98.3%。A549 细胞：由中山大学实验动物中心细胞库提供，来源于 ATCC。椰树牌香烟：广东中烟工业有限责任公司。胎牛血清：购自 Invitrogen，货号 16000 - 044。R/MINI - 1640 培养基：购自 Gibco，货号 11875 - 093。SP600125 与 SN50：购自 Sigma。细胞核蛋白与细胞浆蛋白抽提试剂盒：购自碧云天，货号 P0027。BCA 试剂盒：购自碧云天，货号 P0012。HRP - 抗兔二抗与抗鼠二抗：购自 St. Louis。AP - 1 与 NF-kB p65 一抗：购自 Cell Signaling。HDAC2（Ab-ser594）与 HDAC2（Phosphorser594）一抗：购自 SAB。Histone H2A 一抗：购自碧云天，货号 AH419。Trizol：购自碧云天，货号 R0016。Real-time PCR 试剂盒：购自 Takara，货号 DRR091A。Human MUC5AC ELISA kit：购自武汉优尔生，货号 E90756Hu。HDAC2 siRNA：购自 Dharmacon，货号 M - 003495 - 02 - 0005。转染试剂 DharmaFECT Transfection Reagents：购自 Dharmacon，货号 T - 2001 - 03。其他常规生化试剂均为分析纯，购自碧云天。

（二）实验装置

香烟提取物制备装置如图 2 - 30 所示。香烟提取物制备方法：首先连接好装置，点着香烟后，用一不含培养基的 60 mL 注射器试抽取 2 次，烟雾均匀一致后，换含 10 mL 无血清 R/MINI - 1640 培养基的 60 mL 注射器抽取，每次抽取烟雾 50 mL，待烟雾震荡混匀完全溶解于培养基后，再排气继续抽取，共抽取 6 次。制备好的香烟提取物再用 0.22 μm 滤头过滤。

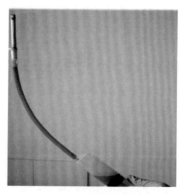

图 2 - 30　香烟提取物制备装置

【实验方法】

（一）细胞培养与给药

A549 细胞使用含有 10% 胎牛血清与 1% 双抗（100 μg/mL 链霉素和 100 U/mL 青霉素）的 R/MINI - 1640 培养基培养在潮湿的大气压培养箱中（37 ℃，5% CO_2），隔天更换新鲜的 R/MINI - 1640 培养基进行培养。在细胞密度达到 80% 时，各瓶细胞分别用含柚皮苷（30 μmol/L、100 μmol/L）、SN50（25 μmol/L）或

SP600125（25 μmol/L）的无血清 R/MINI - 1640 培养基预处理 1 h，再使用含 CSE（5%）的无血清 R/MINI - 1640 培养基处理 1 h 或 24 h。在 HDAC2 基因干扰的样品中，当细胞密度达到 60%～80% 时，细胞先用含 HDAC2 siRNA（25 nmol/L）的无血清 R/MINI - 1640 培养基处理 48 h，再加入受试药物与 CSE 同前法进行处理。

（二）MUC5AC 的 ELISA 分析

A549 细胞经 CSE 处理 24 h 后，直接收集细胞培养液，采用 BCA 法分析其总蛋白含量，再使用 MUC5AC ELISA 试剂盒分析其中 MUC5AC 的含量。

（三）MUC5AC mRNA 的 Real-time-rt-PCR 分析

A549 细胞经 CSE 处理 1 h 后，使用 Trizol 法提取各瓶细胞中总 RNA。在使用 Oligo dT 扩增出 cDNA 后，使用 Thermal Cycler Dice® Real Time System 扩增仪，采用 3 步扩增法进行扩增，具体反应条件为 94 ℃ 保持 1 min（变性：95 ℃，15 s；退火：60 ℃，15s；延伸：72 ℃，45 s），共 40 个循环，扩增结束后再通过程序升温绘制溶解曲线。根据各样品的 Ct 值计算 MUC5AC mRNA 的相对含量。PCR 引物序列为 MUC5AC 引物（GenBank：AJ001402。正向序列为 5′ - CTG AGG GTC TCA GGA ATG ACG C -3′，反向序列为 5′ - TTT ATG CAA CAG ATT GGC CGT G -3′），扩增的 cDNA 序列片段长度为 132 bp；β-actin 引物（正向序列为 5′ - CCT GTA CGC CAA CAC AGT GC -3′，反向序列为 5′ - ATA CTC CTG CTT GCT GAT CC -3′），扩增的 cDNA 序列片段长度为 137 bp。

（四）胞浆蛋白与核蛋白 Western-blotting 分析

A549 细胞经 CSE 处理 1 h 后，胞浆蛋白与核蛋白使用细胞核蛋白与细胞浆蛋白抽提试剂盒分别提取，并使用 BCA 法进行浓度测定。取各胞浆蛋白或核蛋白样品蛋白 40 μL 并加入 SDS-PAGE 上样缓冲液 10 μL 煮沸 10 min 变性后，取变性好的各样品 5 μL 使用 SDS-PAGE 电泳分离，并在电泳结束后将蛋白转移到硝酸纤维素膜上。膜在使用 1% 牛血清白蛋白封闭 1 h 后，使用 TBST 洗涤 3 次，并分别加入含有进行 1：1000 稀释的 HDAC2（Ab - 594）、HDAC2（Phosphorser594）、NF-κB p65、AP-1 与 Histone H2A 一抗中，振荡孵育 2 h。然后使用 TBST 洗涤 3 次，再分别加入进行 1：2000 稀释的 HRP - 抗小鼠二抗或 HRP - 抗兔二抗中，振荡孵育 1 h。孵育结束后，移除二抗并用 TBST 洗膜 5 次，每次 5 min。使用 BeyoECL Plus 激发荧光并压片分析。采用 Quantity One 软件进行条带的光密度分析。

（五）统计分析

所有计量结果均表示为 $\bar{x} \pm SD$，并采用 SPSS 13.0 统计软件处理。各组之间的

显著性分析均使用 t 检验。转录活性采用以下公式进行计算：转录活性 = (n-NF-κB 光密度值 + n-AP – 1光密度值)/n-HDAC2光密度值。转录活性与 MUC5AC mRNA 及杯状细胞分泌物的相关性分析采用 Pearson 相关性分析。$p < 0.05$ 认为具有显著性差异。

【实验结果】

（一）CSE 与 HDAC2 siRNA 对 A549 细胞 MUC5AC 分泌的影响

CSE 与 HDAC2 siRNA 诱导下 A549 细胞 MUC5AC 分泌及核内 HDAC2、NF-κB 与 AP – 1 的表达结果如图 2 – 31 所示。如图2 – 31(A)所示，空白组 A549 细胞核内 HDAC2 的表达较高，而 AP – 1 与 NF-κB 虽有表达，但相对较弱。CSE 诱导后，核内 HDAC2 的含量与空白组比较明显减少，而 AP – 1 与 NF-κB 的含量均显著增多。HDAC2 dsRNA 处理后，核内 HDAC2 的含量与空白组比较显著性下降，但 AP – 1 与 NF-κB 的含量与空白组比较也显著减少。HDAC2 dsRNA 联合 CSE 诱导后，核内 HDAC2 的含量与空白组比较显著下降，而 AP – 1 与 NF-κB 的含量均显著增多。

如图 2 – 31(B)所示，CSE 诱导后，A549 MUC5AC mRNA 及细胞外蛋白与空白组比较均显著性增加 ($p < 0.01$)。而 HDAC2 dsRNA 诱导后，A549 细胞 MUC5AC mRNA 及细胞外蛋白与空白组比较均没有显著差异 ($p = 0.315$ 与 $p = 0.296$)。HDAC2 dsRNA 与 CSE 联合诱导后，A549 细胞 MUC5AC mRNA 及细胞外蛋白，不仅与空白组比较均显著性增加 ($p < 0.01$)，与 CSE 组比较也具有显著性差异 ($p < 0.01$)。

如图 2 – 31(C)所示，MUC5AC mRNA 含量与总转录活性进行 Pearson 相关性分析，具有良好的线性关系 ($r = 0.938$, $p < 0.01$)，MUC5AC 黏蛋白分泌与总转录活性进行 Pearson 相关性分析，具有良好的线性关系 ($r = 0.956$, $p < 0.01$)。

基于以上研究结果，我们认为，单纯通过 HDAC2 dsRNA 诱导核内 HDAC2 含量的下降，不会显著增加 MUC5AC mRNA 的表达及黏蛋白的分泌；但是 HDAC2 dsRNA 诱导的核内 HDAC2 含量下降，能够加重 CSE 诱导下的 MUC5AC mRNA 表达的增加与蛋白的高分泌。

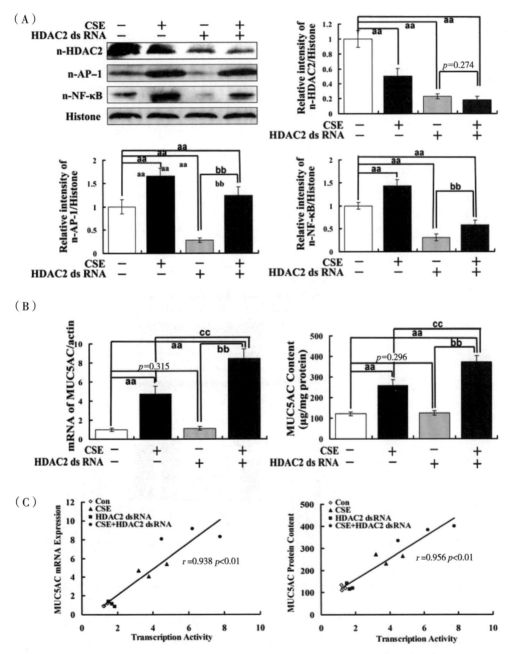

图 2 - 31　CSE 与 HDAC2 dsRNA 对 A549 细胞 MUC5AC 分泌的影响

（二）柚皮苷对 CSE 与 HDAC2 siRNA 诱导的 A549 细胞 MUC5AC 分泌的调节

如图 2 - 32（A）所示，柚皮苷 30 μmol/L、100 μmol/L 均能提高 CSE 诱导的 A549 细胞核内 HDAC2 的含量，并降低核内 AP - 1 与 NF-κB 的含量。然而，对于 HDAC2 dsRNA 与 CSE 联合诱导的细胞，柚皮苷 30 μmol/L、100 μmol/L 均不能提高其核内 HDAC2 的含量，并且对其核内 AP - 1 与 NF-κB 含量的抑制能力也减弱。

如图 2 - 32（B）所示，柚皮苷 30 μmol/L、100 μmol/L 均能显著抑制 CSE 诱导的 A549 细胞 MUC5AC mRNA 的表达，但不能抑制 HDAC2 dsRNA 与 CSE 联合诱导的 A549 细胞 MUC5AC mRNA 的表达。

上述研究结果表明，柚皮苷对 CSE 诱导的 MUC5AC 黏蛋白的高分泌，或许依赖于核内 HDAC2 的含量来发挥作用。

（A）

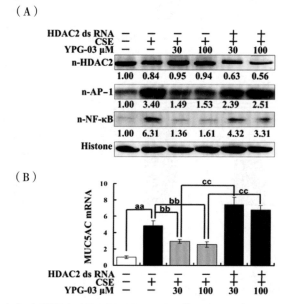

（B）

图 2 - 32　柚皮苷对 CSE 与 HDAC2 siRNA 诱导的 A549 细胞 MUC5AC 分泌的调节

（三）NF-κB 抑制剂对 CSE 诱导的 A549 细胞 MUC5AC 分泌的作用

如图 2 - 33 所示，NF-κB 选择性抑制剂 SN50（25 μmol/L）能明显抑制 CSE 诱导的 A549 细胞核内 NF-κB 的含量，并能适度提高核内 HDAC2 的含量，同时，其对 CSE 诱导的 MUC5AC mRNA 的表达也具有显著的抑制作用。SN50 与柚皮苷联合给药能更显著地提高 CSE 诱导的 A549 细胞核内 HDAC2 的含量，并且对核内 NF-κB 以及 MUC5AC mRNA 的表达均有更显著的抑制。然而，在经过 HDAC2 dsRNA 处理后，SN50 与柚皮苷联合给药既不能提高 CSE 诱导的 A549 细胞细胞核内 HDAC2 的含量，对于其核内 NF-κB 的含量及 MUC5AC mRNA 的表达调节能力也均减弱。由此结果可见，抑制 NF-κB 活性能显著地抑制 CSE 诱导的 MUC5AC mRNA 的表达，并适度提高核内 HDAC2 的含量。但当 HDAC2 的活性被 siRNA 选择性沉默后，单纯选择 NF-κB 抑制剂不能显著抑制 CSE 诱导的 MUC5AC mRNA 的表达，并且其对 NF-κB 的抑制力也下降。

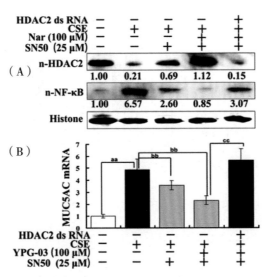

图 2 - 33　NF-κB 抑制剂对 CSE 诱导的 A549 细胞 MUC5AC 分泌的作用

以上研究结果表明，NF-κB 抑制剂对 CSE 诱导的 A549 细胞 MUC5AC 分泌必须依赖于 HDAC2 的活性。

（四）AP - 1 抑制剂对 CSE 诱导的 A549 细胞 MUC5AC 分泌的作用

如图 2 - 34 所示，AP - 1 选择性抑制剂 SP600125（25 μmol/L）能明显抑制 CSE 诱导的 A549 细胞核内 AP - 1 的含量，并能适度提高核内 HDAC2 的含量，同时，其对 CSE 诱导的 MUC5AC mRNA 的表达也具有显著的抑制。SP600125 与柚皮苷联合给药能更显著地提高 CSE 诱导的 A549 细胞核内 HDAC2 的含量，并且对核内 AP - 1 及 MUC5AC mRNA 的表达均有更显著抑制。然而，在经过 HDAC2 dsRNA 处理后，SP600125 与柚皮苷联合给药却不能提高 CSE 诱导的 A549 细胞细胞核内 HDAC2 的含量，同时还减弱其核内 AP - 1 的含量及 MUC5AC mRNA 的表达调节能力。由此结果可见，抑制 AP - 1 活性能显著地抑制 CSE 诱导的 MUC5AC mRNA 的表达，并适度提高核内 HDAC2 的含量。但在 HDAC2 的活性被 siRNA 选择性沉默后，单纯选择 AP - 1 抑制剂不能显著抑制 CSE 诱导的 MUC5AC mRNA 的表达，而且其对 AP - 1 的抑制力也下降。

以上研究结果表明，AP - 1 抑制剂对 CSE 诱导的 A549 细胞 MUC5AC 分泌必须依赖于 HDAC2 的活性。

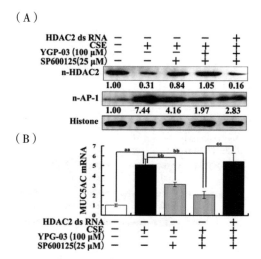

图2-34　AP-1抑制剂对CSE诱导的A549细胞MUC5AC分泌的作用

（五）柚皮苷对CSE诱导的A549细胞HDAC2活性的调节作用

如图2-35(A)所示，CSE诱导后，A549细胞HDAC2 mRNA的表达与空白组相比没有显著性变化，而柚皮苷治疗组也不能显著改变HDAC2 mRNA的表达；如图3-11(B)所示，CSE诱导了A549细胞胞质与胞核中HDAC2水平的共同下降，同时，胞质中HDAC2的含量显著增加，柚皮苷能显著地提高CSE诱导的A549胞质与胞核中HDAC2的含量，并且能显著抑制胞质中HDAC2的含量。

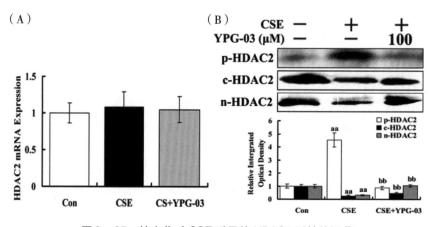

图2-35　柚皮苷对CSE诱导的HDAC2活性的调节

以上研究结果表明，柚皮苷对CSE诱导的A549细胞HDAC2活性的调节，不是基于调节其mRNA水平的表达，而是通过抑制其ser594位磷酸化，从而抑制HDAC2的降解来提高细胞内HDAC2的活性。

（六）研究结论

柚皮苷对 CSE 诱导的 A549 细胞 MUC5AC 的分泌及 HDAC2 的降解均具有显著抑制，且其对 MUC5AC 高分泌的抑制作用是基于 HDAC2 依赖的 AP－1 与 NF-κB 信号通路来实现的。

第四节　柚皮苷对 LPS 诱导的小鼠急性肺水肿及气道离子通道表达的调节作用

本节采用 LPS 诱导的小鼠急性肺水肿模型，考察柚皮苷对肺部液体平衡及气道组织 ENaC、CFTR、AQPs 表达的调控作用，探讨柚皮苷维持呼吸道液体平衡的调节作用与机制。主要包括以下内容：构建 LPS 诱导的小鼠急性肺损伤模型，采用 Real-time RT-PCR 法考察柚皮苷对 LPS 诱导的 ALI 小鼠肺组织 ENaC、CFTR 与 AQPs mRNA 表达的调控；采用干燥法考察柚皮苷对 LPS 诱导的 ALI 小鼠肺水肿抑制的调控作用；采用免疫组化法考察柚皮苷对 LPS 诱导的 ALI 小鼠肺组织 ENaC、CFTR 与 AQPs 蛋白水平的调控。基于以上结果，考察柚皮苷对肺部液体平衡及气道组织 ENaC、CFTR 与 AQPs 表达的调控和相互关系。

【实验材料】

（一）实验动物

昆明种小鼠，SPF 级，雌雄各半，体重 18～22 g，由广东省医学实验动物中心提供。合格证号：SCXK（粤）2003－0002，粤鉴证字 2008A022。

（二）试剂

LPS（*Escherichacoli* O55：B5）：购自 Sigma-Aldrich，货号 L2880－100MG。氨溴索（Amb）：上海勃林格殷格翰药业有限公司，批号 15050301。地塞米松（Dex）：广东华南药业集团有限公司，批号 20110504。抗小鼠 α-ENaC 一抗：bs－2957R，兔多抗，北京博奥森生物技术有限公司。小鼠 CFTR 一抗：bs－1277R，兔多抗，北京博奥森生物技术有限公司。小鼠 AQP1 一抗：BA0648，兔多抗，博士德生物技术有限公司。小鼠 AQP5 一抗：BA1561，兔多抗，博士德生物技术有限公司。HRP－抗兔二抗与抗鼠二抗：购自 St. Louis。免疫组化试剂盒：博士德生物技术有限公司。DAB 显色试剂盒：博士德生物技术有限公司。0.01 mol/L 枸橼酸钠缓冲溶液：pH = 6.0，博士德生物技术有限公司。ENaC、CFTR、AQP1 与 AQP5 PCR 引物：由广州英骏生物技术有限公司合成。Trizol：购自碧云天，货号 R0016。Real-time PCR 试剂盒：购自 Takara，货号 DRR091A。其他常规试剂：3% H_2O_2 水溶液（现配现用）、石蜡、二甲苯、酒精、苏木素、伊红、中性树胶。

【实验方法】

（一）实验分组与造模

小鼠饲养 1 周适应环境后，随机分成以下 9 组，每组 6 只：空白对照组、LPS 造模 1 h 组、LPS 造模 8 h 组、LPS + 地塞米松 5 mg/kg 组（LPS + Dex）、LPS + 氨溴索 25 mg/kg 组（LPS + Amb）、LPS + 柚皮苷 15 mg/kg 组（LPS + YPG – 03 – 1）、柚皮苷 60 mg/kg 组（LPS + YPG – 03 – 2）、柚皮苷 15 mg/kg 组（YPG – 03 – 1）、柚皮苷 60 mg/kg 组（YPG – 03 – 2）。

造模方法：除空白对照组外，各组小鼠分别给予各浓度的生理盐水、地塞米松、氨溴索或者柚皮苷。1 h 后，各组小鼠采用 3.5% 水合氯醛麻醉后，采用 50°仰角仰卧位固定。手术分离气道后，采用微量进样针经气管注入 LPS（0.8 mg/mL）50 μL。滴注结束后，仰卧位保持 2 min 使 LPS 液顺利进入肺部。分别在造模 1 h 或 8 h 后，通过摘眼球放血处死小鼠，并手术分离气道与肺组织，将肺叶左上页剪下后存于 10% 中性福尔马林中固定，用于 α-ENaC、CFTR、AQP1 与 AQP5 蛋白的免疫组化切片分析；其余肺组织存于 – 80 ℃，用于肺组织湿干比以及 Real-time RT-PCR 分析。

（二）肺组织干湿比的测定

取各组小鼠肺组织样品，每只剪取 0.1 g 左右的肺组织，精密称取重量后，置于恒温干燥箱中 80 ℃干燥 48 h，在干燥箱中恢复常温后，立即精密称定。根据肺组织净干重与净湿重，计算肺组织湿干比。

（三）肺组织 ENaC、CFTR、AQP1 与 AQP5 表达的 Real-time RT-PCR 分析

取 50 mg 各肺组织样品，加入 1 mL Trizol 并使用 Trizol 法提取各瓶细胞中总 RNA。在使用 Oligo dT 扩增出 cDNA 后，使用 Thermal Cycler Dice® Real Time System 扩增仪，采用 3 步扩增法进行扩增，具体反应条件为 94 ℃保持 1 min（变性：95 ℃，15 s；退火：60 ℃，15 s；延伸：72 ℃，45 s），共 40 个循环，扩增结束后再通过程序升温绘制溶解曲线。根据各样品的 Ct 值计算 ENaC、CFTR、AQP1 与 AQP5 mRNA 的相对含量。PCR 引物序列为 α-ENaC 引物（正向序列为 5′ – CAC CTT TGC TTT TGT GAA CTC G – 3′，反向序列为 5′ – CAT CCC TGA GCA CAG TTC AGT C – 3′），β-ENaC 引物（正向序列为 5′ – CAC CTC AGT CTC CCA GAA TCC T – 3′，反向序列为5′ – CGT

GTT CCC CTT TCA AGA CTT C – 3′)，γ-ENaC 引物（正向序列为 5′ – TGG TAT GCT GCG AGC TGT ACT A – 3′，反向序列为 5′ – GTA GGC TGG TGT TTG TTA TGC G – 3′），CFTR 引物（正向序列为 5′ – GGA TGC TGA GGA AGC AAC TC – 3′，反向序列为 5′ – CCA GCC TGG AAC TCT CTT TG – 3′），AQP1 引物（正向序列为 5′ – CGC CAC GGC CAT CTC T – 3′，反向序列为 5′ – TTG CGG CCA AGT GAA TTG – 3′），AQP5 引物（正向序列为 5′ – CCC AGC CCG ATC TTT CG – 3′，反向序列为 5′ – TCC TAC CCA GAA GAC CCA GTG A – 3′），GAPDH 引物（正向序列为 5′ – ACC CAG AAG ACT GTG GAT GG – 3′，反向序列为 5′ – CAC ATT GGG GGT AGG AAC AC – 3′）。

（四）肺组织 α-ENaC、CFTR、AQP1 与 AQP5 蛋白的免疫组化切片分析

小鼠肺组织经 10% 中性福尔马林溶液固定，修成所需的小块，并经脱水与透明处理，浸泡于液体石蜡中进行包埋。石蜡包埋后，切成 3 ～ 4 μm 的切片。将切片用二甲苯与梯度乙醇脱蜡与水化，并用 3% H_2O_2 处理阻断内源性过氧化物酶。经抗原修复及封闭后，加入各自一抗 37 ℃ 孵育 1 h。洗涤后，滴加二抗 37 ℃ 孵育 20 min。洗涤 5 次后，通过 DAB 试剂盒进行显色。将制好的染色切片，使用 Mirax Scan 在 100 倍视野下观察气道各蛋白的表达，并使用 Mirax Viewer 软件进行分析。

【实验结果】

（一）柚皮苷对 LPS 诱导的小鼠急性肺水肿的调节

小鼠肺组织湿干比研究结果如图 2 – 36 所示，LPS 诱导 8 h 后，小鼠肺组织湿干比由 4.72 显著上升到 6.20，这意味着小鼠肺组织含水量由 82.5% 上升到了 86.1%。柚皮苷 15 mg/kg 与 60 mg/kg 单独作用 8 h 后，小鼠肺组织湿干比与空白组比较无显著性差异。阳性对照药地塞米松与氨溴索均能显著抑制 LPS 诱导的小鼠肺组织湿干比的上升。除此之外，LPS 诱导的小鼠肺组织湿干比的上升也能被柚皮苷 60 mg/kg 显著抑制，但是不能被柚皮苷 15 mg/kg 显著抑制。

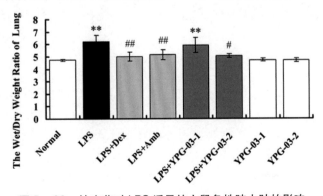

图 2 – 36　柚皮苷对 LPS 诱导的小鼠急性肺水肿的影响

（二）柚皮苷对 LPS 诱导小鼠肺组织 ENaC、CFTR、AQP1 与 AQP5 表达的调节

小鼠肺组织中 α-ENaC、β-ENaC、γ-ENaC、CFTR、AQP1 与 AQP5 的 Real-time RT-PCR 结果如图 2 – 37 所示。如图 2 – 37（A）～（C）所示，LPS 诱导 1 h 与 8 h 后，小鼠肺组织中 α-ENaC、β-ENaC、γ-ENaC mRNA 的表达均略有下降。地塞米松 5 mg/kg 与柚皮苷 60 mg/kg 均能显著提高 LPS 诱导的小鼠肺组织 α-ENaC、β-ENaC 表达（$p < 0.01$），适度提高肺组织中 γ-ENaC 的表达（$p > 0.05$）。而氨溴索 25 mg/kg 与柚皮苷 15 mg/kg 对 LPS 诱导的 α-ENaC、β-ENaC、γ-ENaC 的表达均没有显著抑制。除此之外，柚皮苷 15 mg/kg 与 60 mg/kg 对生理条件下 α-ENaC、β-ENaC 的活性均没有显著作用。

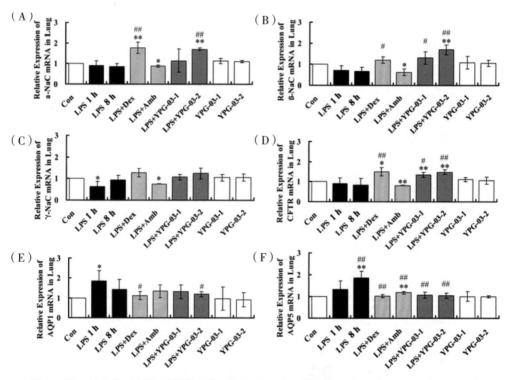

图 2 – 37　柚皮苷对 LPS 诱导的小鼠肺组织 ENaC、CFTR、AQP1 与 AQP5 表达的调节

如图 2 – 37（D）所示，LPS 诱导 1 h 与 8 h 后，小鼠肺组织中 CFTR 的表达略有下降，地塞米松 5 mg/kg 及柚皮苷 15 mg/kg 与 60 mg/kg 均能上升 LPS 诱导的小鼠肺组织 CFTR 的表达水平，而氨溴索 25 mg/kg 对 LPS 诱导的小鼠肺组织 CFTR 的表达作用不显著。除此之外，柚皮苷 15 mg/kg 与 60 mg/kg 对生理状态下小鼠肺组织中 CFTR 的表达作用不明显。

如图 2 – 37（E）、（F）所示，LPS 诱导 1 h 与 8 h 能显著诱导小鼠肺组织 AQP1 与

AQP5 表达的上升，地塞米松、氨溴索与柚皮苷对于 LPS 诱导的小鼠肺组织 AQP1 与 AQP5 表达上升均表现出一定的抑制作用。其中，以地塞米松 5 mg/kg 与柚皮苷 60 mg/kg 作用最为显著（$p < 0.05$）。

（三）小鼠肺组织 α-ENaC 免疫组化分析

小鼠肺组织 α-ENaC 免疫组化切片分析结果如图 2 – 38 所示，如图 2 – 38（A）～ (I)所示，α-ENaC 蛋白在支气管黏膜上皮、血管平滑肌细胞、肺泡上皮细胞、肺毛细血管内皮细胞内阳性表达，表达部位为胞浆。各组小鼠肺组织 α-ENaC 免疫组化切片光密度值统计结果如图 2 – 38 （J） 所示，LPS 诱导 8 h 后，小鼠肺组织 α-ENaC 的光密度值显著下降（$p < 0.05$）。地塞米松 5 mg/kg 及柚皮苷 15 mg/kg 与 60 mg/kg 均能显著提高 LPS 诱导的 α-ENaC 的光密度值，而氨溴索 25 mg/kg 无此作用。

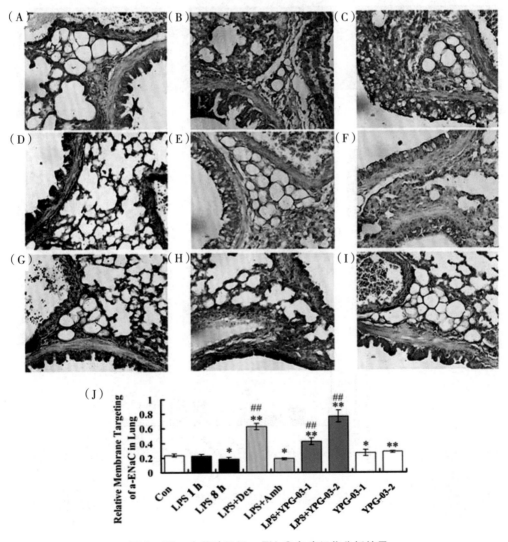

图 2 – 38　小鼠肺组织 α-ENaC 免疫组化分析结果

（四）小鼠肺组织 CFTR 免疫组化分析

小鼠肺组织 CFTR 免疫组化切片分析结果如图 2 - 39 所示。如图 2 - 39(A)～ (I)所示，CFTR 在支气管黏膜上皮、血管平滑肌细胞、肺泡上皮细胞、肺毛细血管内皮细胞内阳性表达，表达部位为胞浆。各组小鼠肺组织 CFTR 免疫组化切片光密度值统计结果如图 2 - 39 （J） 所示，LPS 诱导 8 h 后，小鼠肺组织 CFTR 的光密度值显著下降 （$p < 0.05$）。地塞米松 5 mg/kg 及柚皮苷 15 mg/kg 与 60 mg/kg 均能显著提高 LPS 诱导的 CFTR 的光密度值 （$p < 0.01$）。而氨溴索 25 mg/kg 作用不明显。除此之外，柚皮苷 15 mg/kg 对生理状态下小鼠肺组织 CFTR 的含量没有明显作用，而 60 mg/kg 能显著提高生理状态下小鼠肺组织 CFTR 的含量。

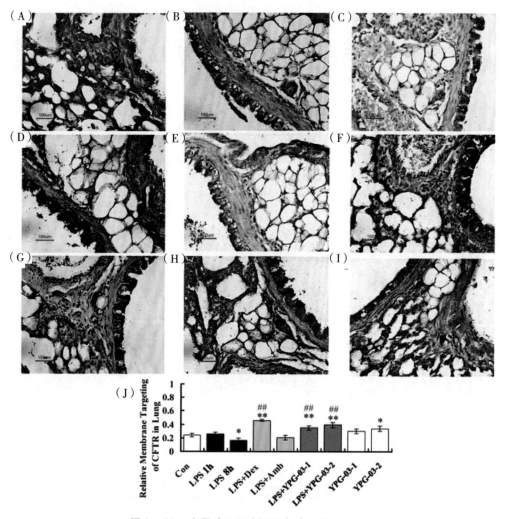

图 2 - 39　小鼠肺组织 CFTR 免疫组化分析结果

（五）小鼠肺组织 AQP1 免疫组化分析

小鼠肺组织 AQP1 免疫组化切片分析结果如图 2－40 所示。如图 2－40(A)～(I)所示，AQP1 主要在支气管黏膜上皮基底膜、肺泡壁毛细血管内皮细胞阳性表达。各组小鼠肺组织 AQP1 免疫组化切片光密度值统计结果如图 2－40(J)所示，LPS 诱导 1 h 与 8 h 后，小鼠肺组织 AQP1 的光密度值显著上升（$p < 0.01$）。地塞米松 5 mg/kg 及柚皮苷 60 mg/kg 均能显著抑制 LPS 诱导的 AQP1 的光密度值的上升（$p < 0.01$）。而氨溴索 25 mg/kg 与柚皮苷 15 mg/kg 作用不明显。除此之外，柚皮苷 15 mg/kg、60 mg/kg 对生理状态下的 APQ1 无明显作用。

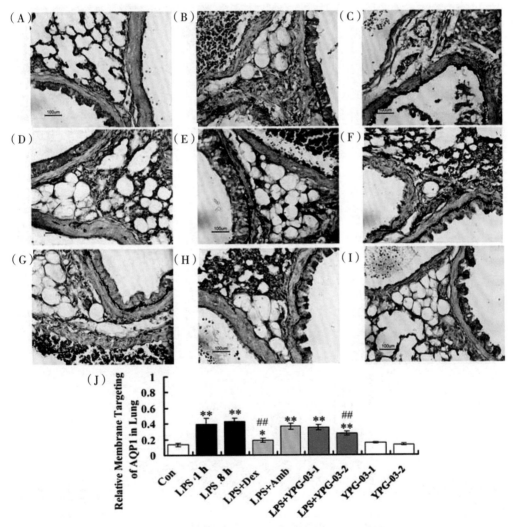

图 2－40　小鼠肺组织 AQP1 免疫组化分析结果

（六）小鼠肺组织 AQP5 免疫组化分析

小鼠肺组织 AQP5 免疫组化切片分析结果如图 2 - 41 所示。如图 2 - 41(A)～(I)所示，AQP5 主要在支气管黏膜上皮基顶膜、Ⅰ型肺泡上皮细胞内阳性表达。各组小鼠肺组织 AQP5 免疫组化切片光密度值统计结果如图 2 - 41(J)所示，LPS 诱导 1 h 与 8 h 后，小鼠肺组织 AQP5 的光密度值显著上升（$p < 0.05$）。地塞米松 5 mg/kg、氨溴索 25 mg/kg 及柚皮苷 15 mg/kg、60 mg/kg 均能显著抑制 LPS 诱导的 AQP5 的光密度值的上升（$p < 0.05$）。除此之外，柚皮苷 15 mg/kg、60 mg/kg 对生理状态下的 APQ5 无明显作用。

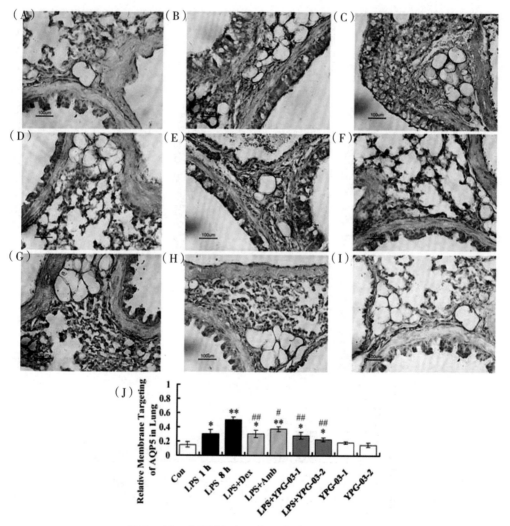

图 2 - 41　小鼠肺组织 AQP5 免疫组化分析结果

（七）研究结论

上述研究结果表明，柚皮苷对 LPS 诱导的小鼠急性肺水肿具有很好的清除作用，其作用可能与促进肺组织与气道上皮 ENaC 与 CFTR 的表达，同时抑制 AQP1 与 AQP5 的表达有关。

第五节 本 章 小 结

本章构建了 EGF、LPS、CSE 与 OVA 等诱导因子诱导的各种体内外呼吸系统疾病病理模型，考察了柚皮苷对生理以及各种病理条件下气道黏液分泌与浆液分泌的调节作用及其机制。研究结果表明：柚皮苷对各种呼吸系统疾病病理模型下气道黏液的分泌均有显著抑制作用，且其可能通过调节气道上皮 ENaC、CFTR、AQP1 与 AQP5 的表达来维持气道液体平衡。这阐明了柚皮苷同时调节黏液分泌与浆液分泌而发挥祛痰作用的机制，为柚皮苷在各种急慢性呼吸系统疾病中的应用提供了实验数据与理论依据。

气道黏痰堵塞主要由痰液分泌量增加及痰液黏度增加两个因素决定，而上述两个因素又受到黏液与浆液分泌量及其比例的共同影响。本章对柚皮苷的祛痰作用从调节黏液分泌与调节浆液分泌两个方面分别进行考察。在考察其对黏液分泌的调控时，又分别用体外细胞模型与多种动物病理模型分别进行验证，并与各阳性对照药进行比较。在考察其对浆液分泌的调节机制时，分别采用 EGF 及 CSE 合并 HDAC2 dsRNA 的造模条件来模拟杯状细胞在急性炎症与慢性氧化应激下的病变。以上研究结果系统科学地阐明了柚皮苷调节气道黏蛋白分泌的作用与机制，为全面揭示柚皮苷祛痰作用的药理活性及其临床应用提供了系统的实验数据与理论依据。

在采用体外细胞模型研究柚皮苷对 MUC5AC 黏蛋白分泌的调节时，选用了 EGF 诱导的 A549 与 NCI-H292 细胞。研究结果除了证实柚皮苷对两种细胞 EGF 诱导下的 MUC5AC 高分泌均有抑制作用，还发现其能显著抑制 NCI-H292 细胞生理状态下 MUC5AC 的分泌，而其对 A549 细胞生理状态下 MUC5AC 的分泌却没有显著抑制。由此推测 NCI-H292 细胞本身就具有 MUC5AC 高分泌的病理学特征，因此在探讨柚皮苷抑制 MUC5AC 分泌的调节机制时，选取了 A549 细胞而没有选择 NCI-H292 细胞进行研究。另外，在本章研究中，选取了内源性诱导因子 EGF 作为 MUC5AC 高分泌的刺激因子，以模拟气道受到外界刺激引发自身免疫反应后的病理学变化。

在探讨柚皮苷抑制 MUC5AC 分泌的机制时，重点考察了柚皮苷基于 NF-κB、

AP-1 与 HDAC2 等信号分子调节 MUC5AC 分泌的机制。研究结果表明 MUC5AC 的表达与分泌同上述 3 种信号分子换算的总转录活性具有相关性，并证实柚皮苷抑制急性炎症并发的 MUC5AC 高分泌是通过抑制 NF-κB 与 AP-1 信号通路的协同作用来实现的；而其对氧化应激诱导的慢性 MUC5AC 高分泌的抑制，是基于 HDAC2 依赖的 NF-κB 与 AP-1 信号通路来实现的。上述研究结果科学揭示了柚皮苷抑制气道黏蛋白分泌的机制。

在采用体内模型考察柚皮苷对急性炎症病理模型的祛痰作用时，分别使用临床上常用的抗炎药物地塞米松及祛痰药物氨溴索进行药效学比较。研究结果证实，柚皮苷、地塞米松与氨溴索对 LPS 诱导的急性炎症病理模型均具有显著的祛痰作用，然而研究结果表明三者祛痰作用的机制存在明显不同。地塞米松主要通过抑制急性气道炎症起作用，能显著降低气道上皮尤其是小气道上皮杯状细胞的化生与增生以及 MUC5AC 的分泌。氨溴索主要通过调节痰液比例的平衡，以及维持纤毛细胞的功能来改善痰液的排泄与气道的通畅，因此其虽然能降低气道中 MUC5AC 的分泌，却对气道尤其是小气道杯状细胞的化生没有显著调节。柚皮苷不但能通过抑制急性气道炎症来发挥作用，还能通过调节黏液与浆液比例来改善痰液排泄，因此其对杯状细胞增生尤其是小气道杯状细胞化生及气道上皮完整性均具有显著抑制作用。

在考察柚皮苷对呼吸道浆液分泌的调控时，采用了 LPS 诱导的小鼠 ALI 模型，考察柚皮苷对于气道液体平衡及 ENaC、CFTR、AQP1 与 AQP5 表达的调节。研究结果证实柚皮苷对 LPS 诱导的 ALI 小鼠肺水失衡具有很好的调控作用，且其作用可能与促进肺组织与气道上皮 ENaC 与 CFTR 表达，同时抑制 AQP1 与 AQP5 表达相关。这揭示了柚皮苷调节气道液体平衡的潜在机制。

综上所述，本章从调节黏液分泌与调节浆液分泌两个方面对柚皮苷的祛痰作用分别进行研究，这为祛痰药物的研究提供了新的方向与研究思路。目前临床上祛痰药物主要分为黏痰溶解剂（如氨溴索）与刺激性祛痰药（如氯化铵）。其作用的靶点主要为断裂酸性黏蛋白纤维或促进支气管腺体分泌增加，从而降低痰液黏度。本章证实柚皮苷不仅能够通过抑制杯状细胞增生及黏液性蛋白分泌抑制黏液生成量，而且能够调控浆液分泌维持气道液体平衡。

本章主要创新之处：①首次证实柚皮苷抑制急性炎症并发的 MUC5AC 高分泌是通过抑制 MAPKs/AP-1 与 IKKs/IκB/NF-κB 信号通路的协同作用来实现的，这表明其抑制急性黏蛋白分泌的机制与其抗炎作用的机理一致。而通过 LPS 诱导的小鼠急性肺损伤模型，发现柚皮苷除了对肺部炎症与黏蛋白分泌有调节作用，其对 LPS 诱导的急性肺水肿及肺组织 ENaC、CFTR、AQP1 与 AQP5 的表达也有显著调控作用。这说明柚皮苷通过多靶点调节共同发挥祛痰作用。②首次证实柚皮苷对于慢性氧化应激诱导的 MUC5AC 高分泌及气道上皮杯状细胞的化生与增生具有显著的抑制，且证实这种抑制是基于调节 HDAC2 依赖的 NF-κB 与 AP-1 信号通路来实现的。这很好地弥补了目前临床使用糖皮质激素抑制慢性气道炎症及 MUC5AC 高分泌时出现抵抗现象的缺陷，具有非常广阔的应用前景。③首次证实柚皮苷基于 NF-κB、AP－1 与 HDAC2 等信号通路调节 MUC5AC 分泌，为柚皮苷临床应用提供了理论依据。

附录　本章缩略语

缩写	英文名	中文名
EGF	epidermal growth factor	表皮生长因子
ALI	acute lung injury	急性肺损伤
CS	cigarette smoke	香烟烟雾
CSE	cigarette smoke extract	香烟提取物
ENaC	epithelial sodium channel	上皮细胞基顶膜钠离子通道
CFTR	the cystic fibrosis transmembrane conductance regulator	囊性纤维化跨膜转运调节因子
HDAC2	histone deacetylase 2	组蛋白去乙酰化酶 2
AQPs	aquaporins	水通道蛋白
BALF	bronchoalveolar lavage fluid	支气管肺泡灌洗液
EGFR	epidermal growth factor receptor	表皮生长因子受体
ERK1/2	extracellular signal-regulated kinase	细胞外信号调节激酶
p38 MAPK	p38 mitogen-activated protein kinase	p38 丝裂原活化蛋白激酶
JNK	c-Jun N-terminal kinase	c-Jun 氨基末端激酶
NF-κB	nuclear factor kappa B	核因子－κB
AP－1	activator protein－1	激活蛋白－1

参考文献

[1] FENG W, NAKAMURA S, SUDO E, et al. Effects of dextran on tracheal mucociliary velocity in dogs in vivo [J]. Pulmonary pharmacology & therapeutics, 1999, 12 (1): 35 -41.

[2] FINKBEINER W E. Physiology and pathology of tracheobronchial glands [J]. Respir Physiol, 1999, 118 (2－3): 77－83.

[3] JACKSON A D. Airway goblet-cell mucus secretion [J]. Trends in pharmacological sciences, 2001, 22 (1): 39－45.

[4] ROGERS D F. The airway goblet cell [J]. Int J Biochem Cell Biol, 2003, 35 (1): 1－6.

［5］ BALLARD S T, SPADAFORA D. Fluid secretion by submucosal glands of the tracheobronchial airways ［J］. Respir Physiol Neurobiol, 2007, 159 (3): 271 - 277.

［6］ BUSSE P J, ZHANG T F, SRIVASTAVA K, et al. Chronic exposure to TNF-alpha increases airway mucus gene expression in vivo ［J］. J Allergy Clin Immunol, 2005, 116 (6): 1256 - 1263.

［7］ ISHIBASHI Y, KOBAYASHI F, IDESAWA A, et al. Effects of carbocisteine on altered activities of glycosidase and glycosyltransferase and expression of Muc5ac in SO2-exposed rats ［J］. European journal of pharmacology, 2004, 487 (1 - 3): 7 - 15.

［8］ HALLSTRAND T S, DEBLEY J S, FARIN F M, et al. Role of MUC5AC in the pathogenesis of exercise-induced bronchoconstriction ［J］. J Allergy Clin Immunol, 2007, 119 (5): 1092 - 1098.

［9］ ANDRIANIFAHANANA M, MONIAUX N, BATRA S K. Regulation of mucin expression: mechanistic aspects and implications for cancer and inflammatory diseases ［J］. Biochim Biophys Acta, 2006, 1765 (2): 189 - 222.

［10］ THORNTON D J, CARLSTEDT I, HOWARD M, et al. Respiratory mucins: identification of core proteins and glycoforms ［J］. Biochemical journal, 1996, 316 (Pt 3): 967 - 975.

［11］ PLOPPER C G, HEIDSIEK J G, WEIR A J, et al. Tracheobronchial epithelium in the adult rhesus monkey: a quantitative histochemical and ultrastructural study ［J］. Am J Anat, 1989, 184 (1): 31 - 40.

［12］ ROCHELLE L G, FISCHER B M, ADLER K B. Concurrent production of reactive oxygen and nitrogen species by airway epithelial cells in vitro ［J］. Free Radic Biol Med, 1998, 24 (5): 863 - 868.

［13］ LEE H J, YANG Y M, KIM K, et al. Protease-activated receptor 2 mediates mucus secretion in the airway submucosal gland ［J］. PLoS One, 2012, 7 (8): e43188.

［14］ JOO N S, LEE D J, WINGES K M, et al. Regulation of antiprotease and antimicrobial protein secretion by airway submucosal gland serous cells ［J］. Journal of biological chemistry, 2004, 279 (37): 38854 - 38860.

［15］ CHOI J Y, KHANSAHEB M, JOO N S, et al. Substance P stimulates human airway submucosal gland secretion mainly via a CFTR-dependent process ［J］. Journal of clinical investigation, 2009, 119 (5): 1189 - 1200.

［16］ OUYANG Y, MIYATA M, HATSUSHIKA K, et al. TGF-beta signaling may play a role in the development of goblet cell hyperplasia in a mouse model of allergic rhinitis ［J］. Allergol Int, 2010, 59 (3): 313 - 319.

［17］ HODGES R R, BAIR J A, CAROZZA R B, et al. Signaling pathways used by EGF to stimulate conjunctival goblet cell secretion ［J］. Experimental eye research, 2012, 103: 99 – 113.

［18］ TOWARD T J, BROADLEY K J. Goblet cell hyperplasia, airway function, and leukocyte infiltration after chronic lipopolysaccharide exposure in conscious Guinea pigs: effects of rolipram and dexamethasone ［J］. Journal of pharmacology and experimental therapeutics, 2002, 302 （2）: 814 – 821.

［19］ MA R, WANG Y, CHENG G, et al. MUC5AC expression up-regulation goblet cell hyperplasia in the airway of patients with chronic obstructive pulmonary disease ［J］. Chin Med Sci J, 2005, 20 （3）: 181 – 184.

［20］ ROGERS D F. Mucus pathophysiology in COPD: differences to asthma, and pharmacotherapy ［J］. Monaldi Arch Chest Dis, 2000, 55 （4）: 324 – 332.

［21］ INOUE D, KUBO H, SASAKI T, et al. Erythromycin attenuates MUC5AC synthesis and secretion in cultured human tracheal cells infected with RV14 ［J］. Respirology, 2008, 13 （2）: 215 – 220.

［22］ WONG W S. Inhibitors of the tyrosine kinase signaling cascade for asthma ［J］. Curr Opin Pharmacol, 2005, 5 （3）: 264 – 271.

［23］ EVANS C M, KOO J S. Airway mucus: the good, the bad, the sticky ［J］. Pharmacol Ther, 2009, 121 （3）: 332 – 348.

［24］ KIM H J, PARK S H, PARK S Y, et al. Epigallocatechin – 3 – gallate inhibits interleukin – 1beta-induced MUC5AC gene expression and MUC5AC secretion in normal human nasal epithelial cells ［J］. Journal of nutritional biochemistry, 2008, 19 （8）: 536 – 544.

［25］ DING G Q, ZHENG C Q. The expression of MUC5AC and MUC5B mucin genes in the mucosa of chronic rhinosinusitis and nasal polyposis ［J］. American journal of rhinology, 2007, 21 （3）: 359 – 366.

［26］ THAI P, LOUKOIANOV A, WACHI S, et al. Regulation of airway mucin gene expression ［J］. Annual review of physiology, 2008, 70: 405 – 429.

［27］ LIXUAN Z, JINGCHENG D, WENQIN Y, et al. Baicalin attenuates inflammation by inhibiting NF-kappaB activation in cigarette smoke induced inflammatory models ［J］. Pulmonary pharmacology & therapeutics, 2010, 23 （5）: 411 – 419.

［28］ ZHAO Y, JOSHI-BARVE S, BARVE S, et al. Eicosapentaenoic acid prevents LPS-induced TNF-alpha expression by preventing NF-kappaB activation ［J］. Journal of the American College of Nutrition, 2004, 23 （1）: 71 – 78.

［29］ EDWARDS M R, BARTLETT N W, CLARKE D, et al. Targeting the NF-kappaB pathway in asthma and chronic obstructive pulmonary disease ［J］. Pharmacol Ther, 2009, 121 （1）: 1 – 13.

[30] SHEN K, SHENG Y, JI L, et al. Involvement of c-Jun N-terminal kinase and extracellular signal-regulated kinase 1/2 in EGF-induced angiogenesis [J]. Cell biology international, 2010, 34 (12): 1213 – 1218.

[31] SU Y W, CHIOU W F, CHAO S H, et al. Ligustilide prevents LPS-induced iNOS expression in RAW 264.7 macrophages by preventing ROS production and downregulating the MAPK, NF-kappaB and AP – 1 signaling pathways [J]. International immunopharmacology, 2011, 11 (9): 1166 – 1172.

[32] SHEN H, YOSHIDA H, YAN F, et al. Synergistic induction of MUC5AC mucin by nontypeable Haemophilus influenzae and Streptococcus pneumoniae [J]. Biochem Biophys Res Commun, 2008, 365 (4): 795 – 800.

[33] ZHOU B, LIU Y, KAHN M, et al. Interactions between beta-catenin and transforming growth factor-beta signaling pathways mediate epithelial-mesenchymal transition and are dependent on the transcriptional co-activator cAMP-response element-binding protein (CREB) -binding protein (CBP) [J]. Journal of biological chemistry, 2012, 287 (10): 7026 – 7038.

[34] VALINEVA T, YANG J, PALOVUORI R, et al. The transcriptional co-activator protein p100 recruits histone acetyltransferase activity to STAT6 and mediates interaction between the CREB-binding protein and STAT6 [J]. Journal of biological chemistry, 2005, 280 (15): 14989 – 14996.

[35] COSGROVE M S, BOEKE J D, WOLBERGER C. Regulated nucleosome mobility and the histone code [J]. Nat Struct Mol Biol, 2004, 11 (11): 1037 – 1043.

[36] KADIYALA C S, ZHENG L, DU Y, et al. Acetylation of retinal histones in diabetes increases inflammatory proteins: effects of minocycline and manipulation of histone acetyltransferase (HAT) and histone deacetylase (HDAC) [J]. Journal of biological chemistry, 2012, 287 (31): 25869 – 25880.

[37] PESERICO A, SIMONE C. Physical and functional HAT/HDAC interplay regulates protein acetylation balance [J]. J Biomed Biotechnol, 2011: 371832.

[38] RAHMAN I, MARWICK J, KIRKHAM P. Redox modulation of chromatin remodeling: impact on histone acetylation and deacetylation, NF-kappaB and pro-inflammatory gene expression [J]. Biochemical pharmacology, 2004, 68 (6): 1255 – 1267.

[39] KAWASAKI H, SCHILTZ L, CHIU R, et al. ATF – 2 has intrinsic histone acetyltransferase activity which is modulated by phosphorylation [J]. Nature, 2000, 405 (6783): 195 – 200.

[40] KAMEI Y, XU L, HEINZEL T, et al. A CBP integrator complex mediates transcriptional activation and AP – 1 inhibition by nuclear receptors [J]. Cell, 1996, 85 (3): 403 – 414.

［41］ZHANG J, KAN S, HUANG B, et al. Mule determines the apoptotic response to HDAC inhibitors by targeted ubiquitination and destruction of HDAC2 ［J］. Genes Dev, 2011, 25 (24): 2610 -2618.

［42］ADENUGA D, RAHMAN I. Protein kinase CK2 – mediated phosphorylation of HDAC2 regulates co-repressor formation, deacetylase activity and acetylation of HDAC2 by cigarette smoke and aldehydes ［J］. Archives of biochemistry and biophysics, 2010, 4 98 (1): 62 -73.

［43］LI L, BAO H, WU J, et al. Baicalin is anti-inflammatory in cigarette smoke-induced inflammatory models in vivo and in vitro: a possible role for HDAC2 activity ［J］. International immunopharmacology, 2012, 13 (1): 15 -22.

［44］DI Y P, ZHAO J, HARPER R. Cigarette smoke induces MUC5AC protein expression through the activation of Sp1 ［J］. Journal of biological chemistry, 2012, 287 (33): 27948 -27958.

［45］WANG X, LI Q, ZHOU X, et al. Triiodothyronine represses MUC5AC expression by antagonizing Sp1 binding to its promoter in human bronchial epithelial HBE16 cells ［J］. J Biomed Biotechnol, 2012: 648170.

［46］HEWSON C A, EDBROOKE M R, JOHNSTON S L. PMA induces the MUC5AC respiratory mucin in human bronchial epithelial cells, via PKC, EGF/TGF-alpha, Ras/Raf, MEK, ERK and Sp1 – dependent mechanisms ［J］. Journal of molecular biology, 2004, 344 (3): 683 -695.

［47］SONG K S, YOON J H, KIM K S, et al. c-Ets1 inhibits the interaction of NF-kappaB and CREB, and downregulates IL – 1beta-induced MUC5AC overproduction during airway inflammation ［J］. Mucosal Immunol, 2012, 5 (2): 207 -215.

［48］KIM C H, KIM K E, YOON J H, et al. Upregulation of MUC5AC gene expression by IL – 4 through CREB in human airway epithelial cells ［J］. Journal of cellular biochemistry, 2009, 108 (4): 974 -981.

［49］CHUNG W C, RYU S H, SUN H, et al. CREB mediates prostaglandin F2alpha-induced MUC5AC overexpression ［J］. Journal of immunology, 2009, 182 (4): 2349 -2356.

［50］BARROS R, MENDES N, HOWE J R, et al. Juvenile polyps have gastric differentiation with MUC5AC expression and downregulation of CDX2 and SMAD4 ［J］. Histochemistry and cell biology, 2009, 131 (6): 765 -772.

［51］JONCKHEERE N, VAN DER SLUIS M, VELGHE A, et al. Transcriptional activation of the murine Muc5ac mucin gene in epithelial cancer cells by TGF-beta/Smad4 signalling pathway is potentiated by Sp1 ［J］. Biochemical journal, 2004, 377 (Pt 3): 797 -808.

[52] PENG L, ZHEN H, LONG X, et al. Effects of glucocorticoid and histamine on MUC5AC mRNA and protein expression in human nasal polyps [J]. Journal of clinical otorhinolaryngology head and neck surgery, 2007, 21 (20): 926 – 928.

[53] BARBIER D, GARCIA-VERDUGO I, POTHLICHET J, et al. Influenza a induces the major secreted airway mucin MUC5AC in a protease-EGFR-extracellular regulated kinase-Sp1-dependent pathway [J]. Am J Respir Cell Mol Biol, 2012, 47 (2): 149 – 157.

[54] LEE Y C, OSLUND K L, THAI P, et al. 2, 3, 7, 8 – Tetrachlorodibenzo-p-dioxin-induced MUC5AC expression: aryl hydrocarbon receptor-independent/EGFR/ERK/p38 – dependent SP1 – based transcription [J]. Am J Respir Cell Mol Biol, 2011, 45 (2): 270 – 276.

[55] CERVANTES-SANDOVAL I, SERRANO-LUNA J J, MEZA-CERVANTEZ P, et al. Naegleria fowleri induces MUC5AC and pro-inflammatory cytokines in human epithelial cells via ROS production and EGFR activation [J]. Microbiology, 2009, 155 (Pt 11): 3739 – 3747.

[56] KIM S, SCHEIN A J, NADEL J A. E-cadherin promotes EGFR-mediated cell differentiation and MUC5AC mucin expression in cultured human airway epithelial cells [J]. Am J Physiol Lung Cell Mol Physiol, 2005, 289 (6): L1049 – L1060.

[57] HEWSON C A, HAAS J J, BARTLETT N W, et al. Rhinovirus induces MUC5AC in a human infection model and in vitro via NF-kappaB and EGFR pathways [J]. European respiratory journal, 2010, 36 (6): 1425 – 1435.

[58] NADEL J A, BURGEL P R. The role of epidermal growth factor in mucus production [J]. Curr Opin Pharmacol, 2001, 1 (3): 254 – 258.

[59] BURGEL P R, ESCUDIER E, COSTE A, et al. Relation of epidermal growth factor receptor expression to goblet cell hyperplasia in nasal polyps [J]. J Allergy Clin Immunol, 2000, 106 (4): 705 – 712.

[60] TAKEYAMA K, JUNG B, SHIM J J, et al. Activation of epidermal growth factor receptors is responsible for mucin synthesis induced by cigarette smoke [J]. Am J Physiol Lung Cell Mol Physiol, 2001, 280 (1): L165 – L172.

[61] BURGEL P R, NADEL J A. Roles of epidermal growth factor receptor activation in epithelial cell repair and mucin production in airway epithelium [J]. Thorax, 2004, 59 (11): 992 – 996.

[62] CASALINO-MATSUDA S M, MONZON M E, FORTEZA R M. Epidermal growth factor receptor activation by epidermal growth factor mediates oxidant-induced goblet cell metaplasia in human airway epithelium [J]. Am J Respir Cell Mol Biol, 2006, 34 (5): 581 – 591.

［63］ KITAZAKI T, SODA H, DOI S, et al. Gefitinib inhibits MUC5AC synthesis in mucin-secreting non-small cell lung cancer cells ［J］. Lung cancer, 2005, 50 （1）: 19 – 24.

［64］ KIM Y D, KWON E J, PARK D W, et al. Interleukin – 1beta induces MUC2 and MUC5AC synthesis through cyclooxygenase – 2 in NCI-H292 cells ［J］. Molecular pharmacology, 2002, 62 （5）: 1112 – 1118.

［65］ CHOI J H, HWANG Y P, HAN E H, et al. Inhibition of acrolein-stimulated MUC5AC expression by *Platycodon* grandiflorum root-derived saponin in A549 cells ［J］. Food and chemical toxicology, 2011, 49 （9）: 2157 – 2166.

［66］ SZABO G, CATALANO D, BELLEROSE G, et al. Interferon alpha and alcohol augment nuclear regulatory factor-kappaB activation in HepG2 cells, and interferon alpha increases pro-inflammatory cytokine production ［J］. Alcoholism-clinical and experimental research, 2001, 25 （8）: 1188 – 1197.

［67］ MOHAN R R, MOHAN R R, KIM W J, et al. Modulation of TNF-alpha-induced apoptosis in corneal fibroblasts by transcription factor NF-kappaB ［J］. Invest Ophthalmol Vis Sci, 2000, 41 （6）: 1327 – 1336.

［68］ IMAMURA Y, YANAGIHARA K, MIZUTA Y, et al. Azithromycin inhibits MUC5AC production induced by the *Pseudomonas* aeruginosa autoinducer N- （3 – Oxododecanoyl） homoserine lactone in NCI-H292 Cells ［J］. Antimicrob agents chemother, 2004, 48 （9）: 3457 – 3461.

［69］ CHEN Y, WATSON A M, WILLIAMSON C D, et al. Glucocorticoid receptor and histone deacetylase – 2 mediate dexamethasone-induced repression of MUC5AC gene expression ［J］. Am J Respir Cell Mol Biol, 2012, 47 （5）: 637 – 644.

［70］ LU W, LILLEHOJ E P, KIM K C. Effects of dexamethasone on Muc5ac mucin production by primary airway goblet cells ［J］. Am J Physiol Lung Cell Mol Physiol, 2005, 288 （1）: L52 – L60.

［71］ CHEN Y, NICKOLA T J, DIFRONZO N L, et al. Dexamethasone-mediated repression of MUC5AC gene expression in human lung epithelial cells ［J］. Am J Respir Cell Mol Biol, 2006, 34 （3）: 338 – 347.

［72］ SU X, SONG Y, JIANG J, et al. The role of aquaporin – 1 （AQP1） expression in a murine model of lipopolysaccharide-induced acute lung injury ［J］. Respir Physiol Neurobiol, 2004, 142 （1）: 1 – 11.

［73］ BERTHIAUME Y, MATTHAY M A. Alveolar edema fluid clearance and acute lung injury ［J］. Respir Physiol Neurobiol, 2007, 159 （3）: 350 – 359.

［74］ MORAN O, ZEGARRA-MORAN O. On the measurement of the functional properties of the CFTR ［J］. J Cyst Fibros, 2008, 7 （6）: 483 – 494.

［75］ AMEEN N, SILVIS M, BRADBURY N A. Endocytic trafficking of CFTR in health and disease ［J］. J Cyst Fibros, 2007, 6 （1）: 1 – 14.

［76］ SKOWRON-ZWARG M, BOLAND S, CARUSO N, et al. Interleukin – 13 interferes with CFTR and AQP5 expression and localization during human airway epithelial cell differentiation ［J］. Experimental cell research, 2007, 313 （12）: 2695 – 2702.

［77］ THIAGARAJAH J R, VERKMAN A S. CFTR pharmacology and its role in intestinal fluid secretion ［J］. Curr Opin Pharmacol, 2003, 3 （6）: 94 – 599.

［78］ WOO J, LEE J, KIM M S, et al. The effect of aquaporin 5 overexpression on the Ras signaling pathway ［J］. Biochem Biophys Res Commun, 2008, 367 （2）: 291 – 298.

［79］ HASEGAWA I, NIISATO N, IWASAKI Y, et al. Ambroxol-induced modification of ion transport in human airway Calu-3 epithelia ［J］. Biochem Biophys Res Commun, 2006, 343 （2）: 475 – 482.

［80］ 杨宏亮, 田珩, 李沛波, 等. 柚皮苷及柚皮素的生物活性研究 ［J］. 中药材, 2007, 30 （6）: 752 – 754.

［81］ GAO S, LI P, YANG H, et al. Antitussive effect of naringin on experimentally induced cough in Guinea pigs ［J］. Planta Medica, 2011, 7 （1）: 16 – 21.

［82］ LIU Y, WU H, NIE Y C, et al. Naringin attenuates acute lung injury in LPS-treated mice by inhibiting NF-kappaB pathway ［J］. International immunopharmacology, 2011, 11 （10）: 1606 – 1612.

［83］ LIN B Q, LI P B, WANG Y G, et al. The expectorant activity of naringenin ［J］. Pulmonary pharmacology & therapeutics, 2008, 21 （2）: 259 – 263.

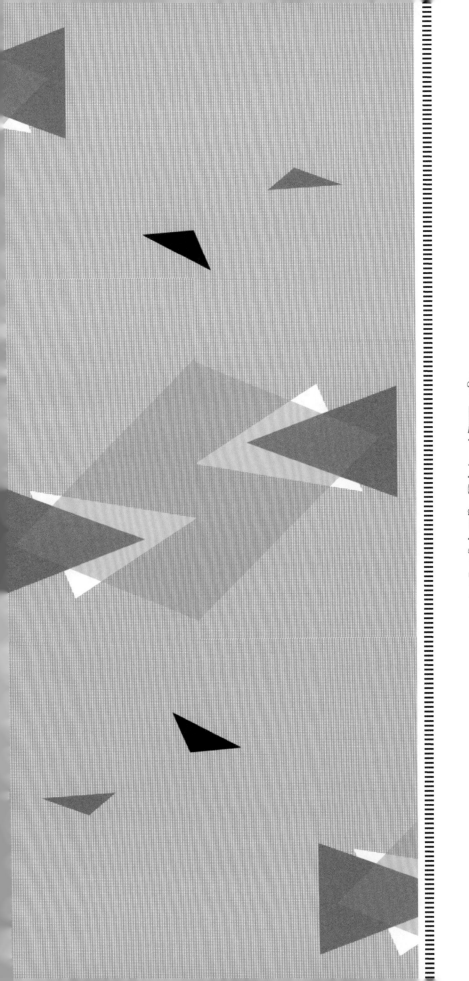

第三章 柚皮苷对脂多糖所致小鼠急性肺损伤的作用及机制研究

第一节　引　言

呼吸系统疾病包括肺炎、肺气肿、慢性支气管炎症、哮喘、慢性阻塞性肺病、肺癌等疾病。空气污染、吸烟、抵抗力差等都容易导致呼吸系统受到感染，反复感染就有可能导致死亡。呼吸道疾病仅次于脑血管病和恶性肿瘤排在第三位[1]。呼吸道疾病由一系列多种细胞参与的气道病理反应组成，炎症反应是其中关键的一环。急性肺损伤（acute lung injury，ALI）既是呼吸道重大疫病（SARS、禽流感等）的病理基础，也是全身炎症反应综合征（systemic inflammatory response sydrome，SIRS）最易出现的组织损伤[2]。ALI 有着从轻到重的连续过程，重症 ALI 即急性呼吸窘迫综合征（acute respiratory distress syndrome，ARDS）。ALI/ARDS 是临床常见危重症，病死率极高，严重威胁重症患者生命，影响存活患者生存质量[3]。

中药化橘红用于呼吸系统疾病的治疗历史悠久。柚皮苷是化橘红的主要有效成分。本团队大量的实验研究表明：柚皮苷能抑制黏蛋白高分泌，具有良好的止咳、化痰作用。目前，对柚皮苷抗肺部炎症的作用及机制尚未明确，因此有必要加以研究。

一、柚皮苷抗炎研究概述

近年来，国外已有文献报道柚皮苷或其代谢产物柚皮素在不同的动物/细胞模型上具有显著的抗炎作用。

在整体动物水平上，已有研究表明柚皮苷对 LPS 所致小鼠内毒素休克和肝损伤及大鼠葡萄膜炎具有抑制作用，柚皮苷抑制血清中 TNF-α 含量的上升[4-5]，柚皮苷与其代谢产物柚皮素抑制大鼠眼房水中 PGE_2、NO 的升高；柚皮素抑制 LPS 刺激引起的房水细胞数量的增加[6]。在角叉菜胶引起的大鼠足肿胀模型中，柚皮苷能抑制组织分泌液中脂质过氧化，促进 GSH 升高，抑制白细胞、中心粒细胞及淋巴细胞数目的增加，降低 SOD、CAT 酶活，减轻组织水肿及炎症细胞浸润[7]。在腹腔注射红藻氨酸模拟的认知缺陷大鼠模型中，柚皮苷能抑制脑部 TNF-α、MDA 水平上升，阻止 GSH 水平下降，提示柚皮苷是一种有效的抗炎及抗氧化物质[8]。在高脂喂养模拟的动脉粥样硬化兔子模型中，柚皮苷/柚皮素抑制大动脉中 MCP – 1 基因表达的上升[9]。在高脂喂养 20 周的 C57BL/6 小鼠模拟的氧化应激及初级炎症参与的代谢综合征模型中，柚皮苷能抑制血清中 TNF-α 的释放，抑制 ERK1/2、JNK 和 p38

MAPK 的磷酸化, 活化 AMP 激活蛋白激酶[10]。

在细胞水平上, 柚皮苷/柚皮素能抑制 LPS 诱导的 RAW264.7 NO、TNF-α 和 MCP-1 含量上升, 抑制 iNOS、TNF-α、IL-6 和 COX-2 mRNA 表达, 抑制 NF-κB 活化[4,11-13]。在 RAW264.7 巨噬细胞与 3T3-L1 脂肪细胞共同培养的环境下, 柚皮素同样抑制 TNF-α、MCP-1 和 NO 的产生[12]。柚皮素抑制 LPS 诱导下 J774 巨噬细胞 iNOS 蛋白和 mRNA 的表达, 抑制 NO 及 TNF-α 的释放, 抑制 LPS 诱导下 NF-κB p65 的激活, 但对 STAT1α 无作用[14-15]。柚皮素显著性抑制 LPS 诱导的 U937 巨噬细胞引起的 IL-1β、IL-6、IL-8 和 TNF-α 释放, 抑制 ERK5、S63、S73 Jun 的磷酸化, 促进 p38a MAPK 的磷酸化[16]。柚皮素抑制 PMA 诱导的 HL-60 单核/巨噬细胞 TNF-α、IL-8 的释放[17]。柚皮苷对 LPS 刺激下的皮质星状胶质细胞具有抗炎作用[18]。柚皮苷能抑制高糖诱导的人血管内皮细胞 ICAM-1 (细胞内黏附分子) 表达, 抑制高糖诱导引起的 p38 MAPK 的磷酸化, 但对 ERK 1/2 及 JNK 的磷酸化没有作用[19]。柚皮苷还能抑制 TNF-α/IFN-γ 诱导人角化细胞趋化因子 RANTES 释放, 抑制 NF-κB 的激活[20]。柚皮素抑制 LPS/IFN-γ 诱导的神经胶质细胞的 TNF-α 产生及 NO 的释放, 抑制 p38 MAPK 激活, 下调 STAT-1 的转导和激活[21]。

综上所述, 虽然关于柚皮苷及其代谢产物柚皮素的抗炎作用已有多篇文献报道, 但柚皮苷抗 LPS 所致肺部炎症的药理作用及机制研究仍是空白。

二、急性肺损伤 (acute lung injury, ALI) 研究概述

(一) 定义及病理病因

ALI 是由于严重感染、休克、创伤及烧伤等非心源性疾病引起的肺泡毛细血管内皮细胞和肺泡上皮细胞损伤。多种因素可诱发 ALI/ARDS, 包括: ①直接肺损伤因素, 如严重肺部感染、胃内容物吸入、肺挫伤、吸入有毒气体、淹溺、氧中毒等; ②间接肺损伤因素, 如脓毒症、严重的非胸部创伤、急性重症胰腺炎、大量输血、体外循环、弥漫性血管内凝血等[22]。ALI 的病理特点为肺泡毛细血管内皮细胞和肺泡上皮细胞损伤, 表现为广泛肺水肿和微小肺不张; 病理生理改变主要为肺内分流增加和肺顺应性下降。临床上表现为肺容积减少、顽固性低氧血症、严重的通气/血流比失调、呼吸窘迫、呼吸频速和 X 线胸片出现双肺弥漫性浸润。ALI 会造成弥漫性肺间质及肺泡水肿, 导致急性低氧性呼吸功能不全或衰竭。

(二) 治疗策略

目前临床 ALI 的治疗原则[23]。①治疗基础疾病。应特别注意可治疗的感染, 如脓毒血症及肺炎; 预防及治疗医院感染也非常重要, 因为患者常死于没有控制的感染。② 机械通气。可改善 ALI/ARDS 患者的氧合, 呼气末正压 (PEEP) 可增加

功能残气量，使萎陷的肺泡重新启用。③表面活性物质治疗。肺表面活性物质气管内滴入或雾化吸入，以改善和减少肺泡群不张，进而增加通气量，改善低氧血症。该方法在治疗新生儿 ARDS 上已获得成功，但治疗成人 ALI/ARDS 效果不理想。④吸入一氧化氮（NO）及其他血管扩张剂。目前尚不推荐应用 NO 作为 ALI/ARDS 的常规治疗，但其对于难治性低氧血症的抢救治疗可能是有效的。⑤糖皮质激素和其他抗炎药。对于病变严重者，短期应用大剂量糖皮质激素可能有一定效果，但大剂量应用可增加感染发生率。⑥连续性血液净化。清除血液中可加重或导致肺及其他脏器功能障碍或衰竭的炎性介质，如 TNF-α、IL-1、IL-6。⑦非甾体类抗炎药物。如脂氧化酶和环氧化酶抑制剂布洛芬[24]。⑧抗内毒素抗体。抗 TNF、IL-1、IL-6、IL-8，以及抗细胞黏附分子的抗体或药物[25]。

（三）发病机制

感染与 ALI 关系密切，与 ALI 有关的感染以革兰氏阴性菌为主。LPS 是革兰氏阴性细菌的细胞壁组成成分，可刺激几乎所有的真核细胞发生形态、代谢和基因表达变化，导致宿主细胞因子失控性表达，介导严重感染、多脏器损伤及败血症休克等多种疾病的发生发展。机体在受到革兰氏阴性细菌的感染时，LPS 作用于细胞膜受体，通过细胞内信号传递级联使基因表达发生变化，LPS 介导内皮细胞、平滑肌细胞和成纤维细胞、上皮细胞等实质细胞及单核巨噬细胞激活，诱导炎症前细胞因子、趋化因子、生长因子和其他多种因子（如白细胞介素、肿瘤坏死因子等）的合成和释放，导致瀑布式的炎症反应，形成肺过度损伤。这正是 ALI/ARDS 发病的关键，因此，针对免疫调节反应的抗炎治疗成为防治 ALI/ARDS 的重点。

LPS 介导的信号转导机制已成为研究热点，近年来已取得实质性的进展，以 LPS 刺激动物能成功地模拟急性肺损伤产生后机体的一系列反应，在研究中应用广泛。

1. LPS 结合的受体

先天免疫系统主要依赖 Toll 受体家族（TLRs）识别微生物的病原相关分子模式（pathogen associated molecular patterns，PAMPs）。目前在人类已经发现有 10 个 TLRs，在不同的微生物刺激下由不同的 TLRs 转导信号[26]。不同 TLR 可以在一定程度上识别并区分不同类型的病原体。如 TLR2 识别肽聚糖等成分，TLR3 识别双链 RNA（dsRNA），TLR4 可识别细菌的 LPS，TLR5 识别鞭毛蛋白，等等。TLR4 多分布在巨噬细胞、B 淋巴细胞、T 淋巴细胞及脾脏、肝脏、肺、胎盘等组织中，LPS 首先与 LBP 结合，然后再结合于细胞表面的 CD14 分子。CD14 通过 GPI 锚定于细胞膜。LPS 以 LPS-LBP2-CD14 三体复合物形式活化 TLR4 信号转导。TLR4 是 LPS 信号转导途径中的关键分子，其功能的发挥需要辅助分子 MD2 的协助。

2. 信号通路

LPS 通过与免疫细胞（如巨噬细胞）上的 TLR4 受体结合形成 LPS-LBP-sCD14 三联复合物，作用于 TLR 并激活 MyD88，活化的 MyD88 可结合 IRAK 和 IRAK2，然后作用于肿瘤坏死因子受体相关因子（TRAF6），进一步激活 TAK1。TAK1 活化后，最终激活 NF-κB 信号通路，也可以通过 JNK、ERK1/2、p38 MAPK 通路激活 AP-1。NF-κB 和 AP-1 活化后进入细胞核，结合到特定基因的启动子上，启动下游基因的转录和表达。除了通过 MyD88 激活 NF-κB 和 AP-1，LPS 与 TLR4 结合后，还可以通过 TRIF 接头分子激活 IRF 信号传递，启动 IFN-α 和 IFN-β 的转录和表达。

（1）NF-κB 信号转导通路。NF-κB 是参与炎症反应的重要信号转导分子，多为 p65 和 p50 的异源二聚体。NF-κB 通常与抑制蛋白 IκB-α 结合成无活性的形式存在于胞质中[27]，当细胞受细菌、氧化剂、毒素、促炎症细胞因子的刺激后，IκB-α 经历快速和大量的磷酸化后被非特异性蛋白酶水解，从而使 Rel A 蛋白的核定位信号暴露，活化的 NF-κB 迁移至核内，结合在被诱导基因启动子序列上与之对应的 κB 位点。大量研究表明，NF-κB 参与许多因子（细胞因子、黏附分子、生长因子等）基因的转录调控，这些因子在炎症的发生发展中扮演重要角色：促炎因子能进一步激活 PM N 和肺毛细血管内皮细胞（EC），诱导白细胞表达 β2 整合素，促进白细胞在肺内的聚集；促炎因子又能作用于单核/巨噬细胞，从而促发一系列级联放大反应。趋化因子参与介导白细胞聚集、重循环及与靶向细胞表面特异性受体的相互作用[28]。特异性趋化单核细胞的趋化因子是巨噬细胞数量的上升的部分原因[29]。黏附因子如 ICAM-1、VCAM-1 等，通过介导 PM N 和 EC 的黏附及诱导 PM N 产生多种炎症介质而导致或加重肺损伤。

（2）MAPK 信号通路。促分裂原活化蛋白激酶（MAPKs）家族主要有细胞外信号调节激酶（extracellular signal-regulated kinase，ERK）、c-jun 氨基末端激酶（c-Jun-NH2-terminal kinase，JNK）、p38MAPK 和 ERK5 等。MAPK 是介导细胞反应的重要信号系统，存在于多种生物细胞内，可被多种因素如放射线、病毒、渗透压及机械力等激活，可调控细胞生长代谢、分化、迁移和炎症反应等[30]。一系列的体外实验证明炎症调节因子的合成与 MAPK 家族密切相关[31]，通过运用专一性抑制剂，研究人员开始对这些激酶在肺部炎症疾病中的作用展开研究。抑制 p38 MAPK 能通过减少 PM Ns 浸润至肺泡表面，减少促炎细胞因子和趋化因子释放而抑制 LPS 诱导的肺部炎症[32]。活化的 p38 MAPK 能通过激酶的磷酸化调控转录因子的磷酸化，如 NF-κB、C/EBP、转录因子 2、心肌细胞增强因子 2C。报道称 p38 MAPK 对趋化因子的调控与 p65 NF-κB 的转活有关，但不影响 NF-κB 的转移和 DNA 活性。

（3）AP-1 转录因子。LPS 通过 Toll 信号通路强烈激活的转录因子除了 NF-κB，还有 AP-1 （activator protein-1）。AP-1 转录因子可以是 Fos/Jun 异二聚体或 c-Jun 的同二聚体。c-Fos 是即刻早起基因家族的成员，多种刺激都能引起它的快速短暂表达。c-Fos 蛋白是 AP-1 转录因子的重要成分之一，AP-1 在炎症反应中起着关键性的作用，调节了许多炎症反应基因的表达[33]。c-Jun 是 AP-1 的另一个重要成分，通过带有"亮氨酸拉链"的保守区域的介导，能与 c-Fos 形成异二聚体。AP-1 与 NF-κB 一起，调控多种炎症相关基因的表达，包括促炎细胞因子、趋化因子、免疫共刺激分子等。

（四）研究模型

1. 体内模型

用于 ALI 造模的动物种类较多，如大鼠、小鼠、兔、犬、猪、绵羊及灵长类动物等。灵长类动物进化程度高，反应更接近人类，是目前最近似于人类的理想动物，但由于价格昂贵及动物保护而未能广泛应用于实验。大鼠、小鼠繁殖快，来源容易，虽然其生理基础和对疾病的病理变化与人类比较有一定的差别，但在大样本实验、需要观察死亡率等项目时是一种良好的选择[34]。

ALI 病因甚多，一般可归为直接和间接两大类，分别形成肺源性 ALI 及肺外源性 ALI。肺源性包括整肺型[35]、模拟溺水的盐酸吸入型[36]、机械通气相关肺损伤[37-38]、脂肪微栓塞[39-40]。肺外源性包括胰腺炎并发肺损伤型、盲肠结扎/脓毒症型、两次打击型[40]、模拟临床感染的内毒素型[41]和模拟烧伤的烟雾吸入型[42]。

由于感染并发所致的 ALI 在临床危重症中最为常见，因此，以 LPS 刺激动物造模应用最为广泛。造模方法有：①采用静脉注射方式诱发全身性 ALI，静脉给药速度宜慢而均匀（30 min）。②采用腹腔注射方法模拟腹腔感染引起的或胰源性、继发性急性肺损伤。动物有全身症状，容易产生内毒素性休克甚至死亡。③采用气道给药的方法模拟肺源性 ALI。气道给药的方法分为气管滴入和鼻腔内滴入，其中，鼻腔内滴入由于动物顺应性的原因，造模重复性差；气管滴入造模效果好，但要注意防止创口感染导致的损伤。

2. 体外模型

脂多糖通过与肺巨噬细胞的作用使巨噬细胞活化，引起炎症因子释放，进而导致急性肺损伤。肺泡巨噬细胞（AM）是机体重要的炎性细胞，它不仅具有吞噬和抗原提呈功能，而且在内毒素的刺激下能分泌近 100 种分子物质，包括各种生长因子、前列腺素、白介素、补体、肿瘤坏死因子、毒性氧产物等调节和启动免疫炎症反应，使其在 ALI 的发病中占据重要地位。肺泡巨噬细胞便于获取，对其研究也最为广泛。

（1）原代培养。原代细胞是从动物体内取出的，与动物体内生理反应较为一致的细胞。国内外文献报道用从大鼠、小鼠、人外周血等分离培养原代巨噬细胞[43-45]。从支气管肺泡灌洗而分离得到的 AM 总有一定比例的杂质细胞或者病原污染，可能使结果带有更多的变异和不规律性。以原代培养的单核/巨噬细胞为实验材料的另一个缺点是，其培养与分化环节耗时长，加上需要使用流式或 Western-blotting 检验其 CD14 受体表达量的方式确证其为巨噬细胞，手续烦琐。

（2）NR8383。NR8383 来源于肺灌洗时的正常大鼠肺泡巨噬细胞。在刺激下的 NR8383 细胞的吞噬性、氧化猝发、细胞因子和一氧化氮的产生与刚从动物或人体上获得的 AM 反应相似。NR8383 模拟的炎症反应与动物体内研究结果相似，已广泛应用到 LPS 引起的 ALI 的研究中[46-49]。在国内外，将 NR8383 应用于 LPS 处理的大鼠急性肺损伤模型的研究已有许多文献报道，如表面活性剂处理下，LPS 刺激的 NR8383 细胞 TNF-α、ROS、NO 和 IL-1 产量下降，抑制了肺巨噬细胞的炎症反应[50]。在丹参酮 IIA 预处理下，细胞株 NR8383 中 LPS 引起的上清液 PLA$_2$ 活性的增加被强烈抑制[51]。香豆素衍生物随着浓度改变，对 LPS 引起的细胞株 NR8383 的 TNF、IL-6 的释放有不同的抑制，而对 MMP-12 的活性无显著抑制[52]。NR8383 细胞株提供了高响应的肺泡巨噬细胞的均一来源，可以用于体外研究巨噬细胞相关活性，对研究评价 LPS 刺激下的肺巨噬细胞的炎症反应是理想的模型。选择 NR8383 作为细胞模型也可能是由于考虑到体内体外研究时，保持种属的一致性。

（3）RAW264.7。RAW264.7 是来源小鼠的单核巨噬细胞，在国外文献中被广泛用于研究 LPS 引起的炎症反应。有人用 LPS 诱导 RAW264.7 模拟牙周炎模型，采用 RT-PCR、Microassay 等方法测定 MIP-1α、MIP-1β、MIP-1γ、RANTES、MIP-2 及 IP10 炎症及趋化因子的基因及蛋白表达[53]。也有人在 LPS 诱导 RAW264.7 细胞上证明了木犀草素能抑制 LPS 诱导的 RAW264.7 细胞 PGE2 的生成，下调 LPS 诱导的 COX-2 及 mPGES-1 mRNA 和蛋白的表达[54]。还有人在 LPS 诱导的 RAW264.7 细胞上，利用 MAPK 信号通路抑制剂 SB203580 研究了 p38 MAPK 对 NF-κB 的调控，指出 p38 MAPK 可能是抑制肺部炎症及进一步的实质损伤的一个作用靶点[55]。RAW264.7 细胞为成熟的巨噬细胞，无须再次分化，选择 RAW264.7 细胞进行机制研究的另一个考量是与体内实验保持种属一致性，使研究结果具有连贯性和更强的说服力。

（4）THP-1。THP-1 为人单核细胞白血病细胞，可以用 PMA 诱导单核细胞分化。实验证明，THP-1 与人外周血单核细胞反应相似[44]。有人研究了钩藤毛白杨对 LPS 诱导的 THP-1 细胞 IL-1β 和 TNF-α 产生的影响，钩藤毛白杨提取物处理24 h 后，加入 5 μg/mL LPS 处理24 h，由于 LPS 诱导而升高的 IL - 1β 和 TNF-α 水平被钩藤毛白杨提取物显著性抑制，该提取物能抑制 LPS 诱导的 ERK1/2 和 MEK1/2 磷酸化[56]。也有人研究牛蒡子素的抗炎作用，使用 LPS 刺激 RAW264.7 和 THP - 1，考察 NO、TNF-α、IL - 6、COX - 2 的上清液中水平。结果显示，牛蒡子素能显著抑制 NO、TNF-α、IL - 6 的产生，而对 COX - 2 的产生没有作用[57]。还有人用气管内滴注 100 μg LPS 诱导4 h 和 24 h 造模，研究提前 30 min 口服 200 mg/kg 橘皮苷对 BALF 中促炎因子 TNF-α、IL - 1β、IL - 6，抗炎因子 IL - 10、IL - 4、IL - 12，趋化因子 KC、MCP - 1、MIP - 2 的作用；体外实验以 100 ng/mL LPS 刺激 THP - 1，考察 TNF-α、IL - 1β、IL - 6、IL - 8；还考察了 A549 在促炎因子刺激下的 ICAM - 1、VCAM - 1 表达，MAPK 及 NF-κB 通路中相关蛋白的表达，包括 NF-κB、AP - 1、SP - 1、IκB、p38、ERK1/2、JNK1/2[58]。THP - 1 的细胞培养基需添加特殊营养成分，且需用 PMA 分化3天才成为巨噬细胞，实验周期较长。但 THP - 1 来源于人，与上述其他巨噬细胞比较，它更能模拟和反映人体对刺激物及药物的反应。

（5）其他细胞。J774 细胞株来源于雄性 BALA/C 小白鼠网织细胞肉瘤，具有正常巨噬细胞功能。A549 细胞来源于人非小细胞肺癌细胞，用于研究肺部疾病，有人以促炎因子 TNF-α 和 IL - 1β 刺激 A549，考察荧光标记的 THP - 1 与刺激下 A549 的黏附情况[58]，虽然 A549 对 LPS 刺激能产生与巨噬细胞相似的应答，但其应答的效果不如巨噬细胞。

三、本章主要研究内容

首先，在体内水平上，检测肺部 W/D 值、肺实质 MPO 和 iNOS 活性、BALF 中 TNF-α 含量及总细胞/PM Ns 计数，对病理切片进行统计评分，对 NF-κB 进行表达测定，研究柚皮苷对 LPS 诱导的 ALI 的抗炎效果。

其次，在体内水平上，通过检测 LPS 诱导的 RAW264.7 细胞 IL - 8、MCP - 1、MIP - 1α 基因及蛋白表达，以及对 NF-κB 和 MAPK 通路表达的测定，研究柚皮苷对 LPS 诱导的小鼠巨噬细胞抗趋化因子产生的效果和机制。

最后，通过检测 PMA 分化处理的 THP - 1 细胞 TNF-α、IL - 8、IL - 10 基因及蛋白表达，以及对 TLR4 - MAPK-NF-κB 信号通路的测定，全面深入地研究柚皮苷对 LPS 诱导的 THP - 1 巨噬细胞的抗炎、抗趋化作用机制。

第二节　柚皮苷对 LPS 所致小鼠 ALI 的作用及机制研究

【实验材料】

(一) 试剂

生理盐水：称取 1.8 g 氯化钠，溶解于 200 mL 蒸馏水中，过滤除菌。

柚皮苷：实验室自制，纯度 98.8%；实验前取柚皮苷粉末，用生理盐水配成浓度分别为 1.5 mg/mL、3 mg/mL、6 mg/mL 的混悬液。

脂多糖 (LPS)：购于 Sigma 公司；实验前称取脂多糖，溶于生理盐水中，配成 0.8 mg/mL 的溶液。

地塞米松磷酸钠注射液：购于广东白云山天心制药厂；实验前将 1 mL : 5 mg 规格的地塞米松磷酸钠注射液加生理盐水配成 0.5 mg/mL 的溶液。

水合氯醛：国药集团化学试剂有限公司；称取 0.3 g 水合氯醛，用 10 mL 生理盐水配成浓度为 30 mg/mL 的溶液。

TNF-α ELISA 试剂盒：批号 100716，购于美国 RB 公司。

MPO 测试盒及 iNOS 测试盒：购于南京建成生物工程研究所。

BCA 蛋白测定试剂盒：购于碧云天生物技术研究所。

Giemsa 染色液：于曾宪梓南院五楼细胞生物学教学实验中心分装 10 × 母液，以 PBS 进行稀释。

卡诺氏固定液：无水乙醇 - 冰醋酸 (3 : 1)。

(二) 实验动物

昆明种小鼠，雌雄各半，体重 18 ～ 22 g，SPF 级，购于广东省实验动物中心，合格证号：SCXK(粤) 2008 - 0002，粤鉴证字 2008A022。实验动物使用许可证号：SYXK(粤) 2004 - 0020。光照：普通；通风：普通；洁净度：SPF 级；温度：20 ℃ ± 1 ℃；湿度：50% ±5%。

(三) 仪器

烘箱 (德国 MEMMERT 108L)；十万分之一分析天平 (ACCULAB ALC - 210.4)；光学显微镜 (Motic AE21)；双光束紫外可见分光光度计 (TU - 1901，北京普析通用仪器有限责任公司)；冷冻离心机 (Sigma 3K18)；荧光正置显微镜 (Leica

DM5000B）；电热恒温水浴锅（HWS24 型，上海一恒科技有限公司）；酶标仪（Mk3，Thermolab Systems）；血球计数板（求精 10210107）；50 μL 微量注射器（上海高鸽）；灌胃针（广东省职业卫生检验中心实验动物中心定制）；一次性 1 mL 注射器、5 mL 注射器（北京因特圣）；腰麻导管；手术器械及缝合线、纱布、棉花等。

【实验方法】

（一）实验分组与给药

1. 实验分组

动物雌雄各半，随机分为正常组、假手术组、造模组、柚皮苷剂量组（低、中、高）、地塞米松（DEX）组；每组 12 只。

正常组按昼夜节律饲养；假手术组造模时气管滴注 50 μL PBS；造模组造模时气管滴注 50 μL 2 mg/kg LPS；柚皮苷低、中、高剂量组在造模前 1 h 按 0.1 mL/10 g 灌胃，分别给予 15 mg/kg、30 mg/kg、60 mg/kg 柚皮苷；DEX 组按 0.1 mL/10 g 体重的剂量给予腹腔注射 5 mg/kg 地塞米松。

2. 给药

造模前 1 h 给药，柚皮苷低、中、高剂量组灌胃给药，DEX 组腹腔注射给药。

3. 造模

用 3.5% 水合氯醛麻醉小鼠，固定于 50° 鼠板上，用酒精棉球擦拭其颈部皮肤，剪开约 5 mm 切口，玻璃针纵向分离表面肌肉及腺体，暴露气管，以 50 μL 微量注射器注入 2 mg/kg LPS 50 μL，1 min 内滴注完毕，缝合皮肤，盖上棉花纱布保温处理，24 h 后处死取样。

（二）指标测定

1. 湿干比（W/D）

打开胸腔，以镊子挑起全肺剪下，以称好重量的小号封口袋封装，用百万分之一分析天平称重，扣除封口袋重量得肺湿重，把肺组织小心转移至对折好的称量纸上，置于恒温烘箱中 80 ℃ 干燥 48 h 至恒重，称干重。按公式：$W/D = $ 肺组织湿重/肺组织干重，计算湿干比。

2. 支气管肺泡灌洗（BALF）

称重后摘眼球放血处死小鼠，暴露气管及胸腔，以套有 2 cm 医用腰麻导管的

6 号针头注射器吸 1 mL 生理盐水进行肺泡灌洗。洗 2 次，第一次吸出 0.7 mL，第二次打入 0.7 mL，吸出 0.8 mL，共约回收 1.5 mL 灌洗液，在冷冻离心机中 4 ℃下以 4000 r/min 离心 10 min，用新 EP 管收集上清液，用于 ELISA 检测，管底细胞重悬于 50 μL 生理盐水中，供细胞计数及细胞分类计数用。

3. BALF 中白细胞、PM Ns 计数

（1）稀释：将悬液适当稀释，若不浓也可以不稀释。

（2）加样：将清洁干燥的血球计盖上玻片，再用移液枪将稀释的细胞悬液由盖玻片边缘滴入，并靠毛细渗透作用进入计数室，使计数室充满液体，不得有气泡（计数室面积为 0.1 mm^2）。

（3）显微计数：静止 5 min 后，将血球计数板置于显微镜载物台，一般要求稀释度在每小格内 5～10 个细胞为宜。每个计数室选 5 个中格（4 个角和中央的中格）的细胞进行计数，位于格线上的细胞一般只数位于上方和右边线的。取 5 μL 细胞悬液滴在干净的载玻片上，自然风干后滴以卡诺氏固定液，待风干后以流水洗去固定液，滴 Giemsa 染液染色 15 min，冲洗染液后晾干，于 40 倍光镜下进行细胞分类计数，计算 PM Ns 个数占总细胞的比例，玻片上至少计数 200 个细胞。

4. TNF-α 测定

（1）取 BALF 上清液 10 μL，加入 40 μL 样品稀释液，于小鼠 TNF-α ELISA 酶标板内，37 ℃孵育 30 min。

（2）每孔加入 250 μL 洗涤液洗板 3 次，每次静置 1 min 后弃去液体。

（3）每孔加入 50 μL HRP 标记液，37 ℃孵育 30 min。

（4）每孔加入 250 μL 洗涤液洗板 3 次，每次静置 1 min 后弃去液体。

（5）加入显色液 50 μL，避光显色 15 min，后加入 50 μL 终止液终止显色反应，15 min 内于酶标仪上读取 450 nm 处的 OD 值。

5. 肺组织病理学评分

放血处死小鼠，取全肺浸泡于 10% 福尔马林中 48 h，石蜡包埋并进行切片制作。将各组切片结果拍照保存，根据间质性炎症、炎症细胞浸润、充血及水肿四项进行双盲法评分（正常至严重的评分范围为 0～4），并求得总分。

6. MPO 测定

放血处死小鼠，以组织与生理盐水 1∶9 的体积比例制备 10% 匀浆液，按照试剂盒说明书操作。MPO =（测定管 OD 值 – 对照管 OD 值）/（11.3 × 取样量），其中，MPO 的单位为 U/g。

7. iNOS 测定

同上，制备 10% 匀浆液，按照试剂盒说明书操作。BCA 法测定上清液中蛋白浓度。iNOS =（测定管 OD 值 – 对照管 OD 值）× 反应液总体积/（呈色物纳摩尔消光系数 × 取样量 × 比色光径 × 反应时间 × 蛋白浓度），其中，iNOS 的单位为 U/mg。

8. Western-blotting 分析

取小鼠肺组织称重匀浆，BCA 法测定各组总蛋白。调节各组总蛋白至均一水平，加入 6 × SDS-PAGE 上样缓冲液，沸水中煮 5 min，样品置于 – 20 ℃保存。SDS-PAGE 凝胶（8% 分离胶，5% 浓缩胶）制法参照试剂盒说明书。蛋白上样量为每孔 10 μL，100 V 恒压跑 1 h，按照彩色预染蛋白 marker 指示的分子量位置切胶，100 V 冰浴恒压转膜 1 h。封闭液封闭 1 h，PBST 洗涤 3 次，每次 1 min；一抗（1 : 1000）孵育 4 h，PBST 洗涤 3 次，每次 1 min；二抗（1 : 1000）孵育 1 h，PBST 洗涤 3 次，每次 2 min。加入 ECL 发光液，于暗室内压片。曝光 10 s ～ 3 min，胶片置于显影液中 1 min，清水中 1 min，定影液中 1 min 可得条带图，扫描入电脑进行分析。

（三）统计分析

实验结果以 $\bar{x} \pm SD$ 表示，各组数据的比较采用 SPSS 16.0 ANOVA，$p < 0.05$ 为显著性差异，$p < 0.01$ 为非常显著性的差异。

【实验结果】

（一）湿干比（W/D）

柚皮苷各剂量组对 LPS 所致 ALI 小鼠肺部水肿的影响见表 3 – 1。假手术组湿干比（反映肺部水肿程度）与正常组比较无显著性差异，说明气管滴注手术对造模无影响；造模组与正常组比较有非常显著性差异，与假手术组比较同样有非常显著性差异，说明造模成功；柚皮苷中、高剂量组及 DEX 组与造模组比较有显著性差异，说明 30 mg/kg、60 mg/kg 柚皮苷及 5 mg/kg 地塞米松均能减轻 LPS 引起的肺水肿。

表 3 – 1　小鼠肺组织湿干比

组别	W/D
正常组	4.8311 ± 0.3657
假手术组	4.9641 ± 0.3575
造模组	5.7391 ± 0.3076[##▲▲]

续上表

组别	W/D
柚皮苷低剂量组	5.3342 ± 0.4182
柚皮苷中剂量组	4.7340 ± 0.3690 *
柚皮苷高剂量组	4.7136 ± 0.5566 *
DEX 组	4.9583 ± 0.3803 *

注：与正常组比较，## $p < 0.01$；与假手术组比较，▲▲ $p < 0.01$；与造模组比较，* $p < 0.05$。

（二）白细胞、PM Ns 计数

柚皮苷对 LPS 所致 ALI 小鼠 BALF 中白细胞总数及中性粒细胞数目的作用见表 3－2。经统计，假手术组白细胞和 PM Ns 计数与正常组比较无显著性差异，说明气管滴注手术对造模无影响；造模组与正常组比较有非常显著差异，说明造模成功；柚皮苷低、中、高剂量组及 DEX 组与造模组比较有非常显著性差异，说明 15 mg/kg、30 mg/kg、60 mg/kg 柚皮苷及 5 mg/kg 地塞米松均能减轻 LPS 引起的白细胞及 PM Ns 浸润；柚皮苷低、中、高剂量组 BALF 中白细胞及 PM Ns 计数逐渐减小，说明随着柚皮苷剂量增大，对白细胞及 PM Ns 浸润的抑制效果逐渐增强。

表 3－2　小鼠 BALF 中白细胞及中性粒细胞计数

组别	总细胞计数（×10^7个）	PM Ns 计数（×10^7个）
正常组	0.82 ± 0.29	0.74 ± 0.27
假手术组	1.17 ± 0.25	1.03 ± 0.22
造模组	5.6 ± 0.43##	5.04 ± 0.37##
柚皮苷低剂量组	2.11 ± 0.38**	1.87 ± 0.23**
柚皮苷中剂量组	1.54 ± 0.31**	1.36 ± 0.26**
柚皮苷高剂量组	1.17 ± 0.13**	1.11 ± 0.21**
DEX 组	1.46 ± 0.23**	1.32 ± 0.23**

注：与正常组比较，## $p < 0.01$；与造模组比较，** $p < 0.01$。

（三）TNF-α 含量

柚皮苷各剂量组对 LPS 所致 ALI 小鼠 BALF 中 TNF-α 含量的影响见表 3－3。经统计，假手术组与正常组比较无显著性差异，说明气管滴注手术对造模无影响；造模组与正常组比较有非常显著差异，说明造模成功；柚皮苷中、高剂量组及 DEX 组与造模组比较有显著性差异，说明 30 mg/kg、60 mg/kg 柚皮苷及 5 mg/kg 地塞米松均能抑制 LPS 引起的 TNF-α 分泌。

表3-3　小鼠 BALF 中 TNF-α 的含量

组别	TNF-α 含量（pg/mL）
正常组	278.19 ± 30.73
假手术组	303.75 ± 40.88
造模组	436.16 ± 30.73##
柚皮苷低剂量组	394.97 ± 41.57
柚皮苷中剂量组	346.22 ± 40.59*
柚皮苷高剂量组	310.19 ± 45.29*
DEX 组	300.01 ± 51.77*

注：与正常组比较，##p<0.01；与造模组比较，*p<0.05。

（四）病理组织评分

柚皮苷各剂量组对 LPS 所致 ALI 小鼠病理切片评分的影响见表3-4，各组病理切片见图3-1。经统计，假手术组与正常组比较无显著性差异，说明气管滴注手术对造模无影响；造模组与正常组比较有非常显著的差异，说明造模成功；柚皮苷低、中剂量组与造模组比较有显著性差异，柚皮苷高剂量组及 DEX 组与造模组比较有非常显著的差异，说明 15 mg/kg、30 mg/kg、60 mg/kg 柚皮苷及 5 mg/kg 地塞米松均能减轻 LPS 引起的组织病变。柚皮苷低、中、高剂量组病理评分减小，说明随着柚皮苷剂量增大，对肺组织的保护效果增强。

表3-4　小鼠肺组织病理切片评分

组别	间质炎症	炎性浸润	充血	水肿	总分
正常组	0.28 ± 0.15	0.22 ± 0.08	0.42 ± 0.10	0.32 ± 0.19	1.23 ± 0.20
假手术组	0.48 ± 0.20	0.5 ± 0.22	0.35 ± 0.14	0.32 ± 0.08	1.65 ± 0.42
造模组	3.57 ± 0.15	3.67 ± 0.19	3.02 ± 0.26	3.15 ± 0.36	13.4 ± 0.52##
柚皮苷低剂量组	2.53 ± 0.27	2.38 ± 0.31	0.83 ± 0.27	1.03 ± 0.24	6.67 ± 0.85*
柚皮苷中剂量组	1.75 ± 0.22	1.83 ± 0.34	1.07 ± 0.45	0.78 ± 0.29	5.43 ± 0.53*
柚皮苷高剂量组	0.65 ± 0.27	0.57 ± 0.15	0.58 ± 0.10	0.45 ± 0.10	2.25 ± 0.28**
DEX 组	0.60 ± 0.18	0.60 ± 0.14	0.43 ± 0.12	1.18 ± 0.28	2.82 ± 0.47**

注：与正常组比较，##p<0.01；与造模组比较，*p<0.05，**p<0.01。

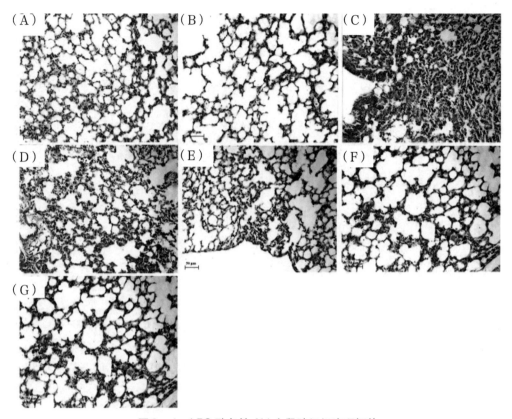

图 3 – 1　LPS 致急性 ALI 小鼠肺组织病理切片

（A）正常组；（B）假手术组；（C）造模组；（D）柚皮苷低剂量组；（E）柚皮苷中剂量组；（F）柚皮苷高剂量组；（G）DEX 组。

（五）MPO 测定

柚皮苷各剂量组对 LPS 所致 ALI 小鼠肺组织中 MPO 活性的影响见表 3 – 5。经统计，假手术组与正常组比较无显著性差异，说明气管滴注手术对造模无影响；造模组与正常组比较有非常显著的差异，说明造模成功；柚皮苷低剂量组及 DEX 组与造模组比较有显著性差异，柚皮苷中、高剂量组与造模组比较有非常显著性差异，说明各给药组与造模组比较 MPO 活力显著减小，柚皮苷及地塞米松均能减轻 LPS 引起的浸润。

表 3 - 5　小鼠肺组织 MPO 活性

组别	MPO （U/g）
正常组	0.55 ± 0.10
假手术组	0.71 ± 0.11
造模组	$1.46 \pm 0.10^{\#\#}$
柚皮苷低剂量组	$1.20 \pm 0.33^{*}$
柚皮苷中剂量组	$0.70 \pm 0.11^{**}$
柚皮苷高剂量组	$0.65 \pm 0.08^{**}$
DEX 组	$1.00 \pm 0.13^{*}$

注：与正常组比较，$^{\#\#}p < 0.01$；与造模组比较，$^{*}p < 0.05$，$^{**}p < 0.01$。

（六）iNOS 测定

柚皮苷各剂量组对 LPS 所致 ALI 小鼠肺组织中 iNOS 活性的影响见表 3 - 6。经统计，假手术组与正常组比较无显著性差异，说明气管滴注手术对造模无影响；造模组与正常组比较有极显著的差异，说明造模成功；柚皮苷低、中、高剂量组与造模组比较有非常显著的差异，DEX 组与造模组比较有极显著的差异，各给药组与造模组比较，iNOS 活力显著减少，柚皮苷及地塞米松均能减轻 LPS 引起的巨噬细胞的浸润；DEX 组的 iNOS 含量显著低于柚皮苷低、中、高剂量组，说明 5 mg/kg 地塞米松抑制巨噬细胞浸润的作用较柚皮苷强。

表 3 - 6　小鼠肺组织 iNOS 活性

组别	iNOS （U/mg prot）
正常组	0.64 ± 0.14
假手术组	0.72 ± 0.13
造模组	$1.13 \pm 0.20^{\#\#}$
柚皮苷低剂量组	$0.88 \pm 0.14^{*}$
柚皮苷中剂量组	$0.83 \pm 0.19^{*}$
柚皮苷高剂量组	$0.79 \pm 0.23^{*}$
DEX 组	$0.62 \pm 0.12^{**}$

注：与正常组比较，$^{\#\#}p < 0.01$；与造模组比较，$^{*}p < 0.05$，$^{**}p < 0.01$。

（七）NF-κB 信号通路转导

柚皮苷低、高剂量组对 LPS 诱导的 NF-κB 信号通路激活的作用如图 3 - 2 所示。

各组间 β-actin 表达量相当，证明各组上样量一致。与正常组比较，造模组 IκB-α 表达量显著下降，证明 LPS 刺激引起 IκB-α 降解，NF-κB 通路被激活。与正常组比较，造模组细胞质内 p65 表达量下降而细胞核内 p65 表达量上升，证明 LPS 刺激引起 NF-κB 亚基 p65 激活入核。柚皮苷组的 IκB-α、胞浆 p65 水平与正常组相当，说明 15 mg/kg、60 mg/kg 柚皮苷均能抑制 LPS 诱导的小鼠肺组织 NF-κB 信号通路的激活。

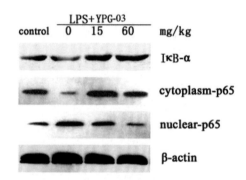

图 3-2　柚皮苷对 LPS 致 ALI 小鼠 NF-κB 信号通路的作用

（八）研究结论

本节以 2 mg/kg LPS 气管滴注构建了可重复的 LPS 致小鼠急性肺损伤模型，且手术对该模型无影响；柚皮苷口服给药可减少 LPS 引起的肺水肿、炎性细胞浸润、充血，抑制 BALF 中 TNF-α 水平的上升，抑制 BALF 中总细胞数目及中心粒细胞数目的上升，抑制 IκB-α 的降解及 p65 的入核，从而抑制 NF-κB 通路激活，对小鼠急性肺损伤具有显著保护作用。

第三节　柚皮苷对 LPS 所致 RAW264.7 细胞趋化因子释放的作用研究

【实验材料】

（一）试剂

DMEM 高糖培养基：Hyclone，批号 NXB0162。胎牛血清：GIBCO，批号 8131320。氯化钠：广东光华化学厂有限公司，批号 20091105。氯化钾：广东光华化学厂有限公司，批号20080412。十二水合磷酸氢二钠：广东光华化学厂有限公司，批号20091014。磷酸二氢钾：广东光华化学厂有限公司，批号20090911。DM-SO（MTT用）：广州化学试剂厂，批号20111201 – 1。DMSO（冻存用）：MP Bio-medicals LLC公司，批号6349K。IL – 8、MCP – 1、MIP – 1α ELISA试剂盒：美国RB公司，批号110502。蛋白定量BCA试剂盒：碧云天P0010。SDS-PAGE上样缓冲液：碧云天P0015F。SDS-PAGE凝胶配制试剂盒：碧云天P0012A。彩色预染蛋白分子标准：碧云天P0068。封闭液：碧云天P0023B。一抗及稀释液：碧云天P0023A。二抗及稀释液：HRP标记山羊抗鼠抗体（IgG），碧云天P0023D。洗涤液：碧云天P0023C。显影定影试剂盒：碧云天P0019。感光胶片：柯达FF057。压片盒：碧云天FFC58。0.22 μm滤头：Acrodisc，批号8131650。15 mL、50 mL离心管：JET BIOFIL，批号110228 – 058 – 1。冻存管：康宁。硝酸纤维素膜：碧云天FFN06。

（二）溶液

脂多糖（Escherichia coli B55：05），购自Sigma公司。实验时，称取脂多糖2 mg，溶于20 mL PBS中，配成100 μg/mL的溶液，过滤除菌，用含FBS的DMEM高糖培养基稀释至1 μg/mL、2 μg/mL、4 μg/mL、8 μg/mL。

柚皮苷：称取柚皮苷粉末，溶于10 mL PBS中，配成1 mmol/L柚皮苷溶液，过滤除菌，用含FBS的DMEM高糖培养基稀释成50 μmol/L、100 μmol/L、200 μmol/L的柚皮苷溶液。

地塞米松：取1 mL地塞米松磷酸钠注射液，加入9 mL PBS稀释成1 mmol/L药液。给药前以含FBS的DMEM高糖培养基稀释至50 μmol/L、100 μmol/L、200 μmol/L。

胰酶：康龙进口分装Amresco，批号10/2012。称取胰酶0.25 g溶于100 mL PBS中，低速搅拌，调pH为7.4，过滤除菌，分装，−20 ℃保存。

PBS：称取氯化钠8 g、氯化钾0.2 g、十二水合磷酸氢二钠3.12 g、磷酸二氢钾0.20 g，溶于800 mL超纯水中，加水定容至1 L，用1 mol/L NaOH调pH为7.4，高温灭菌。

MTT：称取50 mg MTT，溶于10 mL PBS中，37 ℃温育避光溶解，过滤除菌得5 mg/mL MTT溶液，4 ℃避光保存，2周内有效。

电泳液：碧云天P0014B，加入1 L三蒸水溶解而得。

转膜液：碧云天P0021B，配制时加入800 mL三蒸水和200 mL无水乙醇溶解而得。

Beyo-ECL发光液：碧云天P0018，用前将A液与B液按1：1混合而得。

（三）仪器

梯度PCR仪（ABI Veriti）、iQ5 qPCR仪（BIO-RAD iCycler iQ5）、移液器及多

道移液器（Gilson）、其余仪器与本章第二节所述相同。

【实验方法】

（一）细胞培养

RAW264.7 细胞（小鼠巨噬细胞）购自宝生物工程（大连）有限公司。DMEM 高糖培养基，含葡萄糖 4.5 g/L；0.2 mmol/L 谷氨酰胺，90%；进口胎牛血清，10%。培养含 5% CO_2 的 37 ℃ 培养箱中。

消化细胞，用培养基稀释调整细胞密度为每毫升 10^4 个。MTT 测定时用 12 道移液器（Gilson）铺 96 孔板，每孔 200 μL；ELISA 测定时用 1 mL 移液枪（Gilson）铺 24 孔板，每孔 0.5 mL；RT-qPCR、Western-blotting 测定时用 1 mL 移液枪（Gilson）铺 6 孔板，每孔 2 mL。培养 24 h，待细胞长至 80% 密度时给药，测定时细胞密度应达到 90%～95%。

（二）给药

正常组：其他组给药时更换新鲜培养液。

LPS 组：给药 1 h 后，加入含 LPS 的培养基，使终浓度为 1 μg/mL。

柚皮苷组（50 μmol/L）：给予含 50 μmol/L 柚皮苷的培养基，1 h 后加入 LPS。

柚皮苷组（100 μmol/L）：给予含 100 μmol/L 柚皮苷的培养基，1 h 后加入 LPS。

柚皮苷组（200 μmol/L）：给予含 200 μmol/L 柚皮苷的培养基，1 h 后加入 LPS。

DEX 组：给予含 200 μmol/L DEX 的培养基，1 h 后加入 LPS。

（三）样品收集

LPS 处理 24 h 后，取上清液，ELISA 法测定 IL-8、MCP-1、MIP-1α 含量。

LPS 处理 6 h 后，用 Trizol（碧云天，江苏）裂解细胞，样品保存于 -20 ℃，用于总 RNA 提取及 RT-qPCR 法测定 IL-8、MCP-1、MIP-1α 基因表达。

LPS 处理 6 h 后，用 Western 及 IP 裂解液（碧云天，江苏）裂解细胞，样品加入 6×上样缓冲液于沸水中煮 5 min 后，保存于 -20 ℃，用于总蛋白的测定及 Western-blotting 测定 NF-κB、MAPK 信号通路蛋白表达。

（四）RT-qPCR

1. 引物序列

IL-8：

5′ – GAC GAG ACC AGG AGA AAC AGG G – 3′;

5′ – AAC GGA GAA AGA AGA CAG ACT GCT。

MCP – 1:

5′ – GGA AAA ATG GAT CCA CAC CTT GC – 3′;

5′ – TCT CTT CCT CCA CCA CCA TGC AG – 3′。

MIP – 1α:

5′ – GAA GAG TCC CTC GAT GTG GCT A – 3′;

5′ – CCC TTT TCT GTT CTG CTG ACA AG – 3′。

GAPDH:

5′ – TGA AGG TCG GTG TGA ACG GAT TTG GC – 3′;

5′ – CAT GTA GGC CAT GAG GTC CAC CAC – 3′。

2. 程序

95 ℃ 5 min; 95 ℃ 15 s, 58 ℃ 15 s, 72 ℃ 30 s, 40 个循环; 从 55 ℃ 开始每 10 s 降低 0.5 ℃, 绘制溶解曲线。

将样品组内参 ΔCt 减去目标基因 ΔCt, 然后再用组间的 ΔCt 相减, 比较基因表达的水平。

$\Delta Ct'_1 = \Delta Ct_0 - \Delta Ct_1$ (ΔCt_0 为内参的 ΔCt, ΔCt_1 为目标基因的 ΔCt);

$\Delta\Delta Ct = \Delta Ct'_1 - \Delta Ct'_2$;

基因表达的倍数为 $2^{\Delta\Delta Ct}$。

(五) 统计分析

各组结果以 $\bar{x} \pm SD$ 表示, 各组数据比较采用 SPSS 16.0 ANOVA, $p < 0.05$ 为显著性差异, $p < 0.01$ 为非常显著性差异。

【实验结果】

(一) MTT

柚皮苷、DEX 对 RAW264.7 细胞存活率的影响见表 3 – 7。经统计, 50 μmol/L、100 μmol/L、200 μmol/L 的柚皮苷对细胞增殖没有抑制作用 ($p > 0.05$), 而 400 μmol/L、800 μmol/L 的柚皮苷则不同程度地抑制 RAW264.7 细胞的增殖。50 ～ 800 μmol/L 浓度范围内, 地塞米松对 RAW264.7 细胞生长无显著性抑制作用。结合两种药物的实验结果, 选择受试药物浓度为 50 ～ 200 μmol/L。

LPS 对 RAW264.7 细胞存活率的影响见表 3 – 8。经统计, 1 μg/mL、2 μg/mL 的 LPS 对细胞增殖没有抑制作用 ($p > 0.05$), 而 4 μg/mL、8 μg/mL、16 μg/mL 的 LPS 则不同程度地抑制 RAW264.7 细胞的增殖。故实验采用的 LPS 浓度为 1 μg/mL。

表 3 - 7　RAW264.7 细胞存活率

给药浓度（μmol/L）	存活率（%）	
	柚皮苷	DEX
50	0.96 ± 0.05	0.99 ± 0.02
100	0.94 ± 0.05	0.97 ± 0.03
200	0.94 ± 0.04	0.97 ± 0.03
400	0.83 ± 0.06*	0.92 ± 0.04
800	0.64 ± 0.05**	0.90 ± 0.05

注：与正常组比较，$^*p < 0.05$，$^{**}p < 0.01$。

表 3 - 8　RAW264.7 细胞存活率

LPS 给药浓度（μg/mL）	存活率（%）
1	0.95 ± 0.03
2	0.91 ± 0.05
4	0.72 ± 0.05**
8	0.51 ± 0.04**
16	0.35 ± 0.05**

注：与正常组比较，$^*p < 0.05$，$^{**}p < 0.01$。

（二）IL - 8 测定

IL - 8 是炎症反应中最重要的趋化因子，机体受到炎症刺激时产生 IL - 8 介导血管中 PM Ns 向炎症部位迁移和募集。柚皮苷各浓度组对 LPS 所致 RAW264.7 上清液中 IL - 8 含量的影响见表 3 - 9。经统计，LPS 组与正常组比较，IL - 8 水平有非常显著性上升，说明 LPS 诱导处理 24 h 能引起上清液中 IL - 8 水平的非常显著性升高，造模成功；柚皮苷各浓度组及 DEX 组的 IL - 8 水平与 LPS 组比较有非常显著性差异，说明 50 ～ 200 μmol/L 柚皮苷前处理 1 h 能显著性抑制由 LPS 引起的 IL - 8 升高。

表 3 - 9　RAW264.7 细胞上清液中 IL - 8 含量

组别	IL - 8（pg/mL）
正常组	53.94 ± 17.92
LPS 组	532.50 ± 114.39##

续上表

组别	IL-8（pg/mL）
柚皮苷组（50 μmol/L）	225.83 ± 47.05 [**]
柚皮苷组（100 μmol/L）	179.00 ± 34.56 [**]
柚皮苷组（200 μmol/L）	113.31 ± 37.65 [**]
DEX 组	90.07 ± 9.08 [**]

注：与正常组比较，[##]$p < 0.01$；与 LPS 组比较，[**]$p < 0.01$。

（三）MCP-1 测定

MCP-1 是介导单核细胞趋化的趋化因子，单核细胞与 PM Ns、巨噬细胞一起，在炎症的发生发展中扮演着重要的角色。柚皮苷各浓度组对 LPS 所致 RAW264.7 上清液中 MCP-1 含量的影响见表 3-10。经统计，LPS 组与正常组比较，MCP-1 水平有非常显著的升高，说明 LPS 诱导处理 24 h 能引起细胞释放 MCP-1，造模成功；柚皮苷各浓度组及 DEX 组的 MCP-1 水平与 LPS 组比较有非常显著的差异，说明 50～200 μmol/L 柚皮苷前处理 1 h 能显著性抑制由 LPS 引起的 MCP-1 升高。

表 3-10　RAW264.7 细胞上清液中 MCP-1 的含量

组别	MCP-1（pg/mL）
正常组	170.00 ± 37.37
LPS 组	1693.44 ± 185.51 [##]
柚皮苷组（50 μmol/L）	752.81 ± 84.40 [**]
柚皮苷组（100 μmol/L）	519.69 ± 56.59 [**]
柚皮苷组（200 μmol/L）	373.75 ± 40.27 [**]
DEX 组	277.50 ± 22.77 [**]

注：与正常组比较，[##]$p < 0.01$；与 LPS 组比较，[**]$p < 0.01$。

（四）MIP-1α 测定

MIP-1α 是介导巨噬细胞趋化的趋化因子，巨噬细胞与 PM Ns、单核细胞一起，在炎症的发生发展中扮演着重要的角色。柚皮苷各浓度组对 LPS 所致 RAW264.7 上清液中 MIP-1α 含量的影响见表 3-11。经统计，LPS 组与正常组比较，MIP-1α 水平有非常显著的升高，说明 LPS 诱导处理 24 h 能引起上清液中 MIP-1α 水平非常显著的升高，造模成功；柚皮苷组（50 μmol/L）与 LPS 组比较有显著性差异，柚皮苷组（100 μmol/L、200 μmol/L）及 DEX 组的 MIP-1α 水平与 LPS 组比较有非常显著性差异，说明 50～200 μmol/L 柚皮苷前处理 1 h 能显著性抑制由 LPS 引起的 MIP – 1α 升高，呈量效关系。

表 3 – 11　RAW264.7 细胞上清液中 MIP – 1α 的含量

组别	MIP – 1α（pg/mL）
正常组	16.86 ± 3.86
LPS 组	62.61 ± 11.47[##]
柚皮苷组（50 μmol/L）	42.62 ± 7.86[*]
柚皮苷组（100 μmol/L）	30.22 ± 6.60[**]
柚皮苷组（200 μmol/L）	24.38 ± 4.11[**]
DEX 组	30.11 ± 5.41[**]

注：与正常组比较，[##]$p < 0.01$；与 LPS 组比较，[*]$p < 0.05$，[**]$p < 0.01$。

（五）IL – 8 mRNA 表达

柚皮苷各浓度组对 LPS 所致 RAW264.7 中 IL – 8 mRNA 的影响见表 3 – 12。经统计，LPS 组 IL – 8 mRNA 水平与正常组比较非常显著升高，说明 LPS 诱导处理 6 h 能引起 RAW264.7 细胞中 IL – 8 mRNA 水平的非常显著性升高，造模成功；柚皮苷组（50 μmol/L）与 LPS 组比较有显著性差异，柚皮苷组（100 μmol/L、200 μmol/L）与 LPS 组比较有非常显著的差异，说明 50 ~ 200 μmol/L 柚皮苷前处理 1 h 能显著抑制由 LPS 引起的 IL – 8 mRNA 升高，呈量效关系。

表 3 – 12　RAW264.7 细胞 IL – 8 mRNA 表达水平

组别	IL – 8 mRNA 表达水平
正常组	1
LPS 组	37.23 ± 4.12[##]
柚皮苷组（50 μmol/L）	20.66 ± 2.22[*]
柚皮苷组（100 μmol/L）	16.34 ± 2.05[**]
柚皮苷组（200 μmol/L）	12.49 ± 0.73[**]
DEX 组	11.02 ± 0.85[**]

注：与正常组比较，[##]$p < 0.01$；与 LPS 组比较，[*]$p < 0.05$，[**]$p < 0.01$。

（六）MCP – 1 mRNA 表达

柚皮苷各浓度组对 LPS 所致 RAW264.7 中 MCP – 1 mRNA 的影响见表 3 – 13。经统计，LPS 组 MCP – 1 mRNA 水平与正常组比较有非常显著性升高，说明 LPS 诱导处理 6 h 能引起 RAW264.7 细胞中 MCP – 1 mRNA 水平的非常显著性升高，造模成功；柚皮苷组（50 μmol/L、100 μmol/L）与 LPS 组比较有显著性差异，柚皮苷组（200 μmol/L）及 DEX 组与 LPS 组比较有非常显著性差异，说明 50 ~ 200 μmol/L 柚皮苷前处理 1 h 能显著抑制由 LPS 引起的 MCP – 1 mRNA 升高，呈量效关系。

表 3 – 13　RAW264. 7 细胞 MCP – 1 mRNA 表达水平

组别	MCP – 1 mRNA 表达水平
正常组	1
LPS 组	$16.01 \pm 2.16^{\#\#}$
柚皮苷组（50 μmol/L）	$10.87 \pm 1.48^{*}$
柚皮苷组（100 μmol/L）	$9.78 \pm 2.00^{*}$
柚皮苷组（200 μmol/L）	$8.00 \pm 0.75^{**}$
DEX 组	$5.24 \pm 0.21^{**}$

注：与正常组比较，$^{\#\#}p < 0.01$；与 LPS 组比较，$^{*}p < 0.05$，$^{**}p < 0.01$。

（七）MIP – 1α mRNA 表达

柚皮苷各浓度组对 LPS 所致 RAW264. 7 中 MIP – 1α mRNA 的影响见表 3 – 14。经统计，LPS 组 MIP – 1α mRNA 水平与正常组比较非常显著升高，说明 LPS 诱导处理 6 h 能引起 RAW264. 7 细胞中 MIP – 1α mRNA 水平的非常显著差异，造模成功；柚皮苷组（50 μmol/L）与 LPS 组比较有显著性差异，柚皮苷组（100 μmol/L、200 μmol/L）及 DEX 组与 LPS 组比较有非常显著性差异，说明 50 ~ 200 μmol/L 柚皮苷前处理 1 h 能显著性抑制由 LPS 引起的 MIP – 1α mRNA 升高，呈量效关系。

表 3 – 14　柚皮苷对 LPS 诱导的 RAW264. 7 细 MIP – 1α mRNA 表达的影响

组别	MIP – 1α mRNA 表达水平
正常组	1
LPS 组	$5.95 \pm 0.31^{\#\#}$
柚皮苷组（50 μmol/L）	$3.36 \pm 0.50^{*}$
柚皮苷组（100 μmol/L）	$2.99 \pm 0.50^{**}$
柚皮苷组（200 μmol/L）	$2.19 \pm 0.17^{**}$
DEX 组	$2.97 \pm 0.10^{**}$

注：与正常组比较，$^{\#\#}p < 0.01$；与 LPS 组比较，$^{*}p < 0.05$，$^{**}p < 0.01$。

（八）Western-blotting 测定 MAPK、NF-κB 信号通路表达

　　MAPK 通路在炎症刺激下激活，ERK1/2、JNK1/2、p38 蛋白发生磷酸化，从而介导 NF-κB 或直接调控转录因子 AP-1，启动炎症基因的表达。柚皮苷对 LPS 诱导的 MAPK 信号通路激活的影响如图 3-3 所示。经统计，各组间 ERK1/2、JNK、p38 MAPK 水平无显著性差异，提示柚皮苷对非磷酸化的 ERK1/2、JNK、p38 MAPK 无影响；LPS 诱导下，ERK1/2、JNK、p38 MAPK 的磷酸化水平与正常组比较均有非常显著性提高，说明 LPS 诱导的 MAPK 通路被激活，造模成功；在 50 μmol/L、200 μmol/L 柚皮苷作用下，细胞 ERK1/2、JNK、p38 MAPK 的磷酸化水平显著性降低，且呈量效关系，说明柚皮苷能抑制 MAPK 通路蛋白的磷酸化，从而抑制由 LPS 诱导引起的 MAPK 通路的激活。

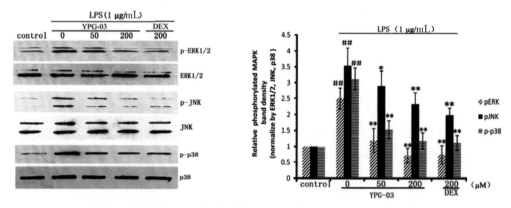

图 3-3　RAW264.7 细胞 ERK1/2、JNK1/2、p38 MAPK 的表达

注：与正常组比较，$^{\#\#}p < 0.01$；与 LPS 组比较，$^{*}p < 0.05$，$^{**}p < 0.01$。

　　NF-κB 是入核的调控转录因子，能启动多种炎症基因的表达。柚皮苷对 LPS 诱导的 NF-κB 信号通路激活的作用如图 3-4 所示。经统计，各组间 β-actin 水平无显著性差异，提示各组上样量均一；LPS 诱导下，胞浆内 IκB-α 含量与正常组比较有非常显著的下降，胞浆内 p65 的含量与正常组比较有非常显著的下降，同时核内 p65 的含量与正常组比较有非常显著的上升，说明 LPS 诱导使胞浆内 IκB-α 降解，p65 转移入核，造模成功；在 50 μmol/L、200 μmol/L 柚皮苷的作用下，IκB-α 的含量与 LPS 组比较显著性升高，且呈量效关系。胞浆中 p65 含量与 LPS 组比较有显著的增高，核内 p65 含量与 LPS 组比较显著性降低，说明柚皮苷能抑制 IκB-α 的降解，抑制 p65 的转移入核，从而抑制由 LPS 诱导引起的 NF-κB 通路激活。

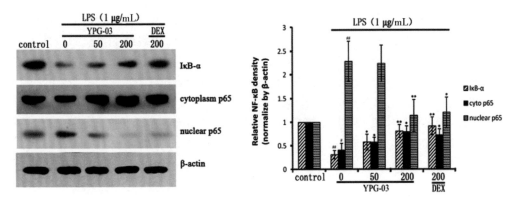

图 3 - 4　柚皮苷对 LPS 诱导的 RAW264. 7 细胞 IkB-α、p65 表达的影响

注：与正常组比较，$^{\#\#}p<0.01$；与 LPS 组比较，$^{*}p<0.05$，$^{**}p<0.01$。

（九）研究结论

柚皮苷能抑制 LPS 诱导的 IL - 8、MCP - 1、MIP - 1α 基因及蛋白表达。该抑制作用是通过抑制 LPS 诱导的 IκB-α、JNK、p38 MAPK 的磷酸化，抑制 IκB-α 的降解，抑制 p65 的转移入核，最终抑制 MAPK 和 NF-κB 信号通路转导的激活而实现的。

第四节　柚皮苷对 LPS 诱导 THP -1 细胞炎症/抗炎因子释放的作用研究

【实验材料】

（一）试剂

改良型 RPM I - 1640 培养基：HyClone，赛默飞世尔生物化学制品（北京）NWM0525，含 2. 05 mmol/L 谷氨酰胺，不含硝酸钙，0. 22 μm 滤膜过滤。

碳酸氢钠：广州化学试剂厂。称取 150 mg 碳酸氢钠溶于 10 mL PBS 中，过滤除菌，得 15 mg/mL（10 ×）碳酸氢钠溶液，用时按培养基体积的 1/10 加入，使终浓度为 1. 5 g/L。

葡萄糖：广州化学试剂厂。称取 250 mg 葡萄糖溶于 10 mL PBS 中，过滤除菌，得 25 mg/mL（10 ×）葡萄糖溶液，用时按培养基体积的 1/10 加入，使终浓度为 2. 5 g/L。

丙酮酸钠：称取 11 mg 丙酮酸钠溶于 10 mL PBS 中，过滤除菌，得 1.1 mg/mL（10×）丙酮酸钠溶液，用时按培养基体积的 1/10 加入，使终浓度为 0.11 g/L。

β-巯基乙醇：碧云天进口分装 Amresco，制得浓度为 1 mmol/L 的溶液，用时按培养基体积 1/20 加入，使 β-巯基乙醇终浓度为 0.05 mmol/L。

PMA：碧云天，以 DMSO 配制，10 mg/mL。取 PMA 稀释于 PBS 中，得 100 μmol/L PMA 溶液，用时按培养基体积的 1/100 加入，使终浓度为 1 mmol/L。

TNF-α、IL-8、IL-10 ELISA 试剂盒：美国 RB 公司，批号 110305。

其余试剂及耗材同本章第三节。

（二）仪器

全自动凝胶成像分析系统（Syngene 公司，Genegenius），其余仪器同本章第三节。

【实验方法】

（一）细胞培养

THP-1（人单核细胞）购自中国科学院典型培养物保藏委员会细胞库。RPM I-1640 培养基添加碳酸氢钠（1.5 g/L）、葡萄糖（2.5 g/L）、丙酮酸钠（0.11 g/L）、0.05 mmol/L β-巯基乙醇，以及进口胎牛血清（10%）。培养于含 5% CO_2 的 37 ℃ 培养箱中。

1. 传代

如含有碎片、异物，就离心，室温下 1000 r/min 离心 3 min；加入新鲜培养基后吹打均匀，分为 3 瓶。传代后细胞较为脆弱，应保持培养环境的稳定。

2. 分化铺板

调整细胞密度为每毫升 1×10^6 个，加入 PMA（碧云天，江苏）使终浓度为 1 μmol/L，培养 72 h。可见细胞贴壁生长，形态由悬浮时的圆形变为多边形。MTT 测定时用 12 道移液器（Gilson）铺 96 孔板，每孔 200 μL；ELISA 测定时用 1 mL 移液枪（Gilson）铺 24 孔板，每孔 0.5 mL；RT-PCR、Western-blotting 测定时用 1 mL 移液枪（Gilson）铺 6 孔板，每孔 2 mL。

（二）给药

正常组：其他组给药时更换新鲜培养液。

LPS 组：给药 1 h 后，加入 LPS，使终浓度为 1 μg/mL。

柚皮苷组（50 μmol/L、100 μmol/L、200 μmol/L）：给予含 50 μmol/L、

100 μmol/L、200 μmol/L 柚皮苷的培养基，1 h 后加入 LPS。

DEX 组（50 μmol/L、100 μmol/L、200 μmol/L）：给予含 50 μmol/L、100 μmol/L、200 μmol/L DEX 的培养基，1 h 后加入 LPS。

（三）样品收集

LPS 处理 24 h 后，取上清液，ELISA 法测定 TNF-α、IL－8、IL－10 含量。LPS 处理 6 h 后，用 Trizol 裂解细胞，样品保存于－20 ℃，提取 RNA，用 RT-PCR 法测定 TNF-α、IL－8、IL－10、TLR4 基因表达；用 Western 及 IP 裂解液裂解细胞，样品保存于－20 ℃，用于总蛋白的测定及 Western-blotting 测定 NF-κB、MAPK 信号通路蛋白表达。

（四）RT-PCR

1. 引物序列

TNF-α：
5′－CAT CTT CTC AAA ATT CGA GTG ACA A－3′；
5′－TGG GAG TAG ACA AGG TAC AAC CC－3′。
IL－8：
5′－ATG ACT TCC AAG CTG GCC GTG GCT－3′；
5′－TCT CAG CCC TCT TCA AAA ACT TCT C－3′。
IL－10：
5′－CCA GTT TTA CCT GGT AGA AGT GAT G－3′；
5′－TGT CTA GGT CCT GGA GTC AGC AGA CT C－3′。
TLR4：
5′－ATA TTG ACA GGA AAC CCC ATC CA－3′；
5′－AGA GAG ATT GAG TAG GGG CAT TT－3′。
β-actin：
5′－CGG CCA GGT CAT CAC TAT TG－3′；
5′－TCC TTC TGC ATC CTG TCA GC－3′。

2. 程序

94 ℃ 4 min；94 ℃ 45 s，55 ℃ 45 s，72 ℃ 45 s，33 个循环；72 ℃ 10 min。RT-PCR 产物进行琼脂糖凝胶电泳后，用全自动凝胶成像分析系统进行分析。

【实验结果】

（一）MTT

柚皮苷及 LPS 对 THP – 1 细胞存活率的影响见表 3 – 15。经统计，1 μg/mL、2 μg/mL、4 μg/mL、8 μg/mL LPS 处理 24 h 后，THP – 1 存活率与正常组比较无显著性差异。50 μmol/L、100 μmol/L、200 μmol/L 浓度的柚皮苷处理 24 h 的 THP – 1 细胞与正常组比较，存活率无显著性差异。

表 3 – 15 THP – 1 细胞存活率

组别	存活率（%）
正常组	100
LPS 组（1 μg/mL）	97.81 ± 18.28
LPS 组（2 μg/mL）	96.06 ± 15.59
LPS 组（4 μg/mL）	95.56 ± 15.11
LPS 组（8 μg/mL）	95.04 ± 12.38
柚皮苷组（50 μmol/L）	97.77 ± 17.97
柚皮苷组（100 μmol/L）	94.88 ± 10.46
柚皮苷组（200 μmol/L）	94.64 ± 8.83

（二）TNF-α 含量

柚皮苷各组对 LPS 诱导的 THP – 1 分泌 TNF-α 的作用见表 3 – 16。经统计，LPS 组 TNF-α 含量与正常组比较有非常显著性差异，说明 LPS 处理 24 h 后 TNF-α 水平非常显著性升高，造模成功；柚皮苷组（50 μmol/L）和 DEX（50 μmol/L）与 LPS 比较，TNF-α 水平显著性降低；柚皮苷组（100 μmol/L、200 μmol/L）和 DEX 组（100 μmol/L、200 μmol/L）与 LPS 组比较，TNF-α 水平非常显著性降低，说明 50 μmol/L、100 μmol/L、200 μmol/L 柚皮苷能抑制 LPS 刺激引起的 THP – 1 细胞 TNF-α 释放。

表 3 – 16 THP – 1 上清液中 TNF-α 的含量

组别	TNF-α（pg/mL）
正常组	214.88 ± 28.64
LPS 组	534.98 ± 22.37[##]
柚皮苷组（50 μmol/L）	431.68 ± 53.35[*]
柚皮苷组（100 μmol/L）	340.85 ± 36.59[**]
柚皮苷组（200 μmol/L）	251.20 ± 36.18[**]

续上表

组别	TNF-α（pg/mL）
DEX 组（50 μmol/L）	422. 23 ±47. 61*
DEX 组（100 μmol/L）	360. 80 ±42. 47**
DEX 组（200 μmol/L）	237. 10 ±20. 67**

注：与正常组比较,## p < 0. 01；与 LPS 组比较,* p < 0. 5,** p < 0. 01。

（三）IL - 8 含量

柚皮苷各组对 LPS 诱导的 THP - 1 分泌 IL - 8 的作用见表 3 - 17。经统计，LPS 组 IL - 8 含量与正常组比较有非常显著性差异，说明 LPS 处理 24 h 后 TNF-α 水平非常显著性升高，造模成功；柚皮苷组（50 μmol/L）和 DEX（50 μmol/L）与 LPS 比较，IL - 8 水平显著性降低；柚皮苷组（100 μmol/L、200 μmol/L）和 DEX 组 (100 μmol/L、200 μmol/L) 与 LPS 组比较，IL - 8 水平非常显著性降低。说明 50 μmol/L、100 μmol/L、200 μmol/L 柚皮苷能抑制 LPS 刺激引起的 THP - 1 细胞 TNF-α 释放。

表 3 - 17　THP - 1 上清液中 IL - 8 的含量

组别	IL - 8（pg/mL）
正常组	336. 3 ±34. 93
LPS 组	794. 67 ±45. 07##
柚皮苷组（50 μmol/L）	672. 37 ±65. 98*
柚皮苷组（100 μmol/L）	533. 97 ±47. 29**
柚皮苷组（200 μmol/L）	367. 14 ±45. 81**
DEX 组（50 μmol/L）	644. 53 ±60. 59*
DEX 组（100 μmol/L）	520. 78 ±57. 11**
DEX 组（200 μmol/L）	369. 31 ±29. 20**

注：与正常组比较,## p < 0. 01；与 LPS 组比较,* p < 0. 5,** p < 0. 01。

（四）IL - 10 含量

柚皮苷各组对 LPS 诱导的 THP - 1 分泌 IL - 10 的作用见表 3 - 18。经统计，LPS 处理 24 h 后 IL - 10 水平与正常组比较有非常显著性差异，说明造模成功；柚皮苷和 DEX 各组与 LPS 组比较，IL - 10 水平显著性升高，呈量效关系。说明 50 μmol/L、100 μmol/L、200 μmol/L 柚皮苷能促进 THP - 1 细胞 IL - 10 释放。

表 3 – 18　THP – 1 上清液中 IL –10 的含量

组别	IL – 10（pg/mL）
正常组	110. 26 ± 3. 74
LPS 组	96. 84 ± 4. 30##
柚皮苷组（50 μmol/L）	111. 80 ± 3. 46
柚皮苷组（100 μmol/L）	151. 97 ± 4. 73**
柚皮苷组（200 μmol/L）	184. 12 ± 7. 81**
DEX 组（50 μmol/L）	188. 90 ± 5. 03**
DEX 组（100 μmol/L）	208. 55 ± 3. 63**
DEX 组（200 μmol/L）	217. 94 ± 7. 98**

注：与正常组比较，## $p < 0.01$；与 LPS 组比较，* $p < 0.5$，** $p < 0.01$。

（五）RT-PCR

柚皮苷各组对 LPS 诱导的 THP – 1 细胞 TNF-α、IL – 8、IL – 10、TLR4 mRNA 表达的作用如图 3 – 5 所示。LPS 组 TNF-α、IL – 8、TLR4 mRNA 表达量与正常组比较显著提高，说明造模成功；柚皮苷组（50 μmol/L、200 μmol/L）TNF-α、IL – 8、TLR4 mRNA 表达量与 LPS 组比较显著减少，呈量效关系，说明 50 μmol/L、200 μmol/L 柚皮苷能抑制 TNF-α、IL – 8、TLR4 基因表达；柚皮苷组 IL – 10 mRNA 表达量与 LPS 组比较显著增高，说明 50 μmol/L、200 μmol/L 柚皮苷能促进 IL – 10 基因表达。

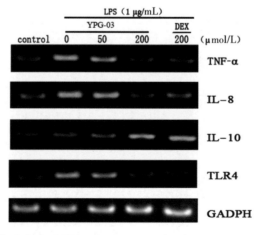

图 3 – 5　柚皮苷对 LPS 诱导的 TNF-α、IL – 8、IL – 10、TLR4 mRNA 表达的作用

（六）研究结论

　　柚皮苷能抑制 LPS 诱导的 THP-1 细胞的炎性细胞因子 TNF-α、趋化因子 IL-8、LPS 结合受体 TLR4 表达的显著上升，同时促进抗炎因子 IL-10 的表达，表明其具有良好的抗炎、抗趋化作用。

第五节　本章小结

　　本章构建了 LPS 气管滴注致小鼠 ALI 模型，发现柚皮苷能减少 LPS 引起的肺水肿、炎性细胞浸润、充血，能抑制 BALF 中 TNF-α 水平、白细胞总数及中心粒细胞数的上升，也能通过抑制 IκB-α 的降解及 p65 的入核，阻滞 NF-κB 通路的激活，从而抑制急性肺部炎症。这说明柚皮苷对小鼠 ALI 具有显著的保护作用。

　　为了研究柚皮苷对小鼠 ALI 保护作用的机制，选用小鼠 RAW264.7 巨噬细胞，以 LPS 刺激，研究柚皮苷对趋化因子 IL-8、MCP-1、MIP-1α 基因及蛋白表达的作用，并研究了其对调控趋化因子表达的 MAPK 和 NF-κB 通路的影响。结果表明：柚皮苷能抑制 LPS 诱导的 IL-8、MCP-1、MIP-1α 基因及蛋白表达，并抑制 LPS 诱导的 IκB-α、JNK、p38 MAPK 的磷酸化，抑制 IκB-α 的降解，抑制 p65 的转移入核，从而抑制 MAPK 和 NF-κB 信号通路转导的激活。

　　为了进一步研究柚皮苷的抗炎机制，选用 PMA 分化的人 THP-1 单核巨噬细胞，以 1 μg/mL LPS 刺激，研究柚皮苷对炎性细胞因子 TNF-α、趋化因子 IL-8、抗炎细胞因子 IL-10 的表达及对 TLR4 基因表达的作用。结果表明：柚皮苷能抑制 LPS 诱导的炎性细胞因子 TNF-α、趋化因子 IL-8、LPS 结合受体 TLR4 表达的显著上升，同时促进抗炎因子 IL-10 的表达，表明其具有良好的抗炎抗趋化作用。

　　综上所述，本章从体内及体外水平证明柚皮苷对 LPS 诱导引起的急性肺损伤具有保护作用，该保护作用是通过抑制趋化因子、炎症因子的释放，促进抗炎因子的释放而实现的，其作用机制是抑制 MAPK、NF-κB 信号通路的转导及相关基因的表达。

　　本章主要创新之处：①首次研究了柚皮苷对 LPS 所致小鼠急性肺损伤的保护作用；②首次发现柚皮苷保护小鼠急性肺损伤的机制是抑制 LPS 诱导的 MAPK 及 NF-κB 信号通路转导的激活，从而抑制趋化因子和炎症因子的生成。

参考文献

［1］ 中华人民共和国卫生部. 第三次全国死因调查主要情况［EB/OL］. http：//www. moh. gov. cn/publicfiles/business/htmlfiles/wsb/pxwfb/200804/33517. htm.

［2］ HE L, DING Y, ZHANG Q, et al. Expression of elevated levels of pro-inflammatory cytokines in SARS-CoV-infected ACE2 + cells in SARS patients：relation to the acute lung injury and pathogenesis of SAR［J］. The journal of pathology, 2006, 210（3）：288 – 297.

［3］ 马晓春，王辰，方强，等. 急性肺损伤/急性呼吸道窘迫综合征诊断与治疗指南（2006）. 中华内科杂志, 2007, 46：430 – 435.

［4］ KANNO S, SHOUJI A, TOMIZAWA A, et al. Inhibitory effect of naringin on lipopolysaccharide（LPS）-induced endotoxin shock in mice and nitric oxide production in RAW 264. 7 macrophages［J］. Life sciences, 2006, 78（7）：673 – 681.

［5］ KAWAGUCHI K, KIKUCHI S, HASEGAWA H, et al. Suppression of lipopolysaccharide-induced tumor necrosis factor-release and liver injury in mice by naringin［J］. European journal of pharmacology, 1999, 368（2 – 3）：245 – 250.

［6］ SHIRATORI K, OHGAMI K, ILIEVA I, et al. The effects of naringin and naringenin on endotoxin-induced uveitis in rats［J］. Journal of ocular pharmacology and therapeutics, 2005, 21（4）：298 – 304.

［7］ JAIN M, PARMAR H S. Evaluation of antioxidative and anti-inflammatory potential of hesperidin and naringin on the rat air pouch model of inflammation［J］. Inflammation research, 2011, 60（5）：483 – 491.

［8］ GOLECHHA M, CHAUDHRY U, BHATIA J, et al. Naringin protects against kainic acid-induced status epilepticus in rats：evidence for an antioxidant, anti-inflammatory and neuroprotective［J］. Biological and pharmaceutical bulletin, 2011, 34（3）：360 – 365.

［9］ LEE C H, JEONG T S, CHOI Y K, et al. Anti-atherogenic effect of citrus flavonoids, naringin and naringenin, associated with hepatic ACAT and aortic VCAM – 1 and MCP – 1 in high cholesterol-fed rabbits［J］. Biochemical and biophysical research communications, 2001, 284（3）：681 – 688.

［10］ PU P, GAO D M, MOHAMED S, et al. Naringin ameliorates metabolic syndrome by activating AMP-activated protein kinase in mice fed a high-fat diet［J］. Archives of biochemistry and biophysics, 2012, 518（1）：61 – 70.

［11］ CHAO C L, WENG C S, CHANG N C, et al. Naringenin more effectively inhibits inducible nitric oxide synthase and cyclooxygenase – 2 expression in macrophages than in microglia［J］. Nutrition research, 2010, 30（12）：858 – 864.

［12］HIRAI S, KIM Y I, GOTO T, et al. Inhibitory effect of naringenin chalcone on inflammatory changes in the interaction between adipocytes and macrophages ［J］. Life sciences, 2007, 81（16）: 1272 – 1279.

［13］TSAI S H, LIN-SHIAU S Y, LIN J K. Suppression of nitric oxide synthase and the down-regulation of the activation of NFκB in macrophages by resveratrol ［J］. British journal of pharmacology, 1999, 126（3）: 673 – 680.

［14］HÄMÄLÄINEN M, NIEMINEN R, VUORELA P, et al. Anti-Inflammatory effects of flavonoids: genistein, kaempferol, quercetin, and daidzein inhibit STAT – 1and NF-κB activations, whereas flavone, isorhamnetin, naringenin, and pelargonid inhibit only NF-κB activation along with their inhibitory effect on iNOS expression and NO production in activated macrophages ［J］. Mediators of inflammation, 2007: 45673 – 45683.

［15］HERATH H M, TAKANO-ISHIKAWA Y, YAMAKI K. Inhibitory effect of some flavonoids on tumor necrosis factor-alpha production in lipopolysaccharide-stimulated mouse macrophage cell line J774.1 ［J］. Journal of medicinal food, 2003, 6（4）: 365 – 370.

［16］BODET C, LA V D, EPIFANO F, et al. Naringenin has anti-inflammatory properties in macrophage and ex vivo human whole-blood models ［J］. Journal of periodontal research, 2008, 43（4）: 400 – 407.

［17］YEH S L, WANG H M, CHEN P Y, et al. Interactions of β-carotene and flavonoids on the secretion of pro-inflammatory mediators in an in vitro system ［J］. Chemico-biological interactions, 2009, 179（2 – 3）: 386 – 393.

［18］RIBEIRO M, BARATEIRO A, VILA-REAL H, et al. Anti-inflammatory effect of naringin and naringenin on TNF-α secretion in cultured cortical astrocytes after stimulation with LPS ［J］. New biotechnology, 2009, 25S: S10 – S11.

［19］KIM S W, KIM C E, KIM M H. Flavonoids inhibit high glucose-induced up-regulation of ICAM – 1 via the p38 MAPK pathway in human vein endothelial cells ［J］. Biochemical and biophysical research communications, 2011, 415（4）: 602 – 607.

［20］LIU L, JIA P, YANG Y X, et al. Study on the effect of naringin on chemokine RANTES secretion in human keratinocyte and NF-κB signal pathway ［J］. China pharmacy, 2010, 21（1）: 40 – 42.

［21］VAFEIADOU K, VAUZOUR D, LEE H Y, et al. The citrus flavanone naringenin inhibits inflammatory signalling in glial cells and protects against neuroinflammatory injury ［J］. Archives of biochemistry and biophysics, 2009, 484（1）: 100 – 109.

［22］张灵恩. 急性肺损伤的诊断和综合治疗 ［J］. 中国实用儿科杂志, 1999,

14 (12)：710.

［23］白春学.急性肺损伤/呼吸窘迫综合征进展［J］.上海医学，2007，30（9）：645－648.

［24］何礼霞，纪得香，张凌，等.布洛芬对油酸型急性肺损伤防治作用的实验研究［J］.微循环学杂志，2004，14（3）：44－45.

［25］李玉梅，卫洪昌.ALI/ARDS 抗炎治疗研究的策略与展望［J］.中国病理生理杂志，2009，25（4）：813－816，825.

［26］杨一新，李桂源.LPS 所介导的信号转导通路研究进展［J］.中南大学学报（医学版），2006，31（1）：141－145.

［27］BALDWIN A S. The N F-kappa B and I kappa B proteins：new discoveries and insights［J］. Annual review of immunology, 1996, 14：649－681.

［28］HORUK R. Molecular properties of the chemokine receptor family［J］. Trends in pharmacological science, 1994, 15（5）：159－165.

［29］BARNES P J. Alveolar macrophages as orchestrators of COPD［J］. Journal of chronic obstructive pulmonary disease, 2004, 1（1）：59－70.

［30］王月兰，姚尚龙.丝裂原蛋白激酶信号转导通路在机械通气相关性肺损伤中的作用［J］.中华实验外科杂志，2006，23（3）：331－333.

［31］SCHMECK B, ZAHLTEN J, MOOG K, et al. Streptococcus pneumoniae-induced p38 MAPK-dependent phosphorylation of RelA at the interleukin－8 promoter［J］. The journal of biological chemistry, 2004, 279（51）：53241－54247.

［32］HADDAD E B, BIRRELL M, MCMCLUSKIE K, et al. Role of p38 MAP kinase in LPS-induced airway inflammation in the rat［J］. British journal of pharmacology, 2001, 132（8）：1715－1724.

［33］ANDREW C B CATO, ERIK W. Molecular mechanisms of anti-inflammatory action of glucocorticolds［J］. Bioessays, 1996, 18（5）：371－378.

［34］李新甫，汪建新.急性肺损伤动物模型研究进展［J］.国外医学呼吸系统分册，2005，25（7）：506－511.

［35］SCHERMULY R T, GÜNTHER A, WEISSMANN N, et al. Differential inpact of ultrasonically nebulized versus tracheal-instilled surfactant on ventilation（VA/Q）mismatch in a model of acute lung injury［J］. American journal respiratory and critical care medicine, 2000, 161（1）：152－159.

［36］KAWAMAE K, PRISTINE G, GHIUMELLO D. Partial liquid ventilation decreases serum tumor necrosis factor-alpha concentrations in a rat acid aspiration lung injury model［J］.Critical care medicine, 2000, 28（2）：479－483.

［37］RICARD J D, DREYFUSS D, SAUMON G. Ventilator-induced lung injury［J］. The European respiratory journal. supplement, 2003, 22（s42）：2s－9s.

［38］ CHU E K, WHITEHEAD T, SLUTSKY A S. Effects of cyclic opening and closing at low-and high-volume ventilation on bronchoalveolar lavage cytokines ［J］. Critical care medicine, 2004, 32: 168 - 174.

［39］ PELOSI P, D' ONOFRIO D, CHIUMELLO D, et al. Pulmonary and extrapulmonary acute respiratory distress syndrome are different ［J］. The European respiratory journal, 2003, 42: 48s - 56s.

［40］ 毛宝龄, 钱桂生, 陈正堂. 急性呼吸窘迫综合征 ［M］. 北京: 人民卫生出版社, 2003, 31: 241.

［41］ 汪建新, 黄念秋, 赵中苏, 等. 前列腺素 E1 对内毒素致家兔急性肺损伤的治疗作用 ［J］. 中国病理生理杂志, 1995, 11 (5): 523 - 527.

［42］ ALPARD S K, ZWISCHENBERGER J B, TAO W, et al. New clinically relevant sheep model severe respiratory failure secondary to combined smoke inhalation/cutaneous flame burn injury ［J］. Critical care medicine, 2002, 28 (5): 1469 - 1476.

［43］ HERBEIN G, DOYLE A G, MONTANER L J, et al. Lipopolysaccharide (LPS) down-regulates CD4 expression in primary human macrophages through induction of endogenous tumour necrosis factor (TNF) and IL - 1 beta ［J］. Clinical and experimental immunology, 1995, 102 (2): 430 - 437.

［44］ SHARIF O, BOLSHAKOV V N, RAINES S, et al. Transcriptional profiling of the LPS induced NF-κB response in macrophages ［J］. BMC immunology, 2007, 8: 1.

［45］ SESTER D P, TRIEU A, BRION K, et al. LPS regulates a set of genes in primary murine macrophages by antagonising CSF - 1 action ［J］. Immunobiology, 2005, 210 (2 - 4): 97 - 107.

［46］ 顾达民, 陈宇, 张小宝, 等. 氯胺酮对脂多糖诱导的大鼠肺泡巨噬细胞氧化应激的影响 ［J］. 实用临床医药杂志, 2002, 12 (8): 1 - 7.

［47］ HINO M, ODA M, YOSHIDA A, et al. Establishment of an in vitro model using NR8383 cells and mycobacterium bovis calmette-guérin that mimics a chronic infection of mycobacterium tuberculosis ［J］. In Vivo, 2005, 19 (5): 821 - 830.

［48］ WONG L Y, CHEUNG B M, LI Y Y, et al. Adrenomedullin is both proinflammatory and antiinflammatory: its effects on gene expression and secretion of cytokines and macrophage migration inhibitory factor in NR8383 macrophage cell line ［J］. Endocrinology, 2005, 146 (3): 1321 - 1327.

［49］ DIABATE S, MULHOPT S, PAUR H R, et al. Pro-inflammatory effects in lung cells after exposure to fly ash aerosol via the atmosphere or the liquid phase ［J］. Annals of occupational hygiene, 2002, 46 (Supplement 1): 382 - 385.

［50］ KERECMAN J, MUSTAFA S B, VASQUEZ M M, et al. Immunosuppressive properties of surfactant in alveolar macrophage NR8383 [J]. Inflammation research, 2008, 57 (3): 118 –125.

[51] XU M, DONG M Q, CAO F L, et al. Tanshinone IIA reduces lethality and acute lung injury in LPS-treated mice by inhibition of PLA2 activity [J]. European journal of pharmacology, 2009, 607 (1 –3): 194 –200.

[52] BISSONNETTE E Y, TREMBLAY G M, TURMEL V, et al. Coumarinic derivatives show anti-inflammatory effects on alveolar macrophages, but their anti-elastase activity is essential to reduce lung inflammation in vivo [J]. International immunopharmacology, 2009, 9 (1): 49 –54.

[53] CHUNG J, CHOI M J, JEONG S Y, et al. Chemokines gene expression of RAW 264.7 cells by actinobacillus actinomycetemcomitans lipopolysaccharide using microarray and RT-PCR analysis [J]. Molecules and cells, 2009, 27 (2): 257 –261.

[54] 王旭光，陈根殷，陈妙萍. 犀草素对 LPS 诱导的 RAW264.7 细胞 COX – 2 及 mPGES – 1 表达的影响 [J]. 中药材, 2007, 30 (10): 1263 –1266.

[55] KIM H J, LEE H S, CHONG Y H, et al. p38 mitogen-activated protein kinase up-regulates LPS-induced NF-kappaB activation in the development of lung injury and RAW264.7 macrophages [J]. Toxicology, 2006, 225 (1): 36 –47.

[56] ALLEN-HALL L, CANO P, ARNASON J T, et al. Treatment of THP – 1 cells with Uncaria tomentosa extracts differentially regulates the expression of IL – 1β and TNF-α [J]. Journal of ethnopharmacology, 2007, 109 (2): 312 –317.

[57] ZHAO F, WANG L, LIU K. In vitro anti-inflammatory effects of arctigenin, a lignan from Arctium lappa L. , through inhibition on iNOS pathway [J]. Journal of ethnopharmacology, 2009, 122 (3): 457 –462.

[58] YEH C C, KAO S J, LIN C C, et al. The immunomodulation of endotoxin-induced acute lung injury by hesperidin in vivo and in vitro [J]. Life science, 2007, 80 (20): 1821 –1831.

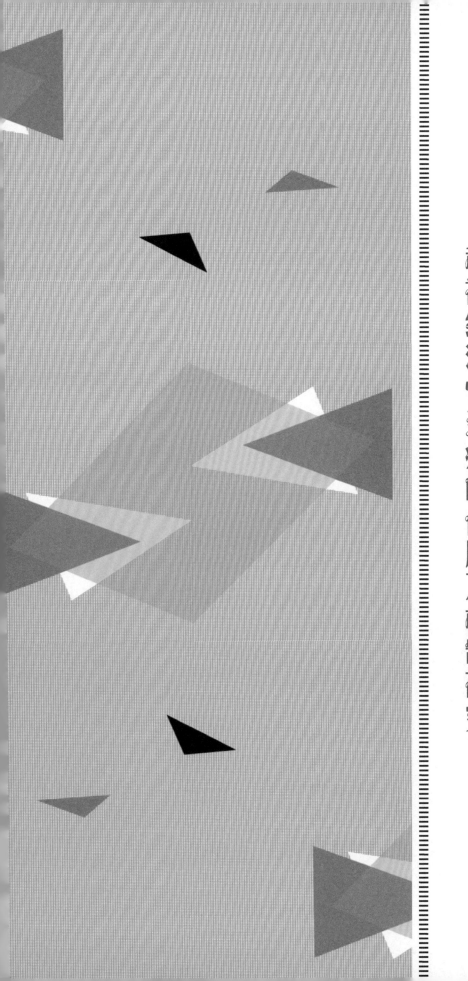

第四章 柚皮苷对烟熏所致气道炎症
和神经源性炎症的作用及机制研究

第一节　引　　言

一、慢性阻塞性肺疾病概述

（一）慢性阻塞性肺疾病的病理机制及治疗方法

慢性阻塞性肺疾病（COPD）是一种以持续气流受限为基本特征的慢性气道疾病，慢性和进行性加重的咳嗽、咳痰和呼吸困难是其特征性症状，严重影响生存质量，甚至可导致呼吸衰竭和死亡。

COPD 与慢性支气管炎及肺气肿密切相关。慢性支气管炎是指在排除其他心肺疾病之后，反复咳嗽、咳痰，每年至少 3 个月，并持续 2 年或 2 年以上；支气管、气道黏膜及其周围组织的慢性非特异性炎症是其重要病理表现。肺气肿则是指终末支气管及肺泡持续扩张，并有细支气管和肺泡壁破坏，肺泡腔融合[1-2]。当慢支和（或）肺气肿合并出现不可逆的气流受限时可诊断为 COPD，某些具有不可逆气流受限的哮喘也被归入 COPD 范畴[3]。COPD 已成为一种威胁全球公共卫生安全的疾病。COPD 居全球死亡原因的第三位、全球疾病经济负担的第五位。在我国，COPD 的发病率居高不下，40 岁以上人群发病率高达 8.3%。

COPD 的致病因素复杂，包括内因和外因两个方面。内因主要为个人遗传易感性，研究发现北欧人群的 α1 - 抗胰蛋白酶缺乏所致的蛋白酶 - 抗蛋白酶平衡失调与肺气肿形成密切相关[2]。外因主要包括吸烟、空气污染、生物燃料烟雾、职业性粉尘、感染甚至社会经济地位等因素，其中，吸烟被认为是 COPD 最重要的致病因素，吸烟时间愈长，烟量愈大，患病率也愈高。戒烟有助于减轻症状，缓解病情[4]。

吸入的细小颗粒（PM 2.5 ～ PM 10）、有害化学成分（如氮氧化物、SO_2、尼古丁、活性氧、自由基等）及细菌病毒感染诱发的急慢性气道炎症反应在 COPD 的形成和发展中有重要地位[4-6]，巨噬细胞及中性粒细胞浸润增加是其主要细胞学变化，而浸润炎症细胞所释放的大量促炎症因子和活性氧对 COPD 慢性气道炎症、黏液高分泌和结构重塑起重要作用[7-8]。

肺泡巨噬细胞是气道炎症的始动细胞，在感染、烟雾等有害刺激下释放 IL - 8、LTB_4 等中性粒细胞趋化因子，诱导中性粒细胞浸润[7]。基质金属蛋白酶（MMPs）对肺组织的细胞外基质和基底膜有广泛的降解作用，金属蛋白酶的表达或金属蛋白酶与金属蛋白酶组织抑制因子的比率失衡在 COPD 气道重塑中发挥重要的作用[9]。肺泡巨噬细胞是 MMP - 9、MMP - 12 等多种 MMPs 的重要来源，肺组织中巨噬细胞浸润与肺弹性下降、肺气肿严重程度密切相关[10]。

中性粒细胞在浸润气道组织过程中分泌多种蛋白酶，可造成组织损伤，其释放的弹性蛋白酶亦可促进气道黏液分泌，与慢支咳痰症状密切相关。COPD 急性发作时，咳嗽和痰液量增加，痰液变脓性，气喘或伴有发热等炎性症状。急性发作时，灌洗液里中性粒细胞的总数和比例都有所增加，同时痰液中反映中性粒细胞浸润程度的炎症因子和介质如 IL-8、LTB$_4$ 及 MPO 也增加[11]。

此外，研究发现 COPD 稳定期患者气道内还存在嗜酸性粒细胞浸润持续偏高的情况，虽然这些嗜酸性粒细胞未处于炎症激活状态[12]，但在 COPD 急性发作期，气道黏膜及黏膜下的嗜酸性细胞及细胞活性均有所增加[13]。

COPD 主要病理变化表现：中央大气道炎性细胞浸润，黏液腺增生及杯状细胞化生，黏液分泌增加；在外周气道则表现为气道上皮反复损伤和修复形成的气道组织重塑，导致气道狭窄，气流受限；在终末细支气管及肺泡则发生扩张或肺泡壁融合，形成肺大疱、肺气肿；肺部血管则表现为血管壁增厚。在以上病理变化基础上，COPD 患者出现气道阻塞、气流受限、肺过度充气的特征性的生理改变，黏液高分泌、纤毛功能失调则导致多痰且排痰不畅，刺激患者频繁咳嗽和咳痰[14-15]。随着 COPD 的进一步恶化，可导致肺功能严重下降，肺部气体交换功能障碍，产生低血氧症并导致肺动脉高压的形成。COPD 还可引起全身系统炎症反应、机体消瘦及骨骼肌功能不良等全身症状[16]。

COPD 稳定期的治疗以缓解当前症状、降低未来风险为主要目标。戒烟、控制职业性或环境污染，减少有害气体粉尘的吸入是首要管理措施。短效 β 受体激动剂、抗胆碱药物及茶碱类药物等支气管舒张剂是缓解 COPD 气流受限、控制症状的主要治疗药物。与哮喘不同，使用皮质激素类药物并不能阻止 COPD 患者肺功能指标（FEV1）的下降，因此 COPD 患者不推荐长期口服激素或单一吸入激素治疗。对中重度且有临床症状并反复加重的患者，可选用吸入性激素治疗，或与 β 受体激动剂联合应用。PDE4 酶抑制剂罗氟司特可通过抑制胞内环腺苷酸的降解而抑制炎症，近年来用于控制 COPD 气道炎症，有助于减少 COPD 急性加重发生率，与长效支气管扩张剂联用时有助于改善肺功能。由于 COPD 气道存在黏液高分泌症状，阻塞气道，因此祛痰药的使用可改善通气功能。

慢性咳嗽是 COPD 的重要症状，而且常常是 COPD 的首发症状[17]。但考虑到镇咳药物的使用可能抑制咳嗽反射而抑制 COPD 患者排痰，在 COPD 稳定期通常避免常规使用镇咳药，仅在急性加重期短暂使用以缓解咳嗽症状，改善生存质量。此外，还有抗氧化治疗、长期氧疗、无创通气支持、手术治疗等多种措施，以达到缓解 COPD 症状、提高生存质量、控制疾病恶化风险的目的。

COPD 患者气道受病毒、细菌感染时，可诱发 COPD 呼吸道症状急性加重、肺功能恶化。多数急性加重期患者可以采用支气管扩张剂、激素和抗生素进行院外治疗，严重者则需要住院治疗。根据病情严重程度采取适当的治疗措施，主要包括支气管扩张剂、激素、抗生素等药物治疗方式，以及氧疗甚至机械通气治疗。

（二）吸烟致气道炎症与 COPD

吸烟是 COPD 最重要的环境因素之一，香烟烟雾中含有超过 4000 种化合物，可造成复杂的气道炎症反应。烟雾中含有大量颗粒物及尼古丁、活性氧、CO、NO 等有害成分，一方面可激活 TLR-NF-κB 炎症信号通路，诱导气道上皮细胞及肺泡巨噬细胞释放 IL-1β、IL-8、LTB₄、TNF-α 等炎性趋化因子，募集中性粒细胞、淋巴细胞、嗜酸性细胞等炎性细胞浸润到气道局部，引起气道炎症。浸润到组织中的炎性细胞及局部受损组织细胞分泌的炎症因子及介质、蛋白酶、金属蛋白酶、活性氧、MPO 酶等可进一步诱发新的炎症浸润、黏液高分泌及组织损伤，造成气道重塑及疾病慢性发展[18]。另一方面也可抑制 Nrf2-ARE 抗氧化信号通路，抑制 SOD 酶、GSH 等抗氧化酶及抗氧化物质的表达，增强气道组织细胞的氧化应激和细胞损伤[19]。同时，氧化应激的增加也抑制了细胞内 HDAC2 的活性，减少了炎症细胞因子基因启动子的去乙酰化，导致相关炎症基因持续高表达，这也是 COPD 对糖皮质激素治疗耐受的重要原因[20]。

此外，香烟烟雾可通过抑制 capsase 酶的激活及热激蛋白表达而抑制细胞凋亡，诱导气道中性粒细胞、巨噬细胞、上皮细胞及血管内皮细胞发生坏死[21-24]，烟雾也能使肺泡巨噬细胞识别和吞噬功能减弱，增加气道感染概率，不利于炎症消退[25]。

（三）烟熏致 COPD 动物模型及其动态特征

目前常用的 COPD 动物模型主要有烟熏所致 COPD 模型、弹性蛋白酶致 COPD 模型、基因敲除致 COPD 模型及 LPS 致 COPD 模型，各方法优缺点比较见表 4-1。吸烟与 COPD 的密切关系，吸烟法因最为接近人类 COPD 病因、造模条件温和、能较好地模拟人类 COPD 的发病过程而被广泛采用[26]。

表 4-1　几种 COPD 动物模型的比较[26]

模型	优点	缺点
烟熏致 COPD 模型	造模方式与人类 COPD 形成的主要病因相符；肺气肿、气道重塑、肺功能改变等病理生理特征与人类 COPD 相似	造模时间长，一般长达几个月；造模方法难以统一；无法对动物的生理及活动能力造成严重影响，难以模拟人类重度 COPD 的表征
弹性蛋白酶致 COPD 模型	造模时间短，肺气肿现象明显，肺功能变化显著	酶的类型、动物种属、年龄均有重要影响，侧重肺结构的急性损伤，而非呼吸道炎症

续上表

模型	优点	缺点
基因敲除致 COPD 模型	可对 COPD 形成相关的特定蛋白或基因进行深入研究	研究多集中在肺气肿相关基因，对小气道重塑研究少
LPS 致 COPD 模型	短时间内产生大气道及外周气道的病理改变和炎症因子的增高，与 COPD 急性发作颇相关	炎症浸润情况与吸烟模型有所不同

大小鼠、豚鼠是烟熏致 COPD 动物模型的常用动物。与大鼠及小鼠相比，豚鼠在气道组织结构上更接近人类，气道内杯状细胞增生更明显，而大鼠和小鼠在小气道内仅有少量的杯状细胞的化生，黏液腺较少，与人类的气道结构差别较大。此外，豚鼠也是目前公认的可用于咳嗽研究的动物[27]，因此适用于需要同时考察 COPD 慢性咳嗽、黏液高分泌和气道炎症的研究。但由于对豚鼠的遗传背景不如大鼠、小鼠清晰，并缺少种属特异的抗体，因此难以像大鼠、小鼠那样进行深入的分子机制研究。小鼠也被广泛用于烟熏致 COPD 动物模型研究，其优势在于低成本，并且遗传背景清晰，有大量商品化的特异抗体，便于深入研究 COPD 的分子遗传机制。大鼠对烟熏造模的敏感性较差，不容易造成显著的病理变化，因此在烟熏致 COPD 模型中使用较少[28]。

急慢性烟熏均可以引起显著的气道炎性细胞浸润，但急性烟熏造模后小鼠肺泡灌洗液中的浸润细胞主要为中性粒细胞，而慢性烟熏则可以导致中性粒细胞、巨噬细胞、淋巴细胞等多种炎性细胞的数量全面增加[29]。也有研究发现，急性烟熏并不必然导致肺部中性粒细胞的跨血管内皮趋化浸润，可能通过延迟中性粒细胞的清除而导致对局部血管及肺组织的损伤[30]。急性烟熏模型有助于研究吸烟在 COPD 气道炎症的早期发生中的作用机制，但不一定适用于准确评价药物对 COPD 的治疗作用[31]。

烟熏致 COPD 动物模型造模时间较长，一般需要至少 4 个月才能形成肺气肿[32]。动物在接受慢性烟熏的过程中，其气道炎症病理变化过程并非单向发展，而表现出复杂的动态变化特征。对大鼠、小鼠慢性烟熏模型的研究发现 BALF 中性粒细胞在造模过程中呈双相变化。BALF 中性粒细胞数约在接受 1 周烟熏后达峰，之后有所下降，在 4～6 周后重新开始持续上升[33-34]。在慢性烟熏造模过程中动物机体自我修复能力也并非单向变化，烟熏初期（1 个月）肺实质中与组织修复有关的基因表达量随烟熏时间增加，而之后表达量则随烟熏时间持续下降，这提示动物在烟熏 4～6 周后气道自我修复能力进入衰退阶段，气道炎症进入慢性、进行性恶化阶段[35-36]。相比细胞组成的变化，气道组织的病理变化出现时间稍晚，但造成的损伤更加持久；通过研究大鼠烟熏 7 周的病理变化趋势，发现气道组织损伤表现为持续加重，但在第 5 周才达到显著变化[37]；而豚鼠在烟熏 1 个月后肺部才出现显著病理改变，2 个月后病理改变达到峰值[38]。

动物在慢性烟熏过程中气道炎症病理变化的复杂动态特征，意味着在慢性烟熏致动物 COPD 形成的不同阶段可能有不同的细胞、生化及分子机制。急性烟熏模型可能只是模拟了 COPD 形成过程中急性应激期的特征，在急性烟熏模型中有效的药物在慢性烟熏模型中不一定有效[31]。因此，在选用急性烟熏模型初步评估药物对吸烟致 COPD 可能药效的基础上，有必要进一步采用慢性烟熏致 COPD 动物模型以准确评估药物对 COPD 的治疗作用和机制。

二、炎症消退

炎症消退是机体在多种细胞和促消退介质的协同作用下自限式终止炎症反应的过程，炎性细胞的及时凋亡和巨噬细胞对凋亡细胞的吞噬清除是其主要方式。浸润到炎症组织中的炎性细胞凋亡延迟、坏死，或凋亡细胞因未被及时吞噬清除而坏死可引起新的炎症和组织损伤，导致炎症恶化或慢性化[39]。COPD 是一种以进行性发展的持续气流受限为特征的疾病，有害气体和微粒引起的慢性气道炎症反应是其核心病理因素，吸烟是其最重要的致病因素之一。临床研究表明，吸烟者及 COPD 患者气道内存在中性粒细胞凋亡比例下降和肺泡巨噬细胞吞噬凋亡细胞能力下降现象[25,40]，表明炎症消退能力的下降与 COPD 形成密切相关。

炎症消退过程受多种脂类促消退介质的介导，其中脂氧素 A_4（lipoxin A_4，LXA_4）是近年来发现的一种重要内源性促炎症消退介质。LXA_4 是一种花生四烯酸的脂氧合酶（lipoxygenases，LOX）代谢产物，通过白细胞间或白细胞与上皮细胞、内皮细胞、血小板等其他细胞的 LOX 或环氧合酶 - 2（cyclooxygenases，COX - 2）协同合成[41]。通过与脂氧素受体（ALX 受体）结合，LXA_4 可产生多种细胞特异的促炎症消退活性。LXA_4 可抑制促炎症趋化因子诱导的中性粒细胞的趋化移行，可促进中性粒细胞的凋亡，并抑制 NF-κB 通路降低炎症活性。LXA_4 还可以促进单核细胞激活成为巨噬细胞，并通过 cAMP 途径促进巨噬细胞吞噬清除凋亡中性粒细胞，同时减少 IL - 8、MCP - 1 等促炎因子的释放而增加 TGF-β、IL - 10 等抗炎因子的释放[42]。已有研究发现中重度 COPD 患者气道内 LXA_4 含量有下降现象[43]，而 LXA_4 及其结构类似物可以通过结合 ALX 受体竞争性拮抗 COPD 急性期标志物血清淀粉样蛋白 A 对中性粒细胞的凋亡起抑制作用[44]。以上研究提示脂氧素介导的炎症消退在 COPD 形成中具有重要作用，对脂氧素介导的炎症消退进行调控对 COPD 的治疗具有重要意义。

脂氧素介导的炎症消退调控主要通过两个方面进行，一是在脂氧素合成环节进行调控，二是在脂氧素受体环节进行调控。

在脂氧素合成环节主要通过两种机制实现对炎症消退的调控，分别为脂质介质类别转换机制及脂氧素细胞间协同合成机制。在炎症反应初期，浸润到组织中的炎

性细胞释放出 PGE_2 等促炎症因子，这些因子可通过 cAMP 信号通路途径诱导中性粒细胞内 15 – LOX 酶表达增加，使中性粒细胞合成的脂质介质从促炎性介质（LTB_4）为主转换为促消退介质（LXA_4）为主。这种经由炎症反应初期产物诱导的脂质介质合成类别转换保证了炎症反应启动之后机体可负反馈式地启动炎症消退，从而实现对炎症消退的时间调控[45]。此外，浸润到组织中的中性粒细胞内的 5 – LOX 可分别与局部组织中的上皮细胞、巨噬细胞、血小板等局部细胞的 15 – LOX、COX – 2、12 – LOX 等协同合成脂氧素。促消退介质的细胞间协同合成使具有炎性细胞浸润的部位可产生较多的促消退介质，从而在炎症部位局部启动炎症消退，实现对炎症消退的空间调控[46]。研究表明，低剂量阿司匹林可以改变 COX – 2 活性，诱导脂氧素的细胞间合成，这是长期服用低剂量阿司匹林预防心血管疾病的内在机制[47]。

此外，通过调控 ALX 受体表达和内吞也可以实现对炎症消退的调控。在 ALX 基因高表达小鼠中，LTB_4 诱导的中性粒细胞浸润显著减少，其对 LXA_4 及其结构类似物的敏感性显著提高[48]。PKC 信号通路依赖的 ALX 受体内吞则与巨噬细胞吞噬凋亡细胞相关，ALX 基因敲除小鼠的巨噬细胞对凋亡中性粒细胞的吞噬能力显著下降[49]。目前已发现中重度哮喘患者外周血白细胞和 COPD 患者痰液中白细胞 ALX 受体表达下降[50-51]。

对于气道炎症而言，除了炎性细胞凋亡及吞噬这一炎症消退途径，肺组织中的炎性细胞跨上皮移行到气道腔中，而后通过排痰方式从气道清除也是一种重要的消退途径[52]。在小鼠哮喘模型中，使用 anti-Fas mAb 诱导气道嗜酸性细胞发生凋亡后，气道组织的炎症浸润反而进一步加剧，ICAM – 2 敲除小鼠气道组织嗜酸性细胞的排出受到抑制，其气道高反应性症状显著延长[53]。处于消退状态的白细胞炎症活性下降，各种炎症因子分泌减少，此时气道腔内炎性细胞数量增加并不代表炎症加剧，结合气道腔内各种炎症因子的情况更能准确分析药物对气道炎症反应的实质影响[52]。

三、气道神经源性炎症与吸烟致慢性咳嗽

由感觉神经末梢释放的神经肽或神经递质所介导的炎症反应称为神经源性炎症，气道神经源性炎症在烟熏导致的咳嗽敏感性上升及气道高反应中有重要地位。分布于气道组织的 C 纤维、快适应感受器（RARs）及慢适应感受器（SARs）是重要的咳嗽反射神经受体，其中，在辣椒素、缓激肽、枸橼酸、低渗盐水、SO_2 等化学物质的刺激下，C 纤维末梢会释放神经肽类物质如 P 物质（SP）、神经肽 A、降钙素基因相关肽和缓激肽等。经由分布在各种效应细胞上的神经肽受体介导，神经肽可诱发造成组织水肿、平滑肌痉挛、黏液分泌，这些生理病理变化可进一步刺激 RARs 引起咳嗽及气道高反应[54-55]。中性内肽酶（NEP）是广泛存在于气道各类细胞表面的一种神经肽降解酶，在调控气道神经源性炎症水平中有重要地位。NEP 活

性可被有害气体或血管紧张素酶抑制剂药物所抑制，导致神经肽不能及时降解而使神经源性炎症水平升高，进而导致咳嗽敏感性上升，这也是血管紧张素酶抑制剂药物导致药源性慢性咳嗽的原因[56]。神经肽及其受体水平偏高和 NEP 酶活性下降被认为是造成哮喘、COPD 及呼吸道病毒感染患者咳嗽高敏感、气道高反应的重要原因[57]。

吸烟所致的气道神经源性炎症与吸烟所致的慢性咳嗽密切相关[58-59]。烟雾中的尼古丁可激活神经元烟碱乙酰胆碱受体或提高 TRPV1 对辣椒素的敏感性而引起咳嗽或咳嗽高敏感[60-61]。烟雾中的 α，β-不饱和醛类则主要通过激活 TRPA1 诱发神经源性炎症[62]。烟雾诱导的气道炎症细胞浸润产生大量的促炎症因子及活性氧物质也能促进神经肽的合成，并提高相关神经元的敏感性[63-64]。此外，烟雾中的氧自由基成分也可以通过抑制 NEP 酶活性而提高神经源性炎症水平[65]。由于香烟烟雾对神经源性炎症具有广泛影响，因此急慢性烟熏动物（主要为豚鼠）模型也被广泛用于神经源性炎症相关的病理性咳嗽研究[66]。

四、本章主要研究内容

柚皮苷是南药化橘红的主要有效成分，研究表明柚皮苷及其苷元具有抗氧化、降脂、抗菌、镇静、抗炎等多种生物活性[67]。近年来对柚皮苷呼吸系统药理活性及机制的研究表明：柚皮苷具有良好的止咳作用，其作用方式为外周性镇咳，其止咳作用不依赖于对 ATP 敏感的钾离子通道及气道 SP 释放的抑制，而主要通过抑制 RARs 放电[68]。柚皮苷单次口服或多次口服对辣椒素、枸橼酸所致的豚鼠生理性咳嗽均有显著的镇咳效果，对慢性烟熏致 COPD 豚鼠的病理性咳嗽也具有显著的抑制作用，并且还具有抑制气道高反应、改善肺功能的作用[69]。柚皮苷同时还具有良好的化痰作用。柚皮苷能显著抑制慢性烟熏诱导的大鼠气道上皮杯状细胞的增生及黏蛋白的合成与分泌[70]；能显著抑制 EGF 诱导的 A549 细胞 MUC5AC 黏蛋白的高分泌，且已经确证这种抑制作用是通过抑制 MAPKs/AP-1 与 IKKs/IκB/NF-κB 信号通路的协同作用来实现的[71]。此外，柚皮苷对 LPS 致急性肺损伤小鼠急性气道炎症也有显著的抑制作用[72-73]。

本章就是在上述研究的基础上，考察柚皮苷对以 COPD 为代表的慢性气道炎症疾病的作用及机制，为系统评价柚皮苷对气道炎症疾病的药理活性及临床应用价值提供科学依据。本章主要研究内容如下：

（1）采用烟熏致小鼠急性气道炎症模型，研究柚皮苷对烟熏所致急性气道炎症的抗炎作用。

（2）采用烟熏致豚鼠慢性气道炎症模型，研究柚皮苷对烟熏致慢性气道炎症、黏液高分泌、组织损伤及氧化损伤的影响；采用烟熏致小鼠 COPD 慢性气道炎症模型，从肺功能、气道炎症浸润、促炎/抗炎细胞因子平衡及炎症消退能力等多个方面，考察柚皮苷对慢性烟熏致小鼠 COPD 形成过程的动态影响。

（3）采用烟熏致豚鼠慢性咳嗽模型，研究柚皮苷对咳嗽相关的气道神经源性炎症的作用。

第二节　柚皮苷对烟熏致小鼠急性气道炎症的抗炎作用

本节采用急性烟熏致小鼠急性气道炎症模型，研究柚皮苷对烟熏致气道炎症的抗炎作用。

【实验材料】

（一）实验动物

SPF 级雄性 Balb/c 小鼠，体重 20～25 g，购于广东省医学实验动物中心，动物合格证：SCXK（粤）2008-0002。实验环境：中山大学生命科学学院中药与海洋药物实验室。实验动物使用许可证号：SYXK（粤）2009-0020。

（二）试剂

柚皮苷，实验室自制，纯度 98.8%；地塞米松磷酸钠，中国药品生物制品检定所提供；罗氟司特，珠海海利来公司提供；LXA$_4$，美国 Cayman 公司提供；软装椰树牌过滤嘴香烟，广东中烟工业有限公司提供；BCA 蛋白定量测定试剂盒，上海碧云天有限公司提供；小鼠 IL-8、IL-10、MCP-1 ELISA 试剂盒，深圳欣博盛公司提供；Annexin-V-FITC 凋亡试剂盒，天津三箭生物技术公司提供；0.9% 氯化钠注射液，昆明市宇斯药业有限公司提供；4% 多聚甲醛（0.1 PBS 配制），广州佳研生物技术公司提供；磷酸二氢钾，广州化学试剂厂提供；氯化钾，广东光华化学厂有限公司提供；十二水合磷酸氢二钠，广东光华化学厂有限公司提供；氯化钠，广东光华化学厂有限公司提供。

（三）溶液配制

正常组（Normal）及烟熏模型（CSE）组溶液：0.9% 生理盐水。

柚皮苷（YPG）低、中、高剂量组：实验前取柚皮苷粉末，加 0.9% 生理盐水配成浓度分别为 3 mg/mL、6 mg/mL、12 mg/mL 的混悬液，按体重以 0.1 mL/10 g 进行灌胃，对应柚皮苷给药剂量分别为 30 mg/kg、60 mg/kg、120 mg/kg。

　　地塞米松（Dexamethasone，DEX）组：实验前取地塞米松磷酸钠，用0.9%生理盐水配成浓度为0.5 mg/mL 的溶液，以按体重0.1 mL/10 g 进行灌胃，对应地塞米松给药剂量为5 mg/kg。

　　罗氟司特（Roflumilast，RFL）组：实验前取罗氟司特粉末，用0.9%生理盐水配成浓度为0.5 mg/mL 的溶液，按体重以0.1 mL/10 g 进行灌胃，对应罗氟司特给药剂量为5 mg/kg。

　　LXA_4组：每天实验前取25 ng/μL LXA_4乙醇溶液适量，氮气吹干后，用0.9%生理盐水复溶，配成浓度为1 ng/μL 的溶液，以胰岛素注射器按体重以0.1 mL/20 g 进行腹腔注射，对应LXA_4给药剂量为5 mg/kg。

　　PBS 缓冲液（0.1 mol/L，pH = 7.4）：称取氯化钠8 g，氯化钾0.2 g，磷酸二氢钾0.27 g，十二水合磷酸氢二钠3.14 g，加超纯水800 mL 溶解，加盐酸调 pH 至7.4后溶解定容至1 L。

（四）仪器

　　微量移液器，德国 Eppendorf 公司；5430R 高速离心机，德国 Eppendorf 公司；725 超低温冰箱，美国 Forma 公司；Infinite M200 多功能酶标仪，奥地利 Tecan 公司；FC500 流式细胞仪，美国 Beckman 公司；正置荧光显微镜，日本 Nikon 公司；LHS - 100CL 恒温恒湿箱，上海一恒科学仪器有限公司；BP211D 电子分析天平，德国 Sartorius 公司；3016IAQ 手持式激光粒子计数器，美国 Lighthouse 公司；胰岛素注射器，美国 BD 公司；血球计数板，上海求精生化试剂仪器公司；烟熏箱，实验室自制不锈钢箱体（0.8 m × 0.8 m × 1 m）。

【实验方法】

（一）造模与给药

　　取 SPF 级雄性 Balb/c 小鼠，随机分为正常组（生理盐水5 mL/kg）、模型组（生理盐水5 mL/kg）、柚皮苷低、中、高剂量组（30 mg/kg、60 mg/kg、120 mg/kg）、地塞米松组（5 mg/kg）、罗氟司特组（5 mg/kg）、LXA_4组（5 mg/kg），每组16 只动物。动物适应饲养2 天后开始接受5 天烟熏造模。烟熏造模时，将动物放入烟熏箱中共同接受全身暴露烟熏，烟熏期间动物可在笼内自由活动。烟熏箱内的香烟插孔一端连接通气管路，插上香烟并点燃后开始计时。通气管路延伸到烟熏箱体外与脚踩式打气筒的单向进气口相连，而单向出气口与另一通气管路相连并伸入烟熏箱体。通过踩踏打气筒提供单向气流，经进气口吸出香烟烟气后由出气口鼓入烟气至箱内，实现烟熏造模。每天烟熏2 次，间隔约4 h，每次6 支烟，每次烟熏1 h，每支烟含焦油量11 mg、烟气烟碱量1.0 mg、CO 量13 mg。烟熏箱带水冷夹层，使箱内温度维持在26 ℃左右（温度过高时加入适量冰块降温）；经手持式激光粒子/尘埃粒子计数器测定，烟熏箱内空气中颗粒物浓度在点燃 10 min 左右达到平台期，总颗粒物浓度约 72 mg/m^3，其中 PM2.5 含量约 40 mg/m^3，PM2.5 浓度约为国家 24 h 平均二级水平 75 μg/m^3 的 530 倍。正常组不做处理，并在无烟环境中饲养。每天上午第一次烟熏 1 h 前灌胃或腹腔注射（LXA$_4$）给予相应药物（灌胃体积按体重以 0.1 mL/10 g 计算），在第 6 天脱颈椎处死小鼠取样检测。

（二）支气管肺泡灌洗及白细胞计数

每组取 8 只小鼠脱颈椎处死，剪开喉部皮肤和肌肉，小心分离气管，用眼科剪在甲状软骨下方开口，以外套塑料软管的 1 mL 注射针头行气管插管并扎紧。打开胸腔后从气管插管处注入 0.5 mL 生理盐水对全肺进行灌洗，连续 3 次，合并 3 次支气管肺泡灌洗液（BALF），取出 50 μL BALF 以血球计数板法计数白细胞总数。剩余 BALF 以 3000 r/min 离心 5 min 分离上清液，−20 ℃ 保存待测。细胞沉淀以 PBS 缓冲液 250 μL 重悬待测，4 ℃ 放置待进行流式细胞检测。

（三）流式细胞仪检测 BALF 细胞凋亡

取 BALF 细胞悬液，以 3000 r/min 离心 5 min，去上清液，加入 annexin-V-FITC 凋亡检测试剂盒专用缓冲液 100 μL 吹散，再加入 5 μL annexin-V-FITC 抗体避光 10 min，加入 5 μL PI 染液避光 5 min，加入 400 μL PBS 稀释后以 FC500 流式细胞仪进行流式细胞检测，488 nm 激发光，选择 FL1、FL3 荧光通道分别检测 annexin-V-FITC 荧光强度及 PI 荧光强度，annexin-V$^+$/PI$^-$ 为凋亡细胞群，annexin-V$^+$/PI$^+$ 为坏死细胞群。

（四）IL−8、MCP−1、IL−10 含量检测

使用 BCA 法测定 BALF 上清液总蛋白含量，使用 ELISA 法测定 BALF 上清液中 IL−8、MCP−1、IL−10 含量。测定过程严格按照试剂盒说明书进行，各细胞因子含量表示为 pg/mg 蛋白。

（五）组织病理学检查

未经灌洗的小鼠脱颈椎处死，剪取肺组织以 4% 多聚甲醛固定。每组随机选取 3 只动物的样品制作 HE 染色组织切片，于光镜下检查肺组织病理变化。

（六）数据处理

结果以 $\bar{x} \pm SD$ 表示，采用 SPSS 16.0 进行统计分析。采用单因素方差分析比较组间差异，采用 Dunnett's t 检验进行两两组间比较；对于不服从方差齐性的数据，采用 Kruskal-Wallis H 检验比较组间差异，采用 Mann-Whitney U 检验进行两两组间比较，$p < 0.05$ 时表示具有显著性差异。

【实验结果】

（一）柚皮苷对急性烟熏小鼠气道腔内白细胞浸润的影响

BALF 细胞计数结果如图 4 - 1 所示。急性烟熏（6 支烟，每次 1 h，每天 2 次，连续 5 天）导致气道白细胞浸润显著增加，而柚皮苷 30 ～ 120 mg/kg、罗氟司特 5 mg/kg 及 LXA$_4$ 5 mg/kg 均可显著减少气道腔内白细胞数量，但地塞米松 5 mg/kg 组白细胞浸润未显著降低。

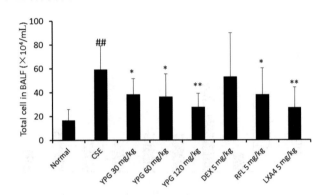

图 4 - 1　急性烟熏小鼠 BALF 总细胞计数

注：与正常组比较，$^{\#\#}$ $p < 0.01$；与模型组比较，* $p < 0.05$，** $p < 0.01$。

（二）柚皮苷对急性烟熏小鼠 BALF 中 IL - 8、MCP - 1、IL - 10 含量的影响

BALF 中 IL - 8、MCP - 1、IL - 10 含量测定结果如图 4 - 2 所示。如图 4 - 2（A）所示，急性烟熏未导致小鼠 BALF 中促炎症因子 IL - 8 含量显著增加，柚皮苷 30 ～ 120 mg/kg、罗氟司特 5 mg/kg 及地塞米松 5 mg/kg 对烟熏造模小鼠 BAFL 中 IL - 8 含量均无显著影响；仅 LXA$_4$ 5 mg/kg 有一定抑制作用，但无显著性（与模型组比较，$p = 0.074$）。

如图 4 -2（B）、（C）所示，急性烟熏导致小鼠 BALF 中促炎症因子 MCP - 1 含量显著上升，抗炎因子 IL - 10 含量显著下降，柚皮苷 30 ～ 120 mg/kg、罗氟司特 5 mg/kg、地塞米松 5 mg/kg 及 LXA$_4$ 5 mg/kg 均能显著降低烟熏造模小鼠 BAFL 中 MCP - 1 含量；但仅柚皮苷低、中剂量（30 mg/kg、60 mg/kg）能显著提高烟熏造模小鼠 BAFL 中 IL - 10 含量，柚皮苷高剂量（120 mg/kg）及罗氟司特、地塞米松、LXA$_4$ 3 种抗炎对照药物对烟熏造模小鼠 BALF 中 IL - 10 的含量均无显著影响。上述结果表明：急性烟熏主要诱导小鼠气道发生以单核巨噬细胞趋化为主的炎症浸润，柚皮苷及各抗炎对照药物对此均有显著抑制作用。

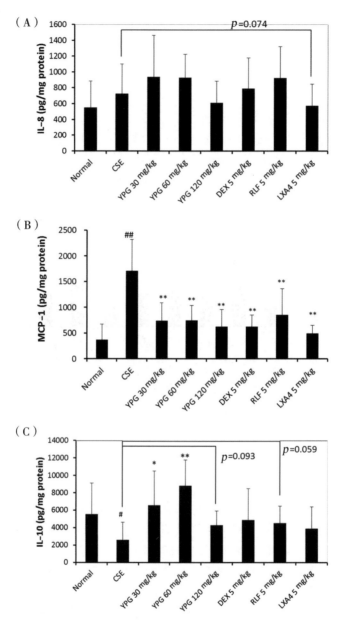

图 4 - 2 急性烟熏小鼠 BALF 中促炎症因子及抗炎症因子含量

注：与正常组比较，$^{\#}p < 0.05$，$^{\#\#}p < 0.01$；与模型组比较，$^{*}p < 0.05$，$^{**}p < 0.01$。

（三）柚皮苷对急性烟熏小鼠 BALF 细胞凋亡的影响

BALF 细胞凋亡情况如图 4 - 3 所示。急性烟熏导致小鼠气道腔浸润细胞的坏死（annexin-V^{+}/PI^{+}）比例有所升高，凋亡（annexin-V^{+}/PI^{-}）比例相应降低，但均不显著。急性烟熏导致小鼠 BALF 细胞凋亡/坏死比显著降低，表明急性烟熏使气道腔内浸润细胞死亡方式趋于坏死途径，柚皮苷 30 ～ 120 mg/kg、罗氟司特 5 mg/kg、地塞米松 5 mg/kg 及 LXA$_4$ 5 mg/kg 均不能显著提高急性烟熏小鼠 BALF 细胞的凋亡/坏死比，但 LXA$_4$ 可显著提高急性烟熏小鼠 BALF 细胞的凋亡比例。

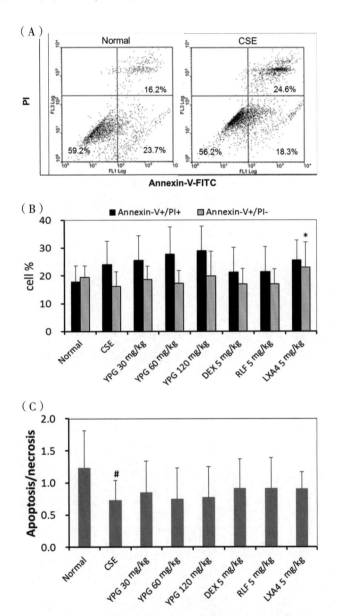

图 4 - 3 急性烟熏小鼠 BALF 细胞凋亡及坏死情况

注：（A）正常组及烟熏模型组小鼠 BALF 细胞 annexin-V/PI 染色后流式细胞分析结果示例；（B）各组小鼠 BALF 细胞凋亡比例（annexin-V$^+$/PI$^-$）及坏死比例（annexin-V$^+$/PI$^+$）；（C）各组小鼠 BALF 细胞凋亡/坏死比。与正常组比较，$^\#$ $p < 0.05$；与模型组比较，* $p < 0.05$。

（四）柚皮苷对急性烟熏小鼠肺组织病理损伤的影响

急性烟熏小鼠肺组织 HE 染色切片如图 4 - 4 所示。与正常组比较，烟熏模型组肺泡壁明显增厚，且有大量血细胞沉积在肺泡壁，但未见有明显的 PM N 浸润，疑似为弥漫性肺泡渗血症状，表明烟熏引起肺泡毛细血管网广泛异常造成血细胞渗出，而除柚皮苷 30 mg/kg 外，其余各给药组均可显著降低肺泡壁增厚及渗血情况，减轻肺组织损伤。

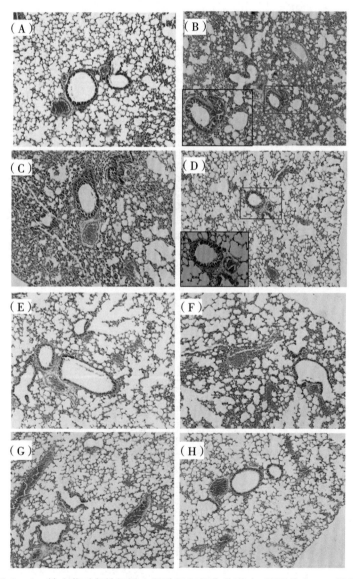

图 4 - 4 柚皮苷对急性烟熏小鼠肺组织损伤的影响（HE 染色，×100）

注：（A）正常组；（B）模型组；（C）～（E）柚皮苷低、中、高剂量组；（F）地塞米松组；（G）罗氟司特组；（H）LXA₄组。

（五）结果分析

在烟雾刺激下，肺泡巨噬细胞和上皮细胞可释放细胞趋化因子诱导白细胞浸润到气道中，诱发气道炎症。IL-8 和 MCP-1 是其中两种重要细胞的趋化因子，其中，IL-8 主要诱导中性粒细胞趋化，对巨噬细胞无显著趋化作用；MCP-1 则主要诱导单核巨噬细胞趋化，对中性粒细胞作用较弱[74]。急性吸入烟雾还可在未诱导 IL-8、TNF-α 含量显著变化时，就导致气道内 IL-10 含量迅速显著下降[75]，这也提示急性吸入烟雾对气道抗炎细胞因子的抑制作用早于对促炎细胞因子的促进作用。本节研究中，急性烟熏主要导致小鼠气道腔内 MCP-1 含量显著增加，而 IL-8 含量增加不显著，表明急性烟熏主要诱导小鼠气道发生以单核巨噬细胞趋化为主的炎症浸润，而柚皮苷各剂量组及罗氟司特、地塞米松、LXA4 等受试药物均能显著抑制急性烟熏导致的 MCP-1 含量上升，减少气道腔中的白细胞浸润。

值得注意的是，柚皮苷 120 mg/kg 及罗氟司特、地塞米松、LXA4 对急性烟熏导致的气道 IL-10 含量下降均无显著作用，相反，柚皮苷 30～60 mg/kg 对 IL-10 含量的促进作用更显著。这可能是由于高剂量柚皮苷及其他对照药物对促炎症因子水平的抑制作用更强，抑制了促炎症因子对 IL-10 的反馈性诱导调节[76-77]。这表明柚皮苷对烟熏致急性气道炎症的抑制作用不依赖于 IL-10 抗炎因子途径。

巨噬细胞分泌的金属蛋白酶类和中性粒细胞分泌的中性蛋白酶类与烟熏的 COPD 慢性气道重塑尤其是肺气肿密切相关。其中，巨噬细胞是常驻于气道组织及表面的主要免疫细胞，在正常人及 COPD 患者 BALF 中均占主要比例；中性粒细胞则主要在受炎症诱导时临时趋化浸润到肺组织中[78]。但有研究发现，急性吸烟并不必然导致肺部中性粒细胞的跨血管内皮趋化浸润，但仍可能通过延迟中性粒细胞的清除而增加对局部血管及肺组织的损伤概率[30]，可在不破坏肺泡-毛细血管屏障的情况下增大肺泡-毛细血管屏障的通透性，导致肺泡渗血和水肿[79]。这可能是本节研究中急性烟熏 5 天导致小鼠肺部出现广泛的血细胞渗出而未发生显著的中性粒细胞趋化浸润的原因。

细胞凋亡是急性炎症消退的重要环节。通过细胞凋亡清除炎症部位的白细胞，不仅可以诱导吞噬细胞产生 TGF-β、PGE2 等多种抗炎症因子，并抑制 IL-8、TNF-α、TXA2 等促炎因子的产生，有利于炎症消退。而细胞坏死产物则会诱发新的炎症浸润和组织损伤，不利于炎症消退[80-81]。香烟烟雾可通过抑制 Caspase 酶的激活及热激蛋白表达而抑制细胞凋亡，诱导气道中性粒细胞、巨噬细胞、上皮细胞及血管内皮细胞发生坏死[21-24]。在本节研究中，急性烟熏虽未显著升高小鼠 BALF 细胞坏死比例或降低细胞凋亡比例，但显著降低了凋亡/坏死比，提示急性烟熏使小鼠气道腔内浸润细胞的死亡方式趋于坏死，不利于炎症消退。

有研究发现，柚皮苷对 HL-60 细胞无凋亡作用，其苷元对 HL-60 细胞有促凋亡的作用，但对 THP-1 细胞和中性粒细胞无促凋亡作用[82]；另一项研究则发现，柚皮苷及其苷元可显著抑制佛波酯诱导的中性粒细胞氧化损伤，诱导 Caspase-3 活性，促进 PM N 的凋亡[83]。在本节研究中，柚皮苷对急性烟熏小鼠 BALF 细胞凋亡或坏死，以及凋亡/坏死比均无显著作用，表明柚皮苷对烟熏致小鼠急性气道炎症的抑制作用不依赖于对浸润细胞凋亡的调控。

在本节研究中，地塞米松对急性烟熏小鼠 BALF 细胞凋亡或坏死比例均无显著影响，并且未能显著提高急性烟熏小鼠 BALF 细胞的凋亡/坏死比。促炎症消退介质 LXA$_4$ 对 LPS 等多种刺激诱导的巨噬细胞具有抑制凋亡的作用[84]，且能显著拮抗血清淀粉样蛋白 A 对中性粒细胞凋亡的抑制作用[44]。在本节研究中，LXA$_4$ 则对急性烟熏小鼠 BALF 细胞凋亡有显著促进作用，但对凋亡/坏死比无显著作用。

（六）研究结论

急性烟熏诱导小鼠气道发生以单核巨噬细胞趋化为主的急性炎症，柚皮苷 30 ～ 120 mg/kg 可显著抑制急性烟熏诱导的气道炎性细胞浸润，柚皮苷 30 ～ 60 mg/kg 剂量还能显著抑制急性烟熏诱导的气道抗炎因子 IL – 10 含量的下降，但柚皮苷对急性烟熏诱导的小鼠 BALF 细胞凋亡、坏死及凋亡/坏死比均无显著影响。

第三节　柚皮苷对烟熏致 COPD 慢性气道炎症的抗炎作用

一、柚皮苷对烟熏致豚鼠慢性气道炎症的抗炎作用

研究表明，柚皮苷对 LPS 致急性肺损伤、慢性烟熏致慢性咳嗽及黏液高分泌均有显著抑制作用。本实验采用烟熏诱导豚鼠慢性气道炎症模型，进一步研究柚皮苷对烟熏致慢性气道炎症的抗炎作用，为评价柚皮苷对 COPD 慢性气道炎症的防治作用提供科学依据。

【实验材料】

（一）实验动物

Hartley 豚鼠，雌雄各半，体重 250 ～ 300 g，普通级，购于广东省医学实验动物中心，动物生产资格证：SCXK（粤）2008 – 0002。实验环境：广州医科大学呼吸疾病国家重点实验室普通级动物房；实验动物使用许可证号：SYXK（粤）2008 – 0093。

（二）试剂

柚皮苷，实验室自制，纯度98.8%；醋酸泼尼松片，华南药业有限公司提供；磷酸可待因，青海制药厂有限公司提供；莫吉斯坦，北京华奉博科技有限公司提供；左羟丙哌嗪，湖南九典制药有限公司提供；软装椰树牌过滤嘴香烟，广东中烟工业有限公司提供；BCA 蛋白定量测定试剂盒，上海碧云天有限公司提供；豚鼠 IL－8、TNF-α、LTB_4、LXA_4 ELISA 试剂盒，美国 Rapidbio 公司提供；髓过氧化物酶活性检测试剂盒，南京建成生物工程研究所提供；总 SOD 酶测试盒，南京建成生物工程研究所提供；0.9% 氯化钠注射液，昆明市宇斯药业有限公司提供；氯化钾，广东光华化学厂有限公司提供；十二水合磷酸氢二钠，广东光华化学厂有限公司提供；氯化钠，广东光华化学厂有限公司提供；戊巴比妥钠，美国 Merck 公司提供；40% 甲醛溶液，成都市科龙化工试剂厂提供。

（三）受试药物溶液配制

正常组（Normal）及烟熏模型（CSE）组溶液：0.9% 生理盐水。

柚皮苷（YPG）低、中、高剂量组：实验前取柚皮苷粉末，加 0.9% 生理盐水配成浓度分别为 1.84 mg/mL、3.68 mg/mL、7.36 mg/mL 的混悬液，按体重以 0.5 mL/100 g 进行灌胃，对应柚皮苷给药剂量分别为 9.2 mg/kg、18.4 mg/kg、36.8 mg/kg。

阳性对照药泼尼松（Prednisone）组：实验前取醋酸泼尼松片研成粉末，用 0.9% 生理盐水配成浓度为 0.48 mg/mL 的溶液，按体重以 0.5 mL/100 g 进行灌胃，对应泼尼松给药剂量为 2.4 mg/kg。

阳性对照药磷酸可待因（Codeine phosphate，CP）组：实验前取磷酸可待因粉末，用 0.9% 生理盐水配成浓度为 0.96 mg/mL 的溶液，按体重以 0.5 mL/100 g 进行灌胃，对应磷酸可待因给药剂量为 4.8 mg/kg。

阳性对照药莫吉司坦（Moguisteine）组：实验前取莫吉司坦粉末，用 0.9% 生理盐水配成浓度为 4.8 mg/mL 的溶液，按体重以 0.5 mL/100 g 进行灌胃，对应莫吉司坦给药剂量为 24 mg/kg。

阳性对照药左羟丙哌嗪（Levodropropizine，LVDP）组：实验前取左羟丙哌嗪粉末，用 0.9% 生理盐水配成浓度为 2.8 mg/mL 的溶液，按体重以 0.5 mL/100 g 进行灌胃，对应左羟丙哌嗪给药剂量为 14 mg/kg。

（四）仪器

微量移液器，德国 Eppendorf 公司；5430R 高速离心机，德国 Eppendorf 公司；725 超低温冰箱，美国 Forma 公司；Mk3 酶标仪，美国 THERMO 公司；TE2000－U 倒置荧光显微镜，日本 Nikon 公司；TU1901 双光束紫外分光光度计，北京普析通用仪器有限责任公司；HWS24 型电热恒温水浴锅，上海一恒科学仪器有限公司；LHS-100CL 恒温恒湿箱，上海一恒科学仪器有限公司；T10-B 电动匀浆机，德国 IKA 公司；BP211D 电子分析天平，德国 Sartorius 公司；3016IAQ 手持式激光粒子计数器，美国 Lighthouse 公司；XT-2000IV 全自动动物血液分析仪，日本 Sysmex 公司；烟熏箱，实验室自制不锈钢箱体（0.8 m×0.8 m×1 m）。

【实验方法】

（一）造模与给药

取 Hartley 豚鼠，随机分为正常组（生理盐水，5 mL/kg）、模型组（生理盐水，5 mL/kg）、柚皮苷低剂量（8 周）组（9.2 mg/kg）、柚皮苷中剂量（8 周）组（18.4 mg/kg）、柚皮苷中剂量（2 周）组（18.4 mg/kg）、柚皮苷高剂量（8 周）组（36.8 mg/kg）、泼尼松（8 周）组（2.4 mg/kg）、泼尼松（2 周）组（2.4 mg/kg）、磷酸可待因（2 周）组（4.8 mg/kg）、莫吉司坦（2 周）组（24 mg/kg）、左羟丙哌嗪（2 周）组（14 mg/kg），每组动物 15 只。

豚鼠适应饲养 2 天后，模型组及各给药组进行烟熏造模，每次烟熏前按体重以 0.5 mL/100 g 灌胃给药。烟熏方法：每天 1 次烟熏 60 min，10 支/天，6 天/周，共 8 周，每支烟含焦油量 11 mg，烟气烟碱量 1.0 mg，CO 量 13 mg。烟熏箱带水冷夹层，使箱内温度维持在 26 ℃左右；烟熏箱内空气中颗粒物浓度在点燃 10 min 左右达到平台期，总颗粒物浓度约 120 mg/m³，其中 PM2.5 含量约 66 mg/m³，PM2.5 浓度约为国家 24 h 平均二级水平 75 μg/m³ 的 880 倍。正常组不做处理，并在无烟环境中饲养；其间各组给予相应剂量的药物或生理盐水。其中，模型组及各 2 周给药组在 1～6 周均给予生理盐水，在 7～8 周给予相应剂量药物。

造模结束后，各组动物均有死亡发生，但除泼尼松给药 8 周组外，各烟熏组与正常组死亡率（表 4-2）相比均无显著差异；泼尼松用药 8 周毒副作用较强。

表 4-2 8 周烟熏造模后动物死亡情况

组别	动物数	存活数	死亡率（%）
正常组	15	11	27
模型组	15	9	40
柚皮苷低剂量组（8 周）	15	7	53
柚皮苷中剂量组（8 周）	15	10	33
柚皮苷中剂量组（2 周）	15	8	47
柚皮苷高剂量组（8 周）	15	10	33
泼尼松组（8 周）	15	5	67[#]

续上表

组别	动物数	存活数	死亡率（%）
泼尼松组（2周）	15	10	33
磷酸可待因组（2周）	15	9	40
莫吉斯坦组（2周）	15	9	40
左羟丙哌嗪组（2周）	15	10	33

注：# 与正常组比较，$p < 0.05$。

（二）支气管肺泡灌洗及白细胞分类计数

第8周末次烟熏24 h后，将豚鼠腹腔注射戊巴比妥钠（30 mg/kg）麻醉，以真空采血管进行心脏放血，处死，剪开喉部皮肤和肌肉，小心分离豚鼠气管，用眼科剪在甲状软骨下方剪"V"形剪口，以16#灌胃针头行气管插管并扎紧。

迅速打开胸腔结扎左支气管，从气管插管处注入5 mL生理盐水对未结扎部分肺叶进行支气管肺泡灌洗，连续3次，合并支气管肺泡灌洗液（BALF），吸出1.5 mL BALF用全自动血液分析仪进行白细胞分类计数。

（三）组织病理学检查

取部分未经灌洗的左肺组织于10%中性福尔马林固定，每组随机选取3只动物样品制作HE染色组织切片，于光镜下检查肺组织病理变化。

取约1 cm气管组织于10%中性福尔马林固定，每组随机选取3只动物样品制作PAS染色组织切片，于光镜下检查气管组织病理变化。

（四）TNF-α、IL-8、LTB_4、LXA_4含量测定

使用BCA法测定BALF上清液总蛋白含量，使用ELISA法测定BALF上清液中TNF-α、IL-8、LTB_4、LXA_4含量。

（五）MPO酶、SOD酶活性测定

称取适量解冻后的豚鼠肺组织，以0.9%生理盐水为匀浆介质于冰上制作10%肺组织匀浆，匀浆液以3500 r/min离心15 min（4 ℃），取上清液待测。使用BCA法测定匀浆上清液总蛋白含量；使用MPO酶活性检测试剂盒及总SOD酶测试盒，严格按照说明书方法分别测定BALF中MPO酶活性、肺组织匀浆中MPO及SOD酶活性。

（六）数据处理

采用SPSS 16.0进行统计分析。采用单因素方差分析比较组间差异，采用

Dunnett's *t* 检验进行两两组间比较；对不服从方差齐性的数据，采用 Kruskal-Wallis *H* 检验比较组间差异，采用 Mann-Whitney *U* 检验进行两两组间比较，$p < 0.05$ 时表示具有显著性差异。

【实验结果】

（一）柚皮苷对慢性烟熏豚鼠气道腔内白细胞浸润的影响

对豚鼠 BALF 中白细胞进行分类计数，结果见表 4-3。慢性烟熏导致豚鼠气道腔白细胞浸润有所增加（与空白组比较，$p = 0.075$），中性粒细胞及嗜酸性粒细胞浸润均显著增加，而嗜碱性细胞数显著降低。各组对于气道腔内总白细胞及中性粒细胞数均无显著抑制作用。与模型组相比，仅柚皮苷中剂量及磷酸可待因用药2周显著升高了气道腔内嗜碱性细胞数，而莫吉司坦则显著抑制了嗜酸性细胞数。

表 4-3 柚皮苷对豚鼠气道腔内白细胞浸润的影响

组别	总白细胞 (10^4/mL)	中性粒细胞 (10^4/mL)	淋巴细胞 (10^4/mL)	巨噬细胞 (10^4/mL)	嗜酸性细胞 (10^4/mL)	嗜碱性细胞 (10^4/mL)
正常组	56.8 ± 15.0	8.2 ± 1.2	17.5 ± 11.8	32.3 ± 10.0	1.5 ± 1.8	1.7 ± 1.2
模型组	81.2 ± 21.1	15.8 ± 2.3[##]	15.3 ± 6.4	42.2 ± 20.0	7.2 ± 1.8[###]	0.7 ± 0.5[#]
泼尼松组（8周）	113 ± 80.0	50.5 ± 54.7	10.8 ± 4.5	44.5 ± 25.0	6.3 ± 3.3	1.0 ± 0.8
柚皮苷低剂量组（8周）	82.7 ± 28.4	17.2 ± 9.9	12.7 ± 8.7	38.2 ± 17.9	13.8 ± 10.1	0.8 ± 0.8
柚皮苷中剂量组（8周）	67.3 ± 22.2	12.2 ± 4.4	8.0 ± 3.7	35.2 ± 13.0	10.8 ± 6.6	1.2 ± 0.4
柚皮苷高剂量组（8周）	61.3 ± 17.6	12 ± 5.8	10.8 ± 4.5	35.8 ± 16.9	5.7 ± 4.2	1.0 ± 0.9
柚皮苷中剂量组（2周）	69.0 ± 31.0	11.8 ± 5.2	14.2 ± 5.7	36.7 ± 23.4	4.5 ± 3.7	1.8 ± 1.2[*]
泼尼松组（2周）	98.4 ± 38.5	20.5 ± 15.8	14.2 ± 9.8	44.3 ± 13.0	8.3 ± 5.6	1.3 ± 1.0
磷酸可待因组（2周）	84.4 ± 45.8	16.8 ± 11	16.7 ± 9.8	37.3 ± 19.8	4.5 ± 4.0	2.0 ± 0.9[*]
莫吉斯坦组（2周）	56.2 ± 12.5	12.3 ± 3.2	10.5 ± 5.8	28.8 ± 4.5	3.2 ± 2.6[*]	1.3 ± 0.5
左羟丙哌嗪组（2周）	71.6 ± 28.8	15.0 ± 9.8	15.8 ± 10.3	32.9 ± 10.2	6.4 ± 5.4	1.4 ± 0.9

注：与正常组比较，[#]$p < 0.05$，[##]$p < 0.01$；与模型组比较，[*]$p < 0.05$。

（二）柚皮苷对慢性烟熏豚鼠气道组织病理损伤的影响

豚鼠肺组织 HE 染色切片及气管组织 PAS 染色切片分别如图 4-5、图 4-6 所示。由图 4-5 可见，柚皮苷可剂量依赖性地抑制慢性烟熏引起的肺及支气管炎症浸润，抑制肺泡壁增厚，且用药8周效果优于用药2周；泼尼松用药2周抑制作用较其他2周用药组好，但用药8周则导致支气管气道上皮结构变短；镇咳药中，仅左羟丙哌嗪对细支气管炎有抑制作用，与柚皮苷中剂量用药2周的效果接近。由图

4－6可见，柚皮苷可剂量依赖性地保护气道上皮结构、减少黏液分泌，给药8周效果优于给药2周；泼尼松组用药2周保护作用优于其他2周用药组，但泼尼松组用药8周导致气道上皮细胞脱落严重；镇咳阳性药物中，仅左羟丙哌嗪组对气道上皮有保护作用，从病理损伤的程度上看，效果稍差于柚皮苷中剂量用药2周。

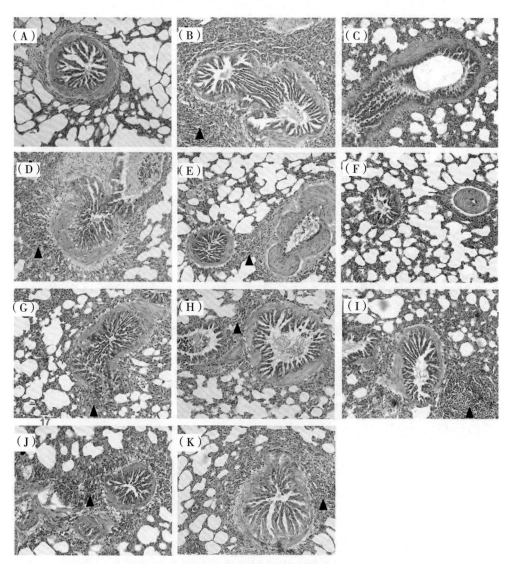

图4－5　柚皮苷对烟熏致豚鼠肺组织损伤的影响（HE染色，×200）

注：（A）正常组；（B）模型组；（C）泼尼松（8周）组；（D）～（F）依次为柚皮苷低、中、高剂量（8周）组；（G）柚皮苷中剂量（2周）组；（H）泼尼松（2周）组；（I）磷酸可待因（2周）组；（J）莫吉司坦（2周）组；（K）左羟丙哌嗪（2周）组。▲表示炎症细胞浸润。

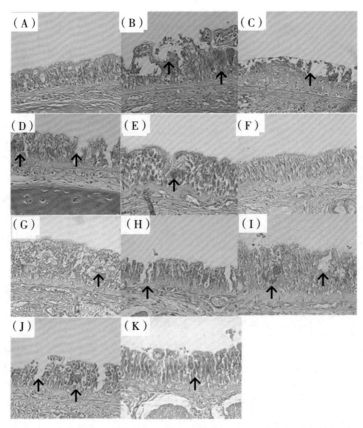

图 4 - 6　柚皮苷对烟熏致的豚鼠气管组织损伤及黏液高分泌的影响

(PAS 染色，×400)

注：(A) 正常组；(B) 模型组；(C) 泼尼松 (8 周) 组；(D) ~ (F) 依次为柚皮苷低、中、高剂量 (8 周) 组；(G) 柚皮苷中剂量 (2 周) 组；(H) 泼尼松 (2 周) 组；(I) 磷酸可待因 (2 周) 组；(J) 莫吉司坦 (2 周) 组；(K) 左羟丙哌嗪 (2 周) 组。↑表示杯状细胞阳性染色及上皮损伤。

（三）柚皮苷对慢性烟熏豚鼠 BALF 中促炎症因子 IL – 8、TNF-α、LTB$_4$ 及促消退因子 LXA$_4$ 的影响

豚鼠 BALF 中 IL – 8、TNF-α、LTB$_4$、LXA$_4$ 含量测定结果如图 4 – 7 所示。慢性烟熏使豚鼠 BALF 中的促炎症细胞因子 IL – 8、TNF-α 及 LTB4 含量显著上升，而促消退细胞因子 LXA$_4$ 含量显著下降，表明烟熏导致豚鼠产生气道炎症并削弱了炎症消退能力。柚皮苷 18.4 mg/kg、36.8 mg/kg 给药 8 周及柚皮苷 18.4 mg/kg、泼尼松 2.4 mg/kg、左羟丙哌嗪 14 mg/kg 给药 2 周，均可显著或极显著减少 COPD 豚鼠 BALF 中的促炎症细胞因子 IL – 8、TNF-α 及 LTB$_4$ 含量；柚皮苷 9.2 ~ 36.8 mg/kg 给药 8 周能显著提高促消退细胞因子 LXA$_4$ 的含量，从而具有抑制炎症和促进消退的双向抗炎作用。

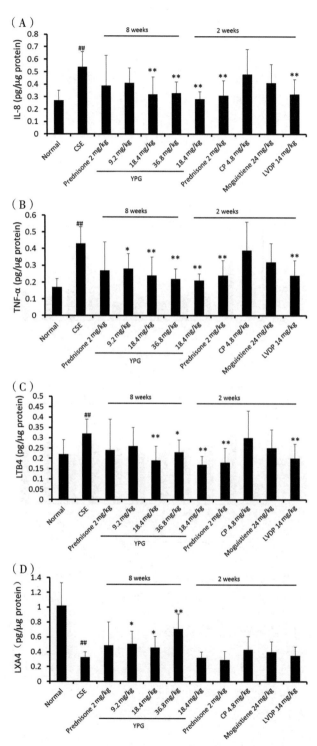

图 4 - 7　柚皮苷对慢性烟熏豚鼠 BALF 中促炎症因子及促消退因子的影响

注：与正常组比较：$^{\#}p < 0.05$，$^{\#\#}p < 0.01$；与模型组比较，$^{*}p < 0.05$，$^{**}p < 0.01$。

（四）柚皮苷对慢性烟熏豚鼠气道 MPO 酶及 SOD 酶活性的影响

豚鼠 BALF 及肺组织中 MPO 酶活性测定结果如图 4 - 8 所示。模型组豚鼠 BALF 及肺组织的 MPO 酶活性显著上升，表明烟熏导致豚鼠气道腔内中性粒细胞活性增强，肺组织炎性浸润显著加重。柚皮苷 18.4 mg/kg、36.8 mg/kg 给药 8 周及柚皮苷 18.4 mg/kg、泼尼松 2.4 mg/kg、莫吉司坦 24 mg/kg、左羟丙哌嗪 14 mg/kg 给药 2 周，均可显著或极显著减少慢支豚鼠 BALF 的 MPO 酶活性，抑制气道腔内中性粒细胞炎症活性。柚皮苷 18.4 ～ 36.8 mg/kg 给药 8 周能显著降低肺组织匀浆的 MPO 酶活性，减少气道组织内的中性粒细胞浸润。

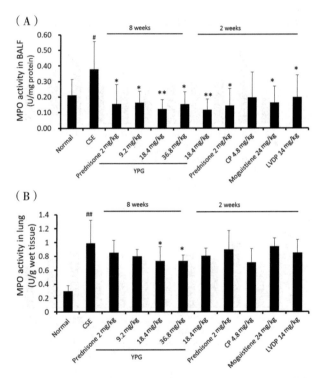

图 4 - 8 柚皮苷对慢性烟熏豚鼠 BALF 及肺组织中 MPO 酶活性的影响

注：与正常组比较，#$p < 0.05$，##$p < 0.01$；与模型组比较，*$p < 0.05$，**$p < 0.01$。

豚鼠肺组织 SOD 酶活性测定结果如图 4 - 9 所示。模型组豚鼠肺组织 SOD 酶活性显著下降，表明慢性烟熏使豚鼠肺组织抗氧化能力显著下降。与模型组相比，柚皮苷 9.2 ～ 36.8 mg/kg 给药 8 周可显著或极显著提高慢支豚鼠肺组织 SOD 酶活性，有助于提高肺组织对抗烟雾氧化损伤的能力。柚皮苷 18.4 mg/kg、泼尼松 2.4 mg/kg 及临床剂量磷酸可待因、莫吉司坦、左羟丙哌嗪给药 2 周，均未显著改善肺组织 SOD 酶活性。

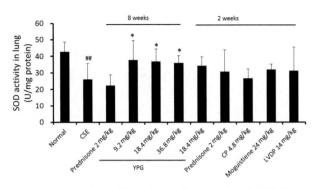

图 4 - 9　柚皮苷对慢性烟熏豚鼠肺组织 SOD 酶活性的影响

注：与正常组比较，$^{\#}p < 0.05$，$^{\#\#}p < 0.01$；与模型组比较，$^{*}p < 0.05$，$^{**}p < 0.01$。

（五）结果分析

在 COPD 慢性气道炎症中，香烟烟雾等外界有害刺激因子可诱导气道巨噬细胞及上皮细胞释放 IL - 8、LTB_4、TNF-α 等促炎因子，诱导激活白细胞浸润移行到气道组织及气道腔。激活的白细胞在气道局部释放的蛋白酶、氧化物、MPO 酶、促炎细胞因子等进一步诱发炎症、黏液高分泌及组织损伤，造成疾病慢性发展，迁延不愈[18]。连续 8 周烟熏造模，可导致豚鼠气道出现显著的炎症浸润、黏液高分泌、上皮损伤及肺组织炎症，并显著抑制肺组织抗氧化活性及促炎症消退细胞因子 LXA_4 水平。前期研究发现连续 8 周烟熏造模还可使豚鼠出现咳嗽高敏感、气道高反应性及肺功能下降症状[69]。该慢性烟熏豚鼠动物模型能模拟出咳嗽敏感性及气道反应性升高、黏液高分泌、慢性气道炎症及气道组织损伤等 COPD 症状，适用于研究药物对 COPD 慢性气道炎症的作用。

柚皮苷对 LPS 诱导的肺部急性中性粒细胞浸润有显著抑制作用[72]，其苷元（同时也是其体内主要代谢物）也可显著抑制卵白蛋白诱导的气道嗜酸性细胞浸润[85]，柚皮苷预防性用药 8 周或治疗性用药 2 周均未显著降低慢性烟熏豚鼠 BALF 中的总白细胞和中性粒细胞数，这可能与慢性造模造成多种炎症细胞复合浸润及不可逆组织损伤有关[29]。浸润到炎症部位的白细胞经气道上皮进入气道腔，进而通过排痰作用从炎症部位清除，这是气道炎症消退的重要途径。处于消退状态的白细胞炎症活性下降，各种炎症因子分泌减少，此时气道腔内炎性细胞数量增加并不代表炎症加剧，结合气道腔内各种炎症因子的情况更能准确分析药物对气道炎症反应的实质影响[52]。

柚皮苷预防性用药 8 周或治疗性用药 2 周，均显著降低了 BALF 中促炎症因子 IL - 8、TNF-α、LTB_4 的水平及游离 MPO 酶的活性，表明柚皮苷实际降低了气道腔内各种白细胞的炎症活性。LXA_4 是调节炎症消退的重要脂质介质，可抑制炎性细胞募集，促进巨噬细胞吞噬凋亡炎性细胞，抑制炎症部位组织细胞增生和促炎因子的释放等抗炎和促消退活性[41]。研究发现，仅中高剂量柚皮苷用药 8 周可显著抑制慢性烟熏导致的 LXA_4 下降，显著减少肺组织中 MPO 酶活性，而在烟熏 6 周后再用药 2 周则无此作用。因此，柚皮苷预防性用药同时具有抑制炎症和促进消退的双向抗炎作用，这也表明在炎症形成的初期阶段立即开始预防性用药更有助于保护机体炎症消退能力。

烟雾中含有大量活性氧物质，长期吸烟可抑制肺组织 SOD 活性[86]，外源给予 SOD 有助于降低烟雾导致的氧化损伤[87-88]。柚皮苷对高胆固醇喂养的兔肝脏、异丙肾上腺素刺激的大鼠心脏及缺血再灌注大鼠脑组织的 SOD 活性促进作用也已有报道[89-91]。柚皮苷预防性用药 8 周，能显著抑制烟熏导致的肺组织 SOD 酶活性降低，但治疗性用药 2 周效果不显著，表明柚皮苷预防性用药更有助于保护肺部抗氧化能力，减少烟雾造成的肺组织损伤。

在 COPD 抗炎治疗中，泼尼松等糖皮质激素类药物因其副作用明显而不推荐长期使用[92]，泼尼松用药 8 周组死亡率最高，提示较强的毒副作用。短期使用仅对于伴有嗜酸性粒细胞浸润的 COPD 患者或急性加重期有效[13,93]。长期口服糖皮质激素类药物可导致气道中性粒细胞显著增加，这可能与其可抑制中性粒细胞凋亡有关[94-95]。泼尼松用药 8 周，也使气道中性粒细胞浸润稍高，对 IL-8、TNF-α、LTB_4 等促炎症反应因子均无显著作用；而用药 2 周亦未显著减少慢性烟熏导致的气道腔炎性浸润，这与有关糖皮质激素药物对稳定期 COPD 无显著效果的报道相符[96]。值得注意的是，泼尼松组用药 8 周后出现气道上皮细胞严重脱落，这可能与泼尼松具有诱导上皮细胞凋亡作用有关[83]。

可待因等镇咳药一般仅在 COPD 急性发作期短期应用以避免长期使用导致抑制痰液排出而增加感染风险[13]。磷酸可待因未显示显著的抗炎作用，左羟丙哌嗪可显著减少 BALF 中的 IL-8、TNF-α、LTB_4 等促炎症因子含量。左羟丙哌嗪及莫吉司坦对于慢性烟熏导致的慢性气道炎症也有一定的作用。

（六）研究结论

柚皮苷预防性用药或治疗性用药，具有抑制气道炎症、抑制黏液高分泌、提高抗氧化损伤能力等多方面协同作用；预防性用药还可显著减轻肺及气管组织损伤，提高肺部炎症消退能力。与传统镇咳药物及抗炎药物相比，柚皮苷用于烟熏致慢性气道炎症的治疗具有综合优势。

二、柚皮苷对烟熏致小鼠 COPD 慢性气道炎症形成过程的动态影响

慢性烟熏是制作 COPD 动物模型最常用的方法。在慢性烟熏过程中，动物气道腔或肺组织中的白细胞浸润呈复杂的动态变化特征。这意味着，尽管已经发现柚皮苷对急性烟熏小鼠模型及慢性烟熏豚鼠模型有显著的抗气道炎症作用，但仍然有必

要考察柚皮苷对 COPD 不同形成阶段的影响，以全面评价药物对 COPD 的治疗效果，指导药物在 COPD 治疗中的具体应用。本实验采用慢性烟熏致小鼠 COPD 模型，从肺功能、气道炎症浸润、促炎/抗炎细胞因子平衡及炎症消退能力等多个方面考察柚皮苷对慢性烟熏致小鼠 COPD 气道炎症形成过程的动态影响。

【实验材料】

（一）动　物

SPF 级雄性 Balb/c 小鼠，体重 17～21 g，购于广东省医学实验动物中心，动物合格证：SCXK（粤）2008 - 0002。实验环境：中山大学生命科学学院中药与海洋药物实验室；实验动物使用许可证号：SYXK（粤）2009 - 0020。

（二）试　剂

柚皮苷，实验室自制，纯度 98.8%；罗氟司特，珠海海利来公司提供；胎牛血清，美国 Gibco 公司提供；小鼠 IL - 8、IL - 10 ELISA 试剂盒，深圳欣博盛公司提供；LXA$_4$ELISA 试剂盒，美国 Clone-cloud 公司提供；BCA 蛋白定量测定试剂盒，上海碧云天有限公司提供；RNAiso Plus（Trizol）溶液，日本 Takara 公司提供；PrimeScript® RT reagent Kit with gDNA Eraser 反转录试剂盒，日本 Takara 公司提供；DEPC 水，上海碧云天公司提供；反转录试剂盒，日本 Takara 公司提供；荧光定量 PCR 试剂盒，瑞士 Roche 公司提供；ALX 受体、β-actin 基因引物，上海捷瑞生物工程公司提供；软装椰树牌过滤嘴香烟，广东中烟工业有限公司提供；0.9% 氯化钠注射液，昆明市宇斯药业有限公司提供；磷酸二氢钾，广州化学试剂厂提供；氯化钾、十二水合磷酸氢二钠、氯化钠，广东光华化学厂有限公司提供；戊巴比妥钠，美国 Merck 公司提供；40% 甲醛溶液，成都市科龙化工试剂厂提供；氯仿、异丙醇、无水乙醇，广州化学试剂厂提供。

（三）溶液配制

正常组（Normal）及烟熏模型（CSE）组：0.9% 生理盐水。

柚皮苷低剂量组及高剂量组：实验前称取柚皮苷粉末，加 0.9% 生理盐水配成浓度分别为 1 mg/mL 及 10 mg/mL 的混悬液，按体重以 0.1 mL/10 g 进行灌胃，对应柚皮苷给药剂量为 10 mg/kg 及 100 mg/kg。

罗氟司特（RFL）组：实验前称取罗氟司特粉末，加 0.9% 生理盐水配成浓度分别为 0.5 mg/mL 溶液，按体重以 0.1 mL/10 g 进行灌胃，对应罗氟司特给药剂量为 5 mg/kg。

PBS 缓冲液（0.1 mol/L，pH = 7.4）：称取氯化钠 8 g，氯化钾 0.2 g，磷酸二氢钾 0.27 g，十二水合磷酸氢二钠 3.14 g，加超纯水 800 mL 溶解，加盐酸调 pH 至

7.4 后溶解定容至 1 L。

3% 戊巴比妥钠溶液：称取戊巴比妥钠粉末 150 mg，加 5 mL 生理盐水溶解，得 3% 戊巴比妥钠溶液，用时按每只小鼠 0.08～0.1 mL 腹腔注射进行麻醉。

10% 福尔马林：用 0.9% 生理盐水和 40% 甲醛溶液按 3:1 的体积比例配制 10% 福尔马林。

（四）仪器

PFT 小动物肺功能分析系统，美国 BUXCO 公司；多功能酶标仪，美国 Thermo 公司；正置荧光显微镜，日本 Nikon 公司；梯度 PCR 仪，美国 ABI 公司；超微量紫外/可见光分光光度计，美国 Thermo 公司；荧光定量 PCR 仪，瑞士 Roche 公司；5430R 高速离心机，德国 Eppendorf 公司；超低温冰箱，中国海尔公司；洗板机，美国 Thermo 公司；BP211D 电子分析天平，德国 Sartorius 公司；3016IAQ 手持式激光粒子计数器，美国 Lighthouse 公司；XT－2000IV 全自动动物血液分析仪，日本 Sysmex 公司；微量移液器，德国 Eppendorf 公司；涡旋混匀仪，美国 SI 公司；DNAase、RNAase free 枪头及 EP 管，美国 Axygen 公司；384 孔荧光定量 PCR 板，美国 Bio-rad 公司；烟熏箱，实验室自制不锈钢箱体（0.8 m×0.8 m×1 m）。

【实验方法】

（一）造模与给药

取 SPF 级雄性 Balb/c 小鼠，随机分为正常组（生理盐水，5 mL/kg），模型组（生理盐水，5 mL/kg），柚皮苷低剂量组（10 mg/kg），柚皮苷高剂量组（100 mg/kg），罗氟司特组（5 mg/kg），每组 80 只。动物适应饲养 2 天后开始接受 2～16 周的烟熏造模。在造模第 1 周第 1～3 天，每天分别烟熏 1 支/时、3 支/时、5 支/时，从第 4 天起，每天 5 支/时，每周连续烟熏 5 天。每支烟含焦油量 11 mg，烟气烟碱量 1.0 mg，CO 量 13 mg。烟熏箱带水冷夹层，使箱内温度维持在 26 ℃左右。经手持式激光粒子/尘埃粒子计数器测定，烟熏箱内空气中颗粒物浓度在点燃 10 min 左右达到平台期，总颗粒物浓度约 60 mg/m³，其中 PM 2.5 含量约 33 mg/m³，PM 2.5 浓度约为国家 24 h 平均二级水平 75 μg/m³ 的 440 倍。正常组不做处理，并在无烟环境中饲养。动物每周称重 1 次，每次烟熏前灌胃给药（灌胃体积按体重以 0.1 mL/10 g 计算），在烟熏 2 周、4 周、8 周、12 周、16 周后分别取动物进行测定。

（二）肺功能测定

于相应时间点每组取 8 只动物，腹腔注射 3% 戊巴比妥钠 0.08～0.1 mL 进行麻醉。剪开小鼠喉颈部皮肤，小心暴露气管。用眼科剪于甲状软骨下方开口，插入气管导管并用棉线结扎。将插管后的小鼠放进 PFT 小动物肺功能分析系统箱，测定总肺活量（TLC）、准静态肺顺应性（Cchord），同时也测定 20 ms 内用力呼气量（FEV20）及用力肺活量（FVC），以计算 FEV20/FVC。

（三）支气管肺泡灌洗及白细胞分类计数

在相应时间点每组取 8 只动物，剪开喉部皮肤和肌肉，小心分离气管，用眼科剪在甲状软骨下方开口，以外套塑料软管的 1 mL 注射针头行气管插管并扎紧。打开胸腔后从气管插管处注入 0.5 mL 生理盐水对全肺进行灌洗，连续 3 次，合并 3 次支气管肺泡灌洗液（BALF），以 3000 r/min 离心 5 min 分离上清液，−80 ℃保存待测。细胞沉淀以含 2% 胎牛血清的 PBS 缓冲液 300 μL 重悬，以全自动分类动物血液分析仪进行白细胞分类计数，计算巨噬细胞、淋巴细胞、中性粒细胞、嗜酸性粒细胞及嗜碱性细胞比例。

（四）肺组织取样及组织病理检查

将完成肺功能测定的小鼠脱颈椎处死，剪取左叶肺以 10% 福尔马林固定。每组随机选取 3 只动物样品制作 HE 染色组织切片，于光镜下检查肺组织病理变化。

（五）IL−8、IL−10、LXA$_4$ 含量测定

使用 BCA 法测定 BALF 上清液总蛋白含量，使用 ELISA 法测定 BALF 上清液中 IL−8、IL−10、LXA$_4$ 的含量；测定过程严格按照试剂盒说明书进行。

（六）总 RNA 提取

将白瓷研钵及剪刀镊子清洗干净后 180 ℃烘烤 2 h 备用，DNAase、RNAase free 枪头及 1.5 mL EP 管装盒后高压灭菌，80 ℃烘干备用。称取每组 5 只小鼠的冻存肺组织各 0.02 g，合并后转移入研钵中，加入液氮研磨成粉末，转移入 1.5 mL EP 管中。加入 Trizol 溶液 1 mL 轻吹散，室温放置 5 min，以 12000 r/min 离心 5 min（4 ℃），取上清液至新的 1.5 mL EP 管中，加入 200 μL 氯仿涡旋混匀，室温静置 5 min，以 12000 r/min 离心 15 min（4 ℃），吸出上清液至新的 1.5 mL EP 管中；加入 1 mL 异丙醇，室温静置 10 min，12000 r/min 离心 10 min（4 ℃），小心吸去上清液；加入以 DEPC 水稀释的 75% 乙醇洗涤沉淀，以 7500 r/min 离心 5 min（4 ℃），小心吸去上清液，室温放置稍晾干，以 20 μL DEPC 水溶解沉淀，即得小鼠肺组织总 RNA 样品，−80 ℃保存。吸取 1 μL 总 RNA 样品以超微量紫外分光光度计测定 260 nm、280 nm 处吸光度，经计算，260 nm/280 nm 在 1.7～2 之间，表明 RNA 纯度可以满足实验要求。

（七）反转录 PCR 合成 cDNA

采用 PrimeScript® RT reagent Kit with gDNA Eraser 反转录试剂盒进行反转录合成

cDNA。于冰上配制反应体系：吸取 1 μL 总 RNA 提取样品，加入 2 μL 5 × gDNA E-raser 缓冲液，1 μL gDNA Eraser，用 RNase Free dH$_2$O 补足至 10 μL。42 ℃ 反应 2 min，以去除基因组 DNA。得到的样品每管加入 4 μL 5 × Prime Script 缓冲液 2、1 μL Prime Script RT Enzyme Mix Ⅰ、1 μL RT Primer Mix、4 μL DEPC-H$_2$O，轻轻混匀，3000 r/min 离心 1 min，37 ℃ 孵育 15 min，85 ℃ 孵育 5 s 进行反转录，得到 cD-NA 样品，−20 ℃ 保存。

（八）Real-time PCR 检测 ALX 受体基因表达

Real-time PCR 使用的引物序列见表 4 − 4，引物以 RNase Free dH$_2$O 溶解成 10 μmol/L 溶液。

表 4 − 4　Real-time PCR 所用引物序列[97]

Gene name	Forward	Reverse
β-actin	AGAGGGAAATCGTGCGTGAC	CAATAGTGATGACCTGGCCGT
ALX	CCTTGGCTTTCTTCAACAGC	GCACAGTGGAACTCAAAGCA

使用 Roche LightCycler 480 SYBR Green Ⅰ Master 进行 Real-time PCR 反应，按照表 4 − 5 的反应体系配制反应液。Real-time PCR 步骤如下：95 ℃ 预变性 10 min，之后进行定量反应，95 ℃ 变性 10 s，60 ℃ 退火 30 s，72 ℃ 延伸 60 s，于延伸步骤采集荧光信号，共计反应 50 个循环，最后增加 1 个循环延伸 10 min，以使序列转录完全，其间不采集荧光信号。反应结束后，绘制溶解曲线：95 ℃ 5s，65 ℃ 60 s，最终升温至 97 ℃，升温期间持续采集荧光信号。将各组目标基因 ALX 基因的 Ct 值减去 β-actin 基因的 Ct 值，得各组目标基因 ΔCt 值，计算各组 ALX 基因的相对表达量。

表 4 − 5　Real-time PCR 反应体系

试剂	体积（μL）
SYBRGreen Ⅰ Master	5
PCR Forward Primer（10 μmol/L）	0.5
PCR Reverse Primer（10 μmol/L）	0.5
样品 DNA 模板	3
dH$_2$O	1
Total	10

（九）数据处理

采用 SPSS 16.0 进行统计分析。采用单因素方差分析比较组间差异，采用 LSD

法进行两两组间比较；对于不服从方差齐性的数据，采用 Mann-Whitney U 检验进行组间比较，$p < 0.05$ 时表示具有显著性差异。

【实验结果】

（一）体重变化

慢性烟熏对小鼠的体重影响如图 4 - 10 所示。小鼠在烟熏 2 周后即出现体重显著下降，而柚皮苷及罗氟司特对慢性烟熏导致的体重下降无显著影响。

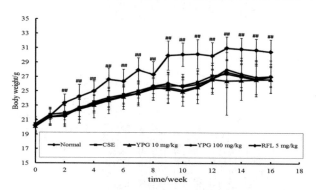

图 4 - 10　慢性烟熏对小鼠体重的影响

注：与正常组比较：$^{\#\#} p < 0.01$。

（二）慢性烟熏致 COPD 小鼠的肺功能的动态变化

TLC 及 Cchord 增加表明存在肺过度通气，提示肺弹性回缩力下降及早期肺气肿，研究表明这两个指标比肺泡间隔指标能更灵敏地提示肺气肿的发生[98]。FEVx/FVC 一直是临床中评价 COPD 严重程度的重要指标，FEVx/FVC 下降可提示气流受限[99]。如图 4 - 11 所示，在慢性烟熏过程中，小鼠 TLC 在烟熏 4 周后短暂升高，于烟熏 16 周后再次显著升高；Cchord 则在烟熏 2 周后即出现显著升高，而在烟熏 12 周后持续显著升高；FEV20/FVC 在烟熏 2 周时出现短暂显著降低，在烟熏 12 周后持续显著降低。以上结果提示慢性烟熏致小鼠 COPD 形成过程中，烟熏 2～4 周为肺功能急性应激期，在烟熏 12～16 周时肺功能的慢性阻塞性病变形成，为COPD 肺功能变化的慢性期。

柚皮苷 10～100 mg/kg 及罗氟司特 5 mg/kg 对慢性烟熏肺功能急性应激期的TLC、Cchord 升高及 FEV20/FVC 下降均无显著作用，但对烟熏 12 周（慢性期）时出现的肺功能下降有显著抑制作用；对烟熏 16 周后小鼠的肺功能变化，仅罗氟司特 5 mg/kg 能显著抑制 FEV20/FVC 的下降，柚皮苷 10 mg/kg 对烟熏 16 周导致的Cchord 增高及 FEV20/FVC 下降有一定抑制作用，但不显著（与模型组比较，p 值分别为 0. 075、0. 091）；表明柚皮苷及罗氟司特对于慢性烟熏早期肺功能应激性改变无显著作用，但能延缓肺功能慢性病变的出现。

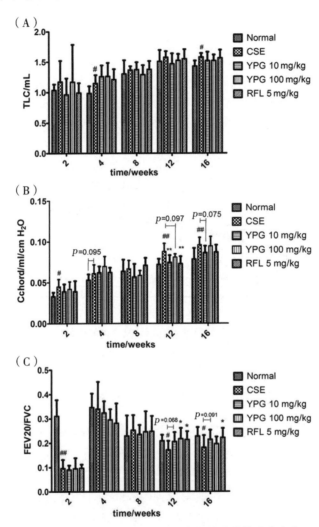

图 4 - 11　慢性烟熏致 COPD 小鼠肺功能的动态变化

注：与正常组比较，$^{#}p < 0.05$，$^{##}p < 0.01$；与模型组比较，$^{*}p < 0.05$，$^{**}p < 0.01$。

（三）慢性烟熏致 COPD 小鼠气道腔白细胞浸润的变化

BALF 中白细胞比例如图 4 - 12 所示。在 16 周的慢性烟熏致 COPD 形成过程中，小鼠气道腔内主要以中性粒细胞及嗜酸性细胞比例显著增加为主，但气道内主要的白细胞仍为巨噬细胞。小鼠气道腔内中性粒细胞比例在烟熏 2 周时即出现急性应激性升高，在烟熏 16 周后再次显著升高，提示烟熏 2 周内可能为烟熏致气道腔炎症浸润的急性应激期，在烟熏 16 周后气道腔炎症浸润进入慢性发展期。而嗜酸性细胞在慢性烟熏过程中持续显著高于正常组。巨噬细胞及淋巴细胞比例分别在烟熏 2～4 周及 8 周时低于正常组。

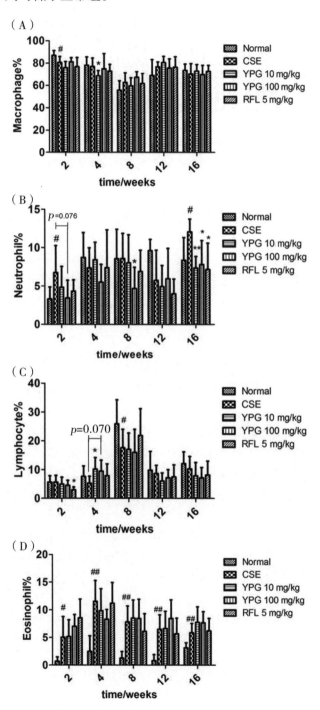

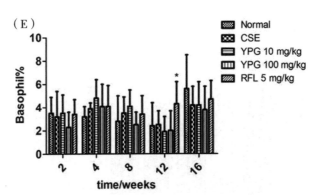

图 4 - 12 慢性烟熏致 COPD 小鼠气道腔白细胞比例的动态变化

注：与正常组比较，$^{\#}p < 0.05$，$^{\#\#}p < 0.01$；与模型组比较，$^{*}p < 0.05$，$^{**}p < 0.01$。

仅柚皮苷 100 mg/kg 对烟熏 2 周时气道腔内的中性粒细胞浸润有轻度抑制作用，但不显著（与模型组比较，$p = 0.076$）；而柚皮苷对烟熏 4 周时的淋巴细胞比例有增加作用；在用药 16 周后，柚皮苷及罗氟司特均能显著抑制气道腔中性粒细胞比例的增加，但柚皮苷及罗氟司特对气道腔内的嗜酸性细胞浸润均无显著影响。

（四）慢性烟熏致 COPD 小鼠气道腔内 IL - 8、IL - 10、LXA_4 水平的动态变化

BALF 中 IL - 8、IL - 10、LXA_4 含量测定结果如图 4 - 13 所示。慢性烟熏第 2 周及第 12 周时，小鼠气道腔促炎症细胞因子 IL - 8 水平分别出现 2 次显著上升，而抗炎症细胞因子 IL - 10 水平亦出现 2 次显著下降；促炎症消退因子 LXA_4 含量在第 2 周时应激性增加，而在继续烟熏过程中未再次出现显著变化。这表明，烟熏 2 周时，炎症平衡偏向促炎症发展，此时炎症消退因子仍可被反馈性上调；但在持续烟熏致炎症平衡再次偏向促炎症发展时，机体已无法反馈性上调炎症消退因子水平，提示慢性烟熏致小鼠 COPD 气道炎症在烟熏 2 周时处于急性应激期，在 12 周后进入慢性化发展阶段。

与模型组相比，柚皮苷 10 ～ 100 mg/kg 及罗氟司特 5 mg/kg 对慢性烟熏导致的急性应激期（2 周）与慢性期（12 周）IL - 8 含量升高均有显著抑制作用。但柚皮苷 100 mg/kg 组在第 4 周时 IL - 8 水平显著上升，这可能与柚皮苷 100 mg/kg 在第 4 周时诱导淋巴细胞比例上升有关。在烟熏第 16 周时，柚皮苷 100 mg/kg 对 IL - 8 水平仍有一定抑制作用（与模型组比较，$p = 0.061$），罗氟司特 5 mg/kg 则仍能显著抑制 IL - 8 水平。

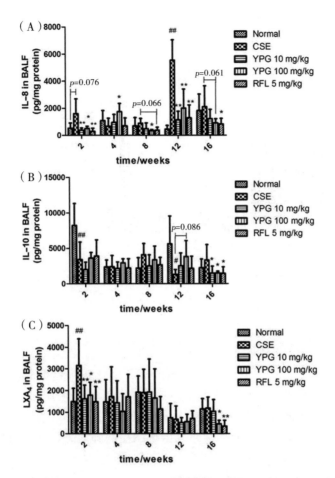

图 4 - 13　慢性烟熏致 COPD 小鼠气道腔炎症相关细胞因子的动态变化

注：与正常组比较，$^{\#}p < 0.05$，$^{\#\#}p < 0.01$；与模型组比较，$^{*}p < 0.05$，$^{**}p < 0.01$。

值得注意的是，柚皮苷 10 ~ 100 mg/kg 及罗氟司特 5 mg/kg 在抑制慢性烟熏诱导的促炎症细胞因子 IL - 8 水平的同时，对应激期（2 周）气道 IL - 10 水平的下降无显著作用，而对 LXA_4 水平有显著抑制作用。柚皮苷 100 mg/kg 及罗氟司特 5 mg/kg 还能显著抑制慢性期（16 周）LXA_4 水平，但柚皮苷 10 mg/kg 对慢性期 LXA_4 水平无抑制作用。柚皮苷 10 ~ 100 mg/kg 组抗炎因子 IL - 10 在烟熏第 12 周轻微上升之后（其中，柚皮苷 100 mg/kg 组与模型组比较，$p = 0.086$），于第 16 周时降低至显著低于模型组水平。

（五）慢性烟熏致 COPD 小鼠肺组织 ALX 受体基因表达的动态变化

慢性烟熏致 COPD 小鼠肺组织 ALX 受体基因相对表达量如图 4 - 14 所示。结果表明，在烟熏 2 周时，小鼠肺组织 ALX 受体基因表达水平有所上升，但不显著；在第 12 ~ 16 周时，表达水平显著升高。柚皮苷 10 mg/kg 组小鼠在烟熏 12 ~ 16 周时肺组织 ALX 受体基因表达水平与模型组相当或略高于模型组水平（16 周时，与模型组比较，$p = 0.089$），而柚皮苷 100 mg/kg 组及罗氟司特 5 mg/kg 组小鼠肺组织 ALX 受体基因表达水平则持续低于模型组。

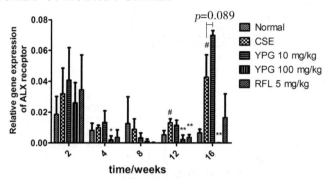

图 4 - 14　慢性烟熏致 COPD 小鼠肺组织 ALX 受体基因表达的动态变化

注：与正常组比较，$^{\#}p < 0.05$，$^{\#\#}p < 0.01$；与模型组比较，$^{*}p < 0.05$，$^{**}p < 0.01$。

（六）慢性烟熏致小鼠 COPD 肺组织病理损伤情况

如图 4 - 15 所示，小鼠经过 16 周烟熏造模后，出现显著的肺泡壁增厚及气道上皮细胞增生（↑所示），并有一定程度的肺泡融合（▲所示）。柚皮苷 10 mg/kg 和 100 mg/kg 组小鼠肺泡壁增厚及气道上皮细胞增生状况不显著，但仍有比较明显的肺泡融合现象。罗氟司特 5 mg/kg 组未出现明显的肺泡融合，但对气道上皮增生及肺泡壁增厚无明显抑制效果。

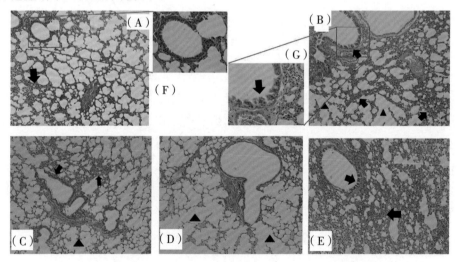

图 4 - 15　慢性烟熏 16 周后 COPD 小鼠肺组织损伤情况

［HE 染色，（A）～（E）：×100；（F）、（G）：×400］

（A）正常组；（B）模型组；（C）柚皮苷 10 mg/kg；（D）柚皮苷 100 mg/kg；（E）罗氟司特 5 mg/kg；（F）及（G）分别为（A）及（B）局部放大。↑表示肺泡壁增厚及气道上皮细胞增生；▲表示肺泡融合。

（七）结果分析

慢性烟熏致小鼠 COPD 形成过程中，在气道炎症中性粒细胞浸润水平，以及小鼠肺功能、促炎因子 IL-8、抗炎因子 IL-10 水平，均出现了急性应激期—亚慢性期—慢性期的动态变化特征。与炎症消退相关的细胞因子 LXA₄ 水平仅在应激期出现上调，之后就无法再被上调；其特异受体 ALX 受体基因表达水平则在慢性期才出现代偿性上调。慢性烟熏 16 周后，小鼠 TLC 及 Cchord 均显著增加，而 FEV20/FVC 显著下降，出现明显气道增生性重塑及轻度的肺气肿。以上结果表明，慢性烟熏 16 周后，成功构建了具有阻塞性肺功能障碍、慢性气道炎症及组织重塑等 COPD 病理特征的小鼠 COPD 模型，但由于肺功能下降程度及气道病理病变程度仍较轻，该小鼠 COPD 模型更类似于人轻度 COPD 的表现，仍难以反映中重度 COPD 患者的症状，加大每次香烟量或进一步延长造模时间可能有助于造成更严重的肺功能下降及肺气肿症状。

中性粒细胞及巨噬细胞是 COPD 黏液高分泌及肺气肿的主要效应细胞。小鼠 BALF 中性粒细胞浸润比例在烟熏 2 周时出现应激性上升，在 16 周时再度显著增加，提示已发生炎症浸润慢性化。由于巨噬细胞为气道腔分布最主要的白细胞，在正常人及 COPD 患者中均占较高比例，巨噬细胞比例对气道炎症的反映并不灵敏[78]。值得注意的是，虽然柚皮苷及罗氟司特在用药 16 周后均能显著抑制慢性期中性粒细胞浸润的增加，但对气道腔内的嗜酸性细胞持续浸润均无显著效果，这在一定程度上表明慢性烟熏导致的中性粒细胞浸润不是嗜酸性细胞持续浸润的主要诱因。

嗜酸性细胞在 COPD 气道炎症中的具体作用尚不明确。有研究发现 COPD 稳定期患者气道腔内嗜酸性细胞虽然持续偏高，但未处于炎症激活状态，推测嗜酸性细胞只是受局部 COPD 炎症过程募集的"旁观者"[12]；也有研究发现 COPD 急性发作患者气道黏膜下嗜酸性细胞数量及活性上升[13]。因此，持续滞留气道的嗜酸性细胞在气道炎症应激期之后的再次恶化及慢性化中的地位值得关注。

IL-8 是重要的促炎症细胞因子，对中性粒细胞具有很强的诱导趋化作用，IL-8 水平与 COPD 严重程度正相关[8]。IL-10 是一种抗炎细胞因子，不仅可以抑制 IL-8、IL-1、TNF-α 等多种促炎症因子的表达及分泌，也可自反馈式抑制白细胞自身的 IL-10 表达和分泌。此外，IL-10 的表达也受促炎症因子如 TNF-α 的反馈性诱导调控[76-77]。

炎症消退过程也受到炎症反应的负反馈调控。炎症细胞在炎症局部组织聚集可诱发促消退介质 LXA₄ 的细胞协同合成，促炎症因子如 PGE2 可诱导白细胞脂类合成类别发生转换，促进促消退介质 LXA₄ 的合成。这是机体在炎症状态下反馈性自发启动炎症消退的重要途径[45-46]。

本研究中，烟熏导致小鼠气道腔促炎因子 IL-8 水平在第 2 周及第 12 周时显著上升，而抗炎因子 IL－10 同时显著下降。促炎症消退因子 LXA$_4$ 含量在第 2 周时短暂增加，在后续烟熏过程中未见显著变化。表明在急性期炎症平衡偏向促炎症发展，炎症消退因子仍可应激性上调；但持续烟熏致炎症平衡再次偏向促炎症发展时，机体已无法上调促炎症消退因子水平，提示炎症消退机制在慢性烟熏过程中受到抑制。ALX 受体基因表达在急性应激期变化不显著，直至慢性期才有显著上调，可能是机体对 LXA$_4$ 水平下降的代偿性调节。

柚皮苷组 IL－10 水平在第 16 周时出现下降，可能是由于 IL－10 水平在第 12 周时的显著升高导致了自反馈式抑制，以及对促炎症因子 IL－8 在 12～16 周期间的持续抑制减弱了对 IL－10 的反馈式诱导调控效应。

柚皮苷高剂量及罗氟司特对炎症浸润及促炎症因子水平的较强抑制作用，可能导致机体炎症反应水平不能达到反馈性启动促消退介质 LXA$_4$ 协同合成及增加 ALX 基因表达的程度。低剂量柚皮苷对炎症反应抑制作用稍弱，使炎症水平仍足以反馈性启动 LXA$_4$ 的合成，从而 LXA$_4$ 水平未出现显著下降，而且对 ALX 受体基因表达有一定的促进作用。这也从另一方面提示，柚皮苷对 COPD 慢性气道炎症的抗炎作用是独立于对炎症消退的调控作用的。

（八）研究结论

根据气道炎症浸润、肺功能、促炎/抗炎平衡及炎症消退能力的动态变化特征，慢性烟熏致小鼠 COPD 形成过程可大致分为急性应激期（0～2 周）—亚慢性期（2～12 周）—慢性期（＞12 周），柚皮苷及罗氟司特慢性用药对慢性烟熏致小鼠 COPD 不同形成阶段的效果不同（图 4－16）。

在急性应激期，柚皮苷及罗氟司特对烟熏导致的肺功能下降均无显著作用，但能显著抑制促炎因子 IL－8 水平，并对中性粒细胞浸润有轻度抑制作用；柚皮苷及罗氟司特对急性应激期促炎症消退因子 LXA$_4$ 水平的应激性升高有抑制作用，可能是由于其抗炎作用减少了白细胞浸润从而减少了 LXA$_4$ 的协同合成。

在慢性期，柚皮苷及罗氟司特长期用药可延缓慢性期肺功能的退化，可显著抑制促炎症因子 IL－8 水平及中性粒细胞浸润；同时，柚皮苷及罗氟司特对慢性期的抗炎因子 IL－10 有显著抑制效果，柚皮苷高剂量及罗氟司特对促炎症消退因子 LXA$_4$ 及其受体 ALX 受体表达有抑制作用，可能是由于其强抗炎作用抑制了炎症对抗炎及促消退机制的反馈诱导调节。

综上所述，对于烟熏所致的小鼠 COPD 慢性气道炎症，高剂量柚皮苷与罗氟司特在促炎/抗炎/促炎症消退等多个方面的药效表现均无显著差异，而与低剂量柚皮苷的药效表现差别较大。在 COPD 气道组织重塑方面，柚皮苷的药效主要体现在对增生性组织重塑的抑制作用，但对肺泡融合影响不显著；而罗氟司特则对肺泡融合有一定抑制作用，但对增生性组织重塑无显著抑制作用，提示柚皮苷及罗氟司特对烟熏所致的慢性气道组织损伤的药效机制不同。以上结果也表明：柚皮苷预防性用药对吸烟致 COPD 有抗气道炎症、延缓肺功能退化等多种作用，其抗慢性气道炎症的作用是独立于对抗炎细胞因子水平及炎症消退的调控作用的。

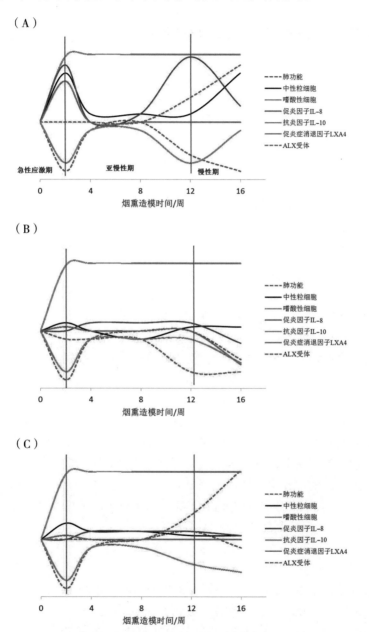

图 4 - 16　慢性烟熏致小鼠 COPD 形成过程的动态变化及柚皮苷不同剂量
对小鼠 COPD 形成的动态影响

　　注：（A）慢性烟熏致小鼠 COPD 形成的动态过程；（B）YPG 100 mg/kg 对小鼠 COPD 形成过程的动态影响；（C）YPG 10 mg/kg 对小鼠 COPD 形成过程的动态影响。

第四节　柚皮苷对烟熏致气道神经源性炎症的作用

一、慢性烟熏对豚鼠咳嗽敏感性的动态影响

慢性咳嗽是 COPD、哮喘等慢性气道炎症的典型症状，烟熏可诱导豚鼠咳嗽敏感性增高，豚鼠烟熏模型是病理性咳嗽研究常用的动物模型。本实验考察慢性烟熏对豚鼠咳嗽敏感性的动态影响，以确定合适的慢性咳嗽模型。

【实验材料】

（一）动物

普通级 Hartley 豚鼠，雌雄各半，体重 250 ～ 300 g，购于广东省医学实验动物中心，动物合格证：SCXK（粤）2008 - 0002。实验环境：广州医科大学呼吸疾病国家重点实验室普通级动物房；实验动物使用许可证号：SYXK（粤）2008 - 0093。

（二）试剂

软装椰树牌过滤嘴香烟，广东中烟工业有限公司提供；0.9% 氯化钠注射液，昆明市宇斯药业有限公司提供；吐温 80，广州器化医疗设备有限公司提供；无水乙醇，广州化学试剂厂提供；辣椒素，湖北阿泰克糖化学有限公司提供。

辣椒素溶液配制：实验前称取辣椒素粉末，乙醇、吐温 80、0.9% 生理盐水按 1：1：8 的体积比例配制成 3 mg/mL 的母液，4 ℃ 保存；实验时将母液以 0.9% 生理盐水按 1：200 稀释，其终浓度为 15 μg/mL。

（三）仪器

微量移液器，德国 Eppendorf 公司；BP211D 电子分析天平，德国 Sartorius 公司；3016IAQ 手持式激光粒子计数器，美国 Lighthouse 公司；小动物无创肺功能分析系统，美国 BUXCO 公司；烟熏箱，实验室自制不锈钢箱体（0.8 m × 0.8 m × 1 m）。

【实验方法】

(一) 造模

取 Hartley 豚鼠，随机分为正常组与烟熏模型组，其中烟熏模型组接受慢性烟熏造模。烟熏方法：每天 1 次烟熏 60 min，10 支/天，6 天/周，最长 8 周，每支烟含焦油量 11 mg、烟气烟碱量 1.0 mg、CO 量 13 mg。烟熏箱带水冷夹层，使箱内温度维持在 26 ℃左右。经手持式激光粒子/尘埃粒子计数器测定，烟熏箱内空气中颗粒物浓度在点燃 10 min 左右达到平台期，总颗粒物浓度约 120 mg/m³，其中 PM2.5 含量约 66 mg/m³，PM2.5 浓度约为国家 24 h 平均二级水平 75 μg/m³的 880 倍。正常组不做处理，并在无烟环境中饲养。

(二) 辣椒素引咳

在烟熏造模前 (0 周) 及烟熏第 2 周、4 周、6 周、8 周末次烟熏 24 h 后，取正常组与烟熏模型组相应时间点动物进行辣椒素引咳。引咳时，将清醒豚鼠置于非限制箱中 (箱内由偏流仪产生 2.5 L/min 偏置气流)，适应 2 min 后，豚鼠接受 15 μg/mL 辣椒素喷雾 2 min (雾化速率为 0.5 mL/min)，其间豚鼠呼吸活动由呼吸流速传感器监测，并经咳嗽分析软件自动识别豚鼠咳嗽呼吸波形 (图 4－17)，计数咳嗽数，同时全程观察豚鼠咳嗽动作和声音，记录喷雾开始后 10 min 内的豚鼠咳嗽次数。

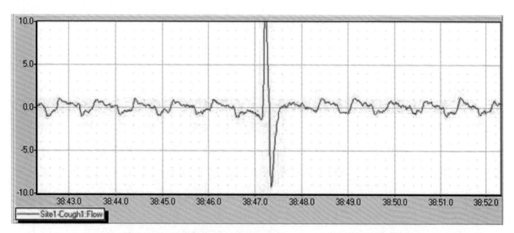

图 4－17　豚鼠在体描箱内咳嗽时的典型呼吸波形 (由 BUXCO 无创肺功能分析系统记录)

(三) 数据处理

采用 SPSS 16.0 进行统计分析。采用独立样本 t 检验比较组间差异，对于不服从方差齐性的数据，采用 Mann-Whitney U 检验进行组间比较，$p < 0.05$ 时表示具有显著性差异。

【实验结果】

（一）慢性烟熏对豚鼠咳嗽敏感性的动态影响

结果如图 4 - 18 所示。豚鼠连续接受烟熏 8 周期间，其对辣椒素引咳的敏感性呈双相变化特征。在烟熏第 2 周时咳嗽敏感性应激性增高，在第 4 周时下降至基线水平；在烟熏第 6 周后，其咳嗽敏感性再次显著增高，并至少能持续 2 周，提示慢性咳嗽高敏感状态在烟熏第 6 周后已经形成。

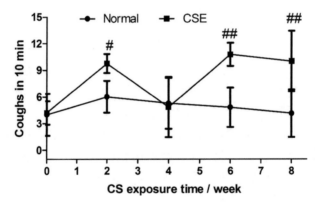

图 4 - 18　豚鼠慢性烟熏第 8 周期间对辣椒素引咳敏感性的动态变化

注：与正常组比较，[#] $p < 0.05$，[##] $p < 0.01$。

（二）结果分析

吸烟与慢性支气管炎慢性咳嗽症状密切相关[7,100]，豚鼠烟熏模型是研究病理性咳嗽的常用模型[27]。通过上调神经肽类的表达和释放，抑制气道中相关降解酶 NEP 酶的活性，提高 RAR 受体对神经肽的敏感性，急慢性烟熏造模都能引起咳嗽敏感性的增加[59,65,101-102]。有研究发现，豚鼠在接受烟熏造模第 8 周后可出现显著的咳嗽高敏感、气道高反应[69]。本实验通过对烟熏造模不同时间点进行检测，进一步发现慢性烟熏造模过程中豚鼠咳嗽敏感性具有双相变化特征。豚鼠在烟熏第 2 周可使咳嗽敏感性显著增高，这与文献报道一致[59]。本实验进一步明确了这一阶段的咳嗽高敏感尚属于应激性变化，在继续烟熏时可短暂下降至基线水平；在烟熏第 6 周后，其咳嗽敏感性再次显著增高并持续，提示咳嗽高敏感状态慢性化的形成。烟熏导致的咳嗽敏感性双相变化与慢性烟熏导致的气道炎症浸润的双相变化过程有一定相似性，烟熏第 1 ~ 2 周时气道可出现急性炎症浸润，而在第 2 ~ 8 周其气道炎症慢性化形成[33-34,36,38]，提示气道神经源性炎症与白细胞浸润引起的气道炎症具有相关性。也有研究表明，TNF-α、ROS、前列腺素、白三烯类等促炎症因子可促进神经肽及其受体的表达[63-64]。结合咳嗽敏感性双相变化特征，选择在豚鼠烟熏6周后再开始持续给药2周，适合考察药物对慢性咳嗽的治疗作用及机制。

二、柚皮苷对慢性烟熏致豚鼠气道神经源性炎症的作用

前期研究发现，柚皮苷、磷酸可待因、莫吉司坦、左羟丙哌嗪治疗性用药对慢性烟熏诱导的豚鼠慢性咳嗽具有显著的镇咳作用[69]。本实验进一步研究柚皮苷、磷酸可待因、莫吉司坦、左羟丙哌嗪这4种镇咳药物对慢性烟熏致气道神经源性炎症的影响。

【实验材料】

（一）动物

普通级 Hartley 豚鼠，雌雄各半，体重250～300 g，购于广东省医学实验动物中心，动物合格证：SCXK（粤）2008-0002。实验环境：广州医科大学呼吸疾病国家重点实验室普通级动物房，实验动物使用许可证号：SYXK（粤）2008-0093。

（二）试剂

柚皮苷，实验室自制，纯度98.8%；磷酸可待因，青海制药厂有限公司提供；莫吉斯坦，北京华奉博科技有限公司提供；左羟丙哌嗪，湖南九典制药有限公司提供；豚鼠 SP ELISA 试剂盒，上海蓝基生物技术有限公司提供；BCA 蛋白定量测定试剂盒，上海碧云天有限公司提供；N-dansyl-d-Ala-Gly-p-(nitro)-Phe-Gly(DAGNPG)，美国 Sigma 公司提供；dansyl-D-Ala-Gly(DAG)，美国 Sigma 公司提供；（DL）-thiorphan，美国 Santa Cruz 公司提供；兔抗 NK-1 多克隆抗体（No. NB300-101），美国 Novus 公司提供；鼠抗 β-actin 单克隆抗体（No. AA128），上海碧云天公司提供；羊抗兔 IgG(H+L)-HRP 二抗（A0208），上海碧云天公司提供；羊抗鼠 IgG(H+L)-HRP 二抗（No. AA128），海碧云天公司提供；SDS-PAGE 凝胶配制试剂盒，上海碧云天公司提供；SDS-PAGE 转膜液，上海碧云天公司提供；5×SDS-PAGE 凝胶电泳上样缓冲液，上海碧云天公司提供；Western 封闭液，上海碧云天公司提供；Western 一抗稀释液，上海碧云天公司提供；Western 二抗稀释液，上海碧云天公司提供；聚偏二氟乙烯（PVDF）膜，上海碧云天公司提供；超敏 ECL 化学发光试剂盒，上海碧云天公司提供；软装椰树牌过滤嘴香烟，广东中烟工业有限公司提供；0.9%氯化钠注射液，昆明市宇斯药业有限公司提供；磷酸二氢钾，广州化学试剂厂提供；氯化钾、十二水合磷酸氢二钠、氯化钠，广东光华化学厂有限公司提供；戊巴比妥

钠，美国 Merck 公司提供；40% 甲醛溶液，成都市科龙化工试剂厂提供；Tris 碱，美国 Amresco 公司提供；吐温 20，美国 Sigma 公司提供；盐酸，广州化学试剂厂提供。

（三）溶液的配制

1. 受试药品溶液

正常组（Normal）及烟熏模型（CSE）组：0.9% 生理盐水。

柚皮苷组：实验前称取柚皮苷粉末，加 0.9% 生理盐水配成浓度为 3.68 mg/mL 的混悬液，按体重以 0.5 mL/100 g 进行灌胃，对应柚皮苷给药剂量为 18.4 mg/kg。

阳性对照药磷酸可待因（Codeine phosphate，CP）组：实验前取磷酸可待因粉末，用 0.9% 生理盐水配成浓度为 0.96 mg/mL 的溶液，按体重以 0.5 mL/100 g 进行灌胃，对应磷酸可待因给药剂量为 4.8 mg/kg。

阳性对照药物莫吉司坦（Moguisteine）组：实验前取莫吉司坦粉末，用 0.9% 生理盐水配成浓度为 4.8 mg/mL 的溶液，按体重以 0.5 mL/100 g 进行灌胃，对应莫吉司坦给药剂量为 24 mg/kg。

阳性对照药物左羟丙哌嗪（Levodropropizine，LVDP）组：实验前取左羟丙哌嗪粉末，用 0.9% 生理盐水配成浓度为 2.8 mg/mL 的溶液，按体重以 0.5 mL/100 g 进行灌胃，对应左羟丙哌嗪给药剂量为 14 mg/kg。

2. 其他

（1）PBS 缓冲液（0.1 mol/L，pH = 7.4）：称取氯化钠 8 g，氯化钾 0.2 g，磷酸二氢钾 0.27 g，十二水合磷酸氢二钠 3.14 g，加超纯水 800 mL 溶解，加盐酸调 pH 为 7.4 后溶解定容至 1 L。

（2）1 mmol/L DAGNPG 溶液：称取 3.1 mg DAGNPG 粉末，以 PBS（0.1 mol/L，pH = 7.4）5 mL 溶解，得 1 mmol/L 储备液。

（3）10 ~ 100 μmol/L DAG 标准溶液：称取 3.8 mg DAG 粉末，以 PBS（0.1 mol/L，pH = 7.4）10 mL 溶解，得 1 mmol/L 储备液；吸取 0 μL、2 μL、5 μL、10 μL、15 μL、20 μL 储备液以 PBS（0.1 mol/L，pH = 7.4）稀释至 200 μL，得 0 μmol/L、10 μmol/L、25 μmol/L、50 μmol/L、75 μmol/L、100 μmol/L DAG 标准溶液。

（4）200 μmol/L（DL）-thiorphan 溶液：称取（DL）-thiorphan 粉末 2.5 mg，以 PBS（0.1 mol/L，pH = 7.4）1 mL 溶解，得 10 mmol/L 储备液；吸取 100 μL 储备液以 PBS（0.1 mol/L，pH = 7.4）稀释至 5 mL，得 200 μmol/L（DL）-thiorphan 溶液。

（5）TBST 洗膜液：称取 Tris 碱 4.84 g、氯化钠 58.48 g 放入 1.5 L 水中，用盐酸调节溶液的 pH 为 7.4，最终使用去离子水调整体积为 2 L，后加入 1 mL 吐温 20，得 TBST 洗膜液。

（四）仪器

微量移液器，德国 Eppendorf 公司；5430R 高速离心机，德国 Eppendorf 公司；725 超低温冰箱，美国 Forma 公司；LHS – 100CL 恒温恒湿箱，上海一恒科学仪器有限公司；T10 B 电动匀浆机，德国 IKA 公司；BP211D 电子分析天平，德国 Sartorius 公司；3016IAQ 手持式激光粒子计数器，美国 Lighthouse 公司；Infinite M200 多功能酶标仪，奥地利 Tecan 公司；蛋白电泳仪，美国 Biorad 公司；电转移槽，美国 Biorad 公司；水平摇床，江苏其林贝尔公司；FluorChem Q 荧光化学发光系统，加拿大 ProteinSimple 公司；烟熏箱，实验室自制不锈钢箱体（0.8 m×0.8 m×1 m）。

【实验方法】

（一）造模与给药

取 Hartley 豚鼠，随机分为正常组、模型组、柚皮苷组、磷酸可待因组、莫吉司坦组、左羟丙哌嗪组。豚鼠适应饲养 2 天后，模型组及各给药组进行烟熏造模，并按体重 0.5 mL/100 g 灌胃给药。烟熏方法：每天 1 次烟熏 60 min，10 支/天，6 天/周，共 8 周。烟熏箱带水冷夹层，使箱内温度维持在 26 ℃左右。经手持式激光粒子/尘埃粒子计数器测定，烟熏箱内空气中颗粒物浓度在点燃 10 min 左右达到平台期，总颗粒物浓度约 120 mg/m^3，其中 PM2.5 含量约 66 mg/m^3，PM2.5 浓度约为国家 24 h 平均二级水平 75 μg/m^3 的 880 倍。正常组不做处理，并在无烟环境中饲养，各组在 7~8 周每次烟熏前灌胃给予相应剂量药物，造模结束后各烟熏组死亡率与空白组比较均无显著差异（表 4 – 6）。

表 4 – 6　8 周烟熏造模后动物死亡情况

组别	动物数	存活数	死亡率（%）
正常组	15	12	20
模型组	15	9	40
柚皮苷组	15	9	40
磷酸可待因组	15	8	47
莫吉斯坦组	15	10	33
左羟丙哌嗪组	15	9	40

（二）肺组织取样及组织匀浆制备

第 8 周末次烟熏 24 h 后，将豚鼠腹腔注射 30 mg/kg 戊巴比妥钠麻醉，以真空采血管进行心脏放血处死，开胸腔后取肺组织 -80 ℃保存待测。取解冻后的肺组织适量，按 $V:W=10:1$ 加入冰上预冷的 PBS 缓冲液（0.1 mol/L，pH = 7.4），于冰上剪碎后，以电动匀浆机匀浆约 90 s。组织匀浆以 3500 r/min 离心 15 min（4 ℃），取少量上清液，使用 BCA 法测定总蛋白含量，剩余分装后 -80 ℃保存待测。

（三）SP 含量测定

解冻豚鼠肺组织匀浆上清液，以 ELISA 法测定上清液中 SP 含量，并以总蛋白含量进行标化，单位为 pg/mg。

（四）NEP 酶活性检测

NEP 酶活性采用底物荧光法进行检测，反应在平底透明 96 孔板中进行。按表 4 - 7 配制反应体系，反应体系总体积为 200 μL。反应体系混匀后放 37 ℃恒温培养箱避光反应 30 min，DAGNPG 被 NEP 酶水解成荧光产物 DAG，沸水浴 5 min 终止反应后，以多功能酶标仪测定各孔在 562 nm 的荧光强度（激发波长 342 nm）。同时测定 0 ～ 100 μmol/L DAG 标准样品孔在 562 nm 的荧光强度（激发波长 342 nm），计算标准曲线。将样品孔与对照孔的荧光强度差值从 DAG 标准曲线上求出 NEP 水解产生的 DAG 量，1 U NEP 酶活性定义为 1 μmol/L DAG/min，单位为 U/mg。

表 4 - 7　NEP 酶活性测定反应体系

成分	样品孔（μL）	对照孔（μL）
1 mmol/L DAGNPG	20	20
200 μmol/L（DL）-thiorphan	—	40
肺组织匀浆液样品	20	20
PBS（0.1 mol/L，pH 7.4）	160	120

（五）NK - 1 受体表达检测

采用 Western-blotting 方法检测 NK - 1 受体表达。按表 4 - 8 配制 SDS-PAGE 凝胶。

表 4 – 8　SDS-PAGE 凝胶配制

成分	8% 分离胶（10 mL）	5% 浓缩胶（4 mL）
蒸馏水	3.3 mL	2.7 mL
30% Acr-Bis（29∶1）	2.7 mL	0.67 mL
1 mol/L Tris, pH 8.8	3.8 mL	0.5 mL
10% SDS	0.1 mL	0.04 mL
10% 过硫酸铵	0.1 mL	0.04 mL
TEMED	0.006 mL	0.004 mL

每组取 5 只动物的肺组织匀浆，各吸取 80 μL 混匀后用于 Western-blotting 检测。样品加入 100 μL 5 × 上样缓冲液，沸水浴 5 min，冷却后取 10 μL 上样进行电泳。电泳 1 ~ 1.5 h 至上样缓冲液溴酚蓝条带接近分离胶底部，将 SDS-PAGE 凝胶小心取出，蛋白样品电转移至 PVDF 膜上（100 V 电压转移 1 h），取出 PVDF 膜用 TBST 漂洗 5 min，以 Western 封闭液封闭 1 h。封闭后直接加入一抗稀释液稀释的兔抗 NK – 1 多克隆抗体（No. NB300 – 101）及鼠抗 β-actin 单克隆抗体（1∶1000）4 ℃ 孵育过夜。回收一抗后，TBST 冲洗 3 次，每次 5 min，加入以二抗稀释液稀释的羊抗兔 IgG(H + L)-HRP 二抗或羊抗鼠 IgG(H + L)-HRP 二抗（1∶1000）孵育约 1 h，TBST 冲洗 5 次，每次 5 min，加 ECL 化学发光液，避光反应 1 min，以荧光化学发光系统拍照，分析条带灰度，对蛋白表达情况进行相对定量。

（六）数据处理

采用 SPSS 16.0 进行统计分析。采用单因素方差分析比较组间差异，采用 Dunnett's t 检验进行两两组间比较；对于不服从方差齐性的数据，采用 Kruskal-Wallis H 检验比较组间差异，采用 Mann-Whitney U 检验进行两两组间比较，$p < 0.05$ 时表示具有显著性差异。

【实验结果】

（一）药物对慢性烟熏豚鼠肺组织 SP 含量的影响

肺组织 SP 含量测定结果如图 4 – 19 所示。慢性烟熏导致模型组豚鼠肺组织 SP 含量显著高于正常组，4 种受试药物在慢性咳嗽形成后进行治疗性用药 2 周，仅柚皮苷（YPG）能显著抑制肺组织 SP 含量的上升，而临床使用剂量的磷酸可待因、莫吉司坦和左羟丙哌嗪均无显著效果。

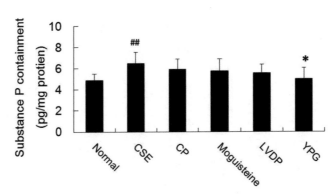

图4-19 药物对慢性烟熏豚鼠肺组织 SP 含量的影响

注：与正常组比较，## $p < 0.01$；与模型组比较，* $p < 0.05$。

（二）药物对慢性烟熏豚鼠肺组织 NEP 酶活性的影响

肺组织 NEP 酶活性测定结果如图4-20所示。与正常组豚鼠比较，慢性烟熏模型组豚鼠肺组织 NEP 酶活性显著降低。与模型组比较，仅柚皮苷组豚鼠肺组织 NEP 酶活性显著上升，表明柚皮苷治疗性用药2周能显著抑制慢性烟熏引起的肺组织 NEP 酶活性的下降，但临床使用剂量的磷酸可待因、莫吉司坦和左羟丙哌嗪无显著效果。

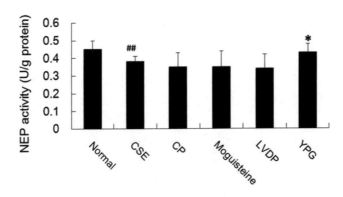

图4-20 药物对慢性烟熏豚鼠肺组织 NEP 酶活性的影响

注：与正常组比较，## $p < 0.01$；与模型组比较，* $p < 0.05$。

（三）药物对慢性烟熏豚鼠肺组织 NK-1 受体表达的影响

肺组织 NK-1 受体表达情况如图4-21所示。慢性烟熏8周后，豚鼠肺组织 NK-1 受体表达显著上升，其中柚皮苷治疗性用药2周可显著抑制 NK-1 受体表达的增加，但磷酸可待因、莫吉司坦和左羟丙哌嗪则无显著作用。

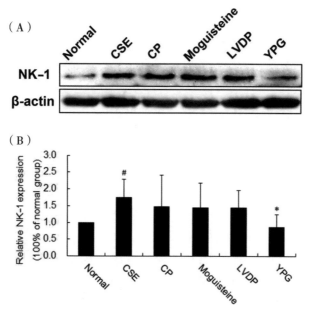

（A）

NK-1

β-actin

Normal　CSE　CP　Moguisteine　LVDP　YPG

（B）

图 4-21　药物对慢性烟熏豚鼠肺组织 NK-1 受体表达的影响

注：（A）NK-1 受体及 β-actin 内参 Western-blotting 免疫印迹图；（B）NK-1 受体表达半定量灰度分析结果。与正常组比较，$^\#p<0.05$；与模型组比较，$^*p<0.05$。

（四）结果分析

烟熏致慢性咳嗽豚鼠的肺组织 SP 含量和 NK-1 受体表达显著增加，而 NEP 酶活性显著降低，表明慢性烟熏导致气道神经源性炎症水平显著提高。磷酸可待因是一种中枢镇咳药物，常用于慢性咳嗽的治疗[7]。有研究认为，气道炎症、感染或者香烟烟雾激活的 C 纤维介导的气道神经源性炎症可造成可待因耐受型咳嗽（codeine-resistent coughs），导致可待因治疗对 COPD 患者的咳嗽及过敏原激发、SO_2 曝露或血管紧张素酶抑制剂类药物处理的动物咳嗽无效[103-104]。莫吉司坦和左羟丙哌嗪均属于外周镇咳药物，莫吉司坦主要通过降低 RARs 神经受体对化学刺激物的响应而发挥镇咳作用，并非作用于 C 纤维[105-106]，这可能是莫吉司坦对于 P 物质、NK-1 受体表达及 NEP 酶活性无显著作用的原因。对于左羟丙哌嗪，已有研究认为其镇咳作用与抑制化学刺激诱导的 C 纤维神经冲动有关[107]，也有研究发现左羟丙哌嗪对辣椒素诱导的气道痉挛和血浆渗出的抑制作用与 P 物质和 NK-1 受体途径无关[108-109]。在本实验中，左羟丙哌嗪同样未显著抑制烟熏诱导的 P 物质和 NK-1 受体表达增高及 NEP 酶活性降低，推测左羟丙哌嗪是通过影响其他神经肽途径而抑制慢性烟熏导致的慢性咳嗽的。

已有研究表明，柚皮苷对豚鼠生理性咳嗽具有显著外周镇咳作用，但柚皮苷对豚鼠生理性咳嗽的镇咳作用与抑制 C 纤维神经肽释放无关，而与抑制 RARs 咳嗽受体放电有关[68]。最近研究则发现磷酸可待因、莫吉司坦、左羟丙哌嗪及柚皮苷对慢性烟熏诱导的 COPD 豚鼠的慢性咳嗽具有显著的镇咳作用，且仅柚皮苷能显著抑制 COPD 豚鼠的气道高反应性[69]。本研究基于慢性病理性咳嗽动物模型，进一步发现柚皮苷能显著抑制慢性烟熏导致的神经肽 P 物质含量上升及 NK-1 受体表达增加，并抑制 NEP 酶活性的降低，在多个环节协同作用降低气道神经源性炎症水平；而磷酸可待因、莫吉司坦、左羟丙哌嗪对以上 3 个指标均无显著作用。提示柚皮苷对慢性病理性咳嗽及气道高反应性的抑制作用可能与抑制气道神经源性炎症有关。

气道促炎症因子可促进神经肽及其受体的表达[63-64]。本团队前期研究已发现柚皮苷对慢性烟熏诱导的豚鼠慢性气道炎症具有显著抗炎作用，而磷酸可待因、莫吉司坦及左羟丙哌嗪的抗气道炎症的效果不强。

香烟烟雾中的氧自由基可降低 NEP 酶的活性，吸入外源性 SOD 酶可减少 NEP 酶活性的失活[65]。柚皮苷是具有抗氧化作用的黄酮类物质[110]，对慢性烟熏导致的肺组织 SOD 酶活性下降具有显著抑制作用，推测柚皮苷对肺组织 NEP 酶活性的保护作用可能与其抗氧化损伤的作用有关。

（五）研究结论

慢性烟熏可诱导豚鼠气道神经源性炎症水平上升，柚皮苷治疗性用药 2 周可显著抑制烟熏诱导的肺组织 P 物质含量和 NK-1 受体表达增加，抑制肺组织 NEP 酶活性的下降；柚皮苷对烟熏导致的慢性咳嗽及气道高反应的抑制作用可能与其从不同环节协同降低气道神经源性炎症水平有关。

第五节 本章小结

柚皮苷是从南药化橘红中提取的具有镇咳、祛痰作用的有效单体。已有研究表明：柚皮苷对 LPS 诱导的急性肺炎具有显著抗气道炎症作用，对烟熏导致的慢性咳嗽及痰液分泌也有显著抑制作用。本章考察柚皮苷对慢性气道炎症疾病的作用及机制，为系统评价柚皮苷对气道炎症疾病的药理活性及临床应用价值提供科学依据。

吸烟是 COPD 最重要的致病因素之一。吸烟致慢性气道炎症是 COPD 的核心病理要素之一，吸烟引起的气道神经源性炎症也是 COPD 慢性咳嗽形成的重要机制。本章采用烟熏致动物急慢性气道炎症模型，考察柚皮苷对烟熏致气道炎症的作用机制；同时采用烟熏致豚鼠慢性咳嗽模型，研究柚皮苷对气道神经源性炎症的作用，探讨其抑制 COPD 慢性咳嗽的机制。本章取得如下研究成果：

（1）急性烟熏 5 天导致小鼠出现以单核巨噬细胞趋化为主的急性气道炎症，柚皮苷 30～120 mg/kg 均能显著抑制 BALF 白细胞浸润增加，可能与抑制烟熏导致的 MCP-1 上升有关，但柚皮苷对 BALF 细胞凋亡及坏死状况均无显著影响，仅柚皮苷 30～60 mg/kg 能显著抑制烟熏诱导的 IL-10 水平下降。

（2）连续 8 周烟熏造模可导致豚鼠气道出现显著的炎症浸润、黏液高分泌、上皮损伤及肺组织炎症，并且可显著抑制肺组织 SOD 酶活性及促炎症消退细胞因子 LXA$_4$ 水平。柚皮苷预防性或治疗性用药对慢性烟熏豚鼠气道腔内各类白细胞浸润无显著影响，但能显著减少豚鼠 BALF 中 IL-8、TNF-α 及 LTB$_4$ 含量，并降低 BALF 中 MPO 酶活性，表明柚皮苷实际降低了气道腔内各种白细胞的炎症活性。但是，仅柚皮苷预防性给药能显著提高慢性烟熏豚鼠 BALF 中 LXA$_4$ 水平，显著减少肺组织中的 MPO 酶活性，抑制肺组织 SOD 酶活性的降低，并显著改善气道组织损伤，抑制黏液高分泌，表明柚皮苷预防性用药同时具有抑制慢性气道炎症、促进炎症消退的作用，并能提高肺组织抗氧化损伤能力。与镇咳药物磷酸可待因、莫吉司坦、左羟丙哌嗪及抗炎药物泼尼松相比，柚皮苷对烟熏致慢性气道炎症具有综合治疗优势。

（3）根据气道炎症浸润、肺功能、促炎/抗炎平衡及炎症消退能力的动态变化特征，慢性烟熏 16 周致小鼠 COPD 形成过程可大致分为急性应激期（0～2 周）—亚慢性期（2～12 周）—慢性期（＞12 周）。柚皮苷 10～100 mg/kg 预防性用药对慢性烟熏致小鼠 COPD 不同形成阶段的效果不同。在急性应激期，柚皮苷对烟熏导致的 TLC、Cchord 升高及 FEV20/FVC 下降无显著作用，对 IL-10 水平的降低也无显著抑制作用，但能显著抑制 BALF 中促炎因子 IL-8 水平，并对中性粒细胞浸润有轻度抑制作用。此外，柚皮苷对急性应激期 LXA$_4$ 水平的升高有抑制作用。慢性烟熏小鼠 BALF 中嗜酸性细胞比例从急性应激期直至慢性期持续显著升高，但柚皮苷对此均无显著抑制作用。在慢性期，柚皮苷预防性长期用药可延缓慢性期肺功能的下降，可显著抑制 IL-8 水平及中性粒细胞浸润。柚皮苷对慢性期后期（16 周）的抗炎因子 IL-10 也有显著抑制效果，柚皮苷高剂量（100 mg/kg）对 LXA$_4$ 及其受体 ALX 受体表达有抑制作用，而柚皮苷低剂量（10 mg/kg）对 LXA$_4$ 及 ALX 受体表达无抑制作用。以上结果表明：柚皮苷预防性用药对烟熏致 COPD 慢性气道炎症具有抗炎作用，但该抗炎作用是独立于对抗炎因子水平及炎症消退的调控作用的。

（4）烟熏造模 8 周可导致豚鼠对辣椒素引咳的敏感性呈双相变化，并诱导显著的气道神经源性炎症。柚皮苷治疗性用药 2 周可显著抑制烟熏诱导的肺组织 SP 含量和 NK-1 受体表达增加，抑制肺组织 NEP 酶活性的下降，从不同环节协同抑制慢性烟熏致气道神经源性炎症水平，这可能是柚皮苷抑制烟熏致慢性咳嗽及气道高反应的重要机制。

　　以上研究结果表明，柚皮苷对烟熏所致气道炎症及神经源性炎症具有显著的抑制作用，且柚皮苷对烟熏致气道炎症的抗炎作用独立于对抗炎因子及炎症消退的调控作用。

　　本章主要创新之处：①从整体机能、组织病理、细胞生化等不同层面全面评估了柚皮苷对 COPD 的治疗药效，也从促炎/抗炎/促消退平衡机制的角度对柚皮苷抗烟熏致急慢性气道炎症的作用机制进行了综合分析。发现柚皮苷对烟熏致急慢性气道炎症的抗炎作用是独立于对抗炎因子表达及炎症消退途径的调控作用的。②通过对烟熏致慢性气道炎症、慢性咳嗽等进行动态研究，发现在烟熏致 COPD 形成过程中，肺功能、咳嗽敏感性、气道炎症浸润、促炎/抗炎/促消退因子平衡均具有急性应激期—亚慢性期—慢性期的动态变化特征。各项生理生化指标及药物的作用效果在不同阶段均有所不同。这不仅为深入理解 COPD 疾病的慢性形成和发展提供了新信息，也为科学评估柚皮苷对 COPD 的治疗作用提供了依据。

附录　本章缩略语

缩写	英文名	中文名
COPD	chronicobstructive pulmonary diseases	慢性阻塞性肺疾病
LXA$_4$	lipoxin A$_4$	脂氧素 A$_4$
MPO	myeloperoxidase	髓过氧化物酶
SOD	superoxidase dismutase	超氧化物歧化酶
FEV1	forced expiratory volume in one second	一秒用力呼气容积
FEV20	forced expiratory volume in 20 ms	20 ms 用力呼气容积
FVC	forced vital capacity	用力肺活量
TLC	total lung capacity	总肺活量
Cchord	chord compliance	静态肺顺应性
BALF	bronchoalveolar lavage fluid	支气管肺泡灌洗液
ALX	lipoxin receptor	脂氧素受体
RAR	rapidly adapting receptor	快适应牵张受体
SP	substance P	P 物质
NEP	neural endopeptidase	中性内肽酶
CS	cigarette smoke	香烟烟雾

续上表

缩写	英文名	中文名
DEX	Dexamethasone	地塞米松
RFL	Roflumilast	罗氟司特
ELISA	enzyme linked immunosorbent assay	酶联免疫吸附剂测定
CP	codeine phosphate	磷酸可待因
LVDP	Levodropropizine	左羟丙哌嗪

参考文献

［1］PAUWELS R A, BUIST A S, CALVERLEY P M A, et al. Global strategy for the diagnosis, management, and prevention of chronic obstructive pulmonary disease ［J］. American journal of respiratory and critical care medicine, 2012, 163 (5): 1256 – 1276.

［2］中华医学会呼吸病分会慢性阻塞性肺疾病学组. 慢性阻塞性肺疾病诊疗指南 (2013 年修订版) ［J］. 中华结核和呼吸杂志, 2013, 36 (4): 1 – 10.

［3］MARSH S E, TRAVERS J, WEATHERALL M, et al. Proportional classifications of COPD phenotypes ［J］. Thorax, 2008, 63 (9): 761 – 767.

［4］MANNINO D M, BUIST A S. Global burden of COPD: risk factors, prevalence, and future trends ［J］. The lancet, 2007, 370 (9589): 765 – 773.

［5］MAK J C W. Pathogenesis of COPD. Part II. Oxidative-antioxidative imbalance ［J］. The international journal of tuberculosis and lung disease, 2008, 12 (4): 368 – 374.

［6］CHURG A, COSIO M, WRIGHT J L. Mechanisms of cigarette smoke-induced COPD: insights from animal models ［J］. American journal of physiology-lung cellular and molecular physiology, 2008, 294 (4): L612 – L631.

［7］BRAMAN S S. Chronic cough due to chronic bronchitis accp evidence-based clinical practice guidelines ［J］. CHEST journal, 2006, 129 (suppl): 104S – 115S.

［8］CHUNG K F. Cytokines in chronic obstructive pulmonary disease ［J］. European respiratory journal, 2001, 18 (34 suppl): 50 s – 59 s.

［9］王晖, 王伟. 基质金属蛋白酶 – 9 与慢性阻塞性肺疾病 ［J］. 国外医学 – 呼吸系统分册, 2005, 25 (6): 417 – 419.

［10］OFULUE A F, KO M, ABBOUD R T. Time course of neutrophil and macrophage elastinolytic activities in cigarette smoke-induced emphysema ［J］. American journal of physiology-lung cellular and molecular physiology, 1998, 275 (6): L1134 – L1144.

[11] WHITE A J, GOMPERTZ S, STOCKLEY R A. Chronic obstructive pulmonary disease: the aetiology of exacerbations of chronic obstructive pulmonary disease [J]. Thorax, 2003, 58 (1): 73 – 80.

[12] RUTGERS S R, POSTMA D S, TEN HACKEN N H T, et al. Ongoing airway inflammation in patients with COPD who do not currently smoke [J]. Thorax, 2000, 55 (1): 12 – 18.

[13] BALTER M S, LA FORGE J, LOW D E, et al. Canadian guidelines for the management of acute exacerbations of chronic bronchitis [J]. Canadian respiratory journal, 2003, 10: 3B-32B.

[14] HOGG J C, TIMENS W. The pathology of chronic obstructive pulmonary disease [J]. Annual review of pathological mechanical disease, 2009, 4: 435 – 459.

[15] HOGG J C, CHU F, UTOKAPARCH S, et al. The nature of small-airway obstruction in chronic obstructive pulmonary disease [J]. New england journal of medicine, 2004, 350 (26): 2645 – 2653.

[16] WOUTERS E F M, CREUTZBERG E C, SCHOLS A M W J. Systemic effects in COPD [J]. CHEST journal, 2002, 121 (5 suppl): 127S – 130S.

[17] SMITH J, WOODCOCK A. Cough and its importance in COPD [J]. International journal of chronic obstructive pulmonary disease, 2006, 1 (3): 305 – 314.

[18] BARNES P J. New anti-inflammatory targets for chronic obstructive pulmonary disease [J]. Nature reviews drug discovery, 2013, 12 (7): 543 – 559.

[19] BOUTTEN A, GOVEN D, ARTAUD-MACARI E, et al. NRF2 targeting: a promising therapeutic strategy in chronic obstructive pulmonary disease [J]. Trends in molecular medicine, 2011, 17 (7): 363 – 371.

[20] BARNES P J, ADCOCK I M. Glucocorticoid resistance in inflammatory diseases [J]. The lancet, 2009, 373 (9678): 1905 – 1917.

[21] GUZIK K, SKRET J, SMAGUR J, et al. Cigarette smoke-exposed neutrophils die unconventionally but are rapidly phagocytosed by macrophages [J]. Cell death & disease, 2011, 2 (3): e131.

[22] VAYSSIER M, BANZET N, FRANÇOIS D, et al. Tobacco smoke induces both apoptosis and necrosis in mammalian cells: differential effects of HSP70 [J]. American journal of physiology-lung cellular and molecular physiology, 1998, 275 (4): L771 – L779.

[23] GÁL K, CSEH Á, SZALAY B, et al. Effect of cigarette smoke and dexamethasone on Hsp72 system of alveolar epithelial cells [J]. Cell stress and chaperones, 2011, 16 (4): 369 – 378.

[24] WICKENDEN J A, CLARKE M C H, ROSSI A G, et al. Cigarette smoke pre-

vents apoptosis through inhibition of caspase activation and induces necrosis ［J］. American journal of respiratory cell and molecular biology，2003，29（5）：562 - 570.

［25］ HODGE S，HODGE G，AHERN J，et al. Smoking alters alveolar macrophage recognition and phagocytic ability：implications in chronic obstructive pulmonary disease ［J］. American journal of respiratory cell and molecular biology，2007，37（6）：748 - 755.

［26］ WRIGHT J L，COSIO M，CHURG A. Animal models of chronic obstructive pulmonary disease ［J］. American journal of physiology-lung cellular and molecular physiology，2008，295（1）：L1 - L15.

［27］ MORICE A H，FONTANA G A，BELVISI M G，et al. ERS guidelines on the assessment of cough ［J］. European respiratory journal，2007，29（6）：1256 - 1276.

［28］ SHAPIRO S D. Animal models for COPD ［J］. CHEST journal，2000，117（5 suppl - 1）：223S - 227S.

［29］ WAN W Y H，MORRIS A，KINNEAR G，et al. Pharmacological characterisation of anti-inflammatory compounds in acute and chronic mouse models of cigarette smoke-induced inflammation ［J］. Respiratory research，2010，11（1）：126 - 135.

［30］ HOGG J C. The traffic of polymorphonuclear leukocytes through pulmonary microvessels in health and disease ［J］. American journal of roentgenology，1994，163（4）：769 - 775.

［31］ VAN DER VAART H，POSTMA D S，TIMENS W，et al. Acute effects of cigarette smoke on inflammation and oxidative stress：a review ［J］. Thorax，2004，59（8）：713 - 721.

［32］ WRIGHT J L，CHURG A. Animal models of cigarette smoke-induced COPD ［J］. CHEST journal，2002，122（6 suppl）：301S-306S.

［33］ STEVENSON C S，DOCX C，WEBSTER R，et al. Comprehensive gene expression profiling of rat lung reveals distinct acute and chronic responses to cigarette smoke inhalation ［J］. American journal of physiology-lung cellular and molecular physiology，2007，293（5）：L1183 - L1193.

［34］ D'HULST A I，VERMAELEN K Y，BRUSSELLE G G，et al. Time course of cigarette smoke-induced pulmonary inflammation in mice ［J］. European respiratory journal，2005，26（2）：204 - 213.

［35］ CHURG A，WRIGHT J L. Testing drugs in animal models of cigarette smoke-induced chronic obstructive pulmonary disease ［J］. Proceedings of the american thoracic society，2009，6（6）：550 - 552.

［36］ CHURG A，ZHOU S，PREOBRAZHENSKA O，et al. Expression of profibrotic mediators in small airways versus parenchyma after cigarette smoke exposure [J]. American journal of respiratory cell and molecular biology, 2009, 40 (3): 268 - 276.

[37] 李庆云, 黄绍光, 吴华成, 等. 大鼠吸烟致慢性支气管炎模型气道炎症研究 [J]. 上海第二医科大学学报, 2004, 24 (1): 31 -35.

[38] SELMAN M, CISNEROS-LIRA J, GAXIOLA M, et al. Matrix metalloproteinases inhibition attenuates tobacco smoke-induced emphysema in guinea pigs [J]. CHEST journal, 2003, 123 (5): 1633 - 1641.

[39] SERHAN C N, SAVILL J. Resolution of inflammation: the beginning programs the end [J]. Nature immunology, 2005, 6 (12): 1191 - 1197.

[40] QUINT J K, WEDZICHA J A. The neutrophil in chronic obstructive pulmonary disease [J]. Journal of allergy and clinical immunology, 2007, 119 (5): 1065 - 1071.

[41] MADERNA P, GODSON C. Lipoxins: resolutionary road [J]. British journal of pharmacology, 2009, 158 (4): 947 - 959.

[42] CHIANG N, SERHAN C N, DAHL? N S E, et al. The lipoxin receptor ALX: potent ligand-specific and stereoselective actions in vivo [J]. Pharmacological reviews, 2006, 58 (3): 463 - 487.

[43] FRITSCHER L G, RODRIGUES M T, SPORN H, et al. Profile of eicosanoids in breath condensate in asthma and COPD [J]. American journal of respiratory and critical care medicine, 2009, 179: A5713.

[44] EL KEBIR D, JÓZSEF L, KHREISS T, et al. Aspirin-triggered lipoxins override the apoptosis-delaying action of serum amyloid A in human neutrophils: a novel mechanism for resolution of inflammation [J]. The journal of immunology, 2007, 179 (1): 616 - 622.

[45] LEVY B D, CLISH C B, SCHMIDT B, et al. Lipid mediator class switching during acute inflammation: signals in resolution [J]. Nature immunology, 2001, 2 (7): 612 - 619.

[46] GILROY D W, LAWRENCE T, PERRETTI M, et al. Inflammatory resolution: new opportunities for drug discovery [J]. Nature reviews drug discovery, 2004, 3 (5): 401 - 416.

[47] SPITE M, SERHAN C N. Novel lipid mediators promote resolution of acute inflammation impact of aspirin and statins [J]. Circulation research, 2010, 107 (10): 1170 - 1184.

[48] DEVCHAND P R, ARITA M, HONG S, et al. Human ALX receptor regulates neutrophil recruitment in transgenic mice: roles in inflammation and host defense [J]. The FASEB journal, 2003, 17 (6): 652 - 659.

[49] MADERNA P, COTTELL D C, TOIVONEN T, et al. FPR2/ALX receptor expression and internalization are critical for lipoxin A4 and annexin-derived peptide-stimulated phagocytosis [J]. The FASEB journal, 2010, 24 (11): 4240 –4249.

[50] PLANAGUMÀ A, KAZANI S, MARIGOWDA G, et al. Airway lipoxin A4 generation and lipoxin A4 receptor expression are decreased in severe asthma [J]. American journal of respiratory and critical care medicine, 2008, 178 (6): 574.

[51] BALODE L, ISAJEVS S, SVIRINA D, et al. Lipoxin A4 receptor expression in smokers with and without COPD [J]. European respiratory journal, 2011, 38 (Suppl 55): 3900.

[52] ULLER L, PERSSON C G A, ERJEFÄLT J S. Resolution of airway disease: removal of inflammatory cells through apoptosis, egression or both? [J]. Trends in pharmacological sciences, 2006, 27 (9): 461 –466.

[53] ULLER L, RYDELL-TÖRMÄNEN K, PERSSON C G A, et al. Anti-Fas mAb-induced apoptosis and cytolysis of airway tissue eosinophils aggravates rather than resolves established inflammation [J]. Respiratory research, 2005, 6 (1): 90 –93.

[54] REYNOLDS S M, MACKENZIE A J, SPINA D, et al. The pharmacology of cough. Trends in pharmacological sciences, 2004, 25 (11): 569 –576.

[55] BARNES P J. Neurogenic inflammation in the airways [J]. Respiration physiology, 2001, 125 (1): 145 –154.

[56] DI MARIA G U, BELLOFIORE S, GEPPETTI P. Regulation of airway neurogenic inflammation by neutral endopeptidase [J]. European respiratory journal, 1998, 12 (6): 1454 –1462.

[57] DE SWERT K O, JOOS G F. Extending the understanding of sensory neuropeptides [J]. European journal of pharmacology, 2006, 533 (1): 171 –181.

[58] BERGREN D R. Chronic tobacco smoke exposure increases cough to capsaicin in awake guinea pigs [J]. Respiration physiology, 2001, 126 (2): 127 –140.

[59] LEWIS C A, AMBROSE C, BANNER K, et al. Animal models of cough: literature review and presentation of a novel cigarette smoke-enhanced cough model in the guinea-pig [J]. Pulmonary pharmacology & therapeutics, 2007, 20 (4): 325 – 333.

[60] LEE L Y, BURKI N K, GERHARDSTEIN D C, et al. Airway irritation and cough evoked by inhaled cigarette smoke: role of neuronal nicotinic acetylcholine receptors [J]. Pulmonary pharmacology & therapeutics, 2007, 20 (4): 355 –364.

[61] LIU L, ZHU W, ZHANG Z S, et al. Nicotine inhibits voltage-dependent sodium channels and sensitizes vanilloid receptors [J]. Journal of neurophysiology, 2004, 91 (4): 1482 –1491.

［62］ ANDRÈ E, CAMPI B, MATERAZZI S, et al. Cigarette smoke-induced neurogenic inflammation is mediated by α, β-unsaturated aldehydes and the TRPA1 receptor in rodents ［J］. The journal of clinical investigation, 2008, 118 (7): 2574 – 2582.

［63］ KOU Y R, KWONG K, LEE L Y. Airway inflammation and hypersensitivity induced by chronic smoking ［J］. Respiratory physiology & neurobiology, 2011, 178 (3): 395 – 405.

［64］ BAI T R, ZHOU D, WEIR T, et al. Substance P (NK1) -and neurokinin A (NK2) -receptor gene expression in inflammatory airway diseases ［J］. American journal of physiology-lung cellular and molecular physiology, 1995, 269 (3): L309 – L317.

［65］ DUSSER D J, DJOKIC T D, BORSON D B, et al. Cigarette smoke induces bronchoconstrictor hyperresponsiveness to substance P and inactivates airway neutral endopeptidase in the guinea pig. Possible role of free radicals ［J］. Journal of clinical investigation, 1989, 84 (3): 900 – 906.

［66］ MACKENZIE A J, SPINA D, PAGE C P. Models used in the development of antitussive drugs ［J］. Drug discovery today: disease models, 2004, 1 (3): 297 – 302.

［67］ 杨宏亮, 田珩, 李沛波, 等. 柚皮苷及柚皮素的生物活性研究 ［J］. 中药材, 2007, 30 (6): 752 – 754.

［68］ GAO S, LI P, YANG H, et al. Antitussive effect of naringin on experimentally induced cough in Guinea pigs ［J］. Planta medica, 2011, 77 (1): 16 – 21.

［69］ 张辰辰. 柚皮苷对豚鼠的镇咳作用 ［D］. 广州: 中山大学, 2012: 31 – 40.

［70］ NIE Y C, WU H, LI P B, et al. Anti-inflammatory effects of naringin in chronic pulmonary neutrophilic inflammation in cigarette smoke-exposed rats ［J］. Journal of medicinal food, 2012, 15 (10): 894 – 900.

［71］ NIE Y C, WU H, LI P B, et al. Naringin attenuates EGF-induced MUC5AC secretion in A549 cells by suppressing the cooperative activities of MAPKs-AP – 1 and IKKs-IκB-NF-κB signaling pathways ［J］. European journal of pharmacology, 2012, 690 (1): 207 – 213.

［72］ LIU Y, WU H, NIE Y, et al. Naringin attenuates acute lung injury in LPS-treated mice by inhibiting NF-κB pathway ［J］. International immunopharmacology, 2011, 11 (10): 1606 – 1612.

［73］ NIE Y C, WU H, LI P B, et al. Anti-inflammatory effects of naringin in chronic pulmonary neutrophilic inflammation in cigarette smoke-exposed rats ［J］. Journal of medicinal food, 2012, 15 (10): 894 – 900.

［74］ LEONARD E J, YOSHIMURA T. Human monocyte chemoattractant protein – 1 (MCP – 1) ［J］. Immunology today, 1990, 11: 97 – 101.

［75］ BURGESS J L, NANSON C J, HYSONG T A, et al. Rapid decline in sputum IL – 10 concentration following occupational smoke exposure ［J］. Inhalation toxicology, 2002, 14 (2): 133 – 140.

［76］ PLATZER C, MEISEL C H, VOGT K, et al. Up-regulation of monocytic IL – 10 by tumor necrosis factor-α and cAMP elevating drugs ［J］. International immunology, 1995, 7 (4): 517 – 523.

［77］ DE WAAL MALEFYT R, ABRAMS J, BENNETT B, et al. Interleukin 10 (IL – 10) inhibits cytokine synthesis by human monocytes: an autoregulatory role of IL – 10 produced by monocytes ［J］. The journal of experimental medicine, 1991, 174 (5): 1209 – 1220.

［78］ O'DONNELL R, BREEN D, WILSON S, et al. Inflammatory cells in the airways in COPD ［J］. Thorax, 2006, 61 (5): 448 – 454.

［79］ WITTEN M L, LEMEN R J, QUAN S F, et al. Acute cigarette smoke exposure increases alveolar permeability in rabbits ［J］. The american review of respiratory disease, 1985, 132 (2): 321 – 325.

［80］ MITCHELL S, THOMAS G, HARVEY K, et al. Lipoxins, aspirin-triggered epi-lipoxins, lipoxin stable analogues, and the resolution of inflammation: stimulation of macrophage phagocytosis of apoptotic neutrophils in vivo ［J］. Journal of the american society of nephrology, 2002, 13 (10): 2497 – 2507.

［81］ MADERNA P, GODSON C. Phagocytosis of apoptotic cells and the resolution of inflammation ［J］. Biochimica et biophysica acta (BBA) -molecular basis of disease, 2003, 1639 (3): 141 – 151.

［82］ ZIELIŃSKA-PRZYJEMSKA M, IGNATOWICZ E. Citrus fruit flavonoids influence on neutrophil apoptosis and oxidative metabolism ［J］. Phytotherapy research, 2008, 22 (12): 1557 – 1562.

［83］ WHITE S R, DORSCHEID D R. Corticosteroid-induced apoptosis of airway epithelium: a potential mechanism for chronic airway epithelial damage in asthma ［J］. CHEST journal, 2002, 122 (6_ suppl): 278S – 284S.

［84］ PRIETO P, CUENCA J, TRAVÉS P G, et al. Lipoxin A4 impairment of apoptotic signaling in macrophages: implication of the PI3K/Akt and the ERK/Nrf – 2 defense pathways ［J］. Cell death & differentiation, 2010, 17 (7): 1179 – 1188.

［85］ SHI Y, DAI J, LIU H, et al. Naringenin inhibits allergen-induced airway inflammation and airway responsiveness and inhibits NF-κB activity in a murine model of asthma ［J］. Canadian journal of physiology and pharmacology, 2009, 87 (9): 729 – 735.

［86］ COMHAIR S A, LEWIS M J, BHATHENA P R, et al. Increased glutathione and glutathione peroxidase in lungs of individuals with chronic beryllium disease [J]. American journal of respiratory and critical care medicine, 1999, 159: 1824 - 1829.

[87] NISHIKAWA M, KAKEMIZU N, ITO T, et al. Superoxide mediates cigarette smoke-induced infiltration of neutrophils into the airways through nuclear factor-κ B activation and IL - 8 mRNA expression in guinea pigs in vivo [J]. American journal of respiratory cell and molecular biology, 1999, 20 (2): 189 - 198.

[88] LEHR H A, KRESS E, MENGER M D, et al. Cigarette smoke elicits leukocyte adhesion to endothelium in hamsters: inhibition by CuZn-SOD [J]. Free radical biology and medicine, 1993, 14 (6): 573 - 581.

[89] JEON S M, BOK S H, JANG M K, et al. Comparison of antioxidant effects of naringin and probucol in cholesterol-fed rabbits [J]. Clinica chimica acta, 2002, 317 (1): 181 - 190.

[90] RAJADURAI M, STANELY MAINZEN PRINCE P. Preventive effect of naringin on lipid peroxides and antioxidants in isoproterenol-induced cardiotoxicity in Wistar rats: biochemical and histopathological evidences [J]. Toxicology, 2006, 228 (2): 259 - 268.

[91] GAUR V, AGGARWAL A, KUMAR A. Protective effect of naringin against ischemic reperfusion cerebral injury: possible neurobehavioral, biochemical and cellular alterations in rat brain [J]. European journal of pharmacology, 2009, 616 (1): 147 - 154.

[92] MCEVOY C E, NIEWOEHNER D E. Adverse effects of corticosteroid therapy for COPD a critical review [J]. CHEST journal, 1997, 111 (3): 732 - 743.

[93] PIZZICHINI E, PIZZICHINI M M M, GIBSON P, et al. Sputum eosinophilia predicts benefit from prednisone in smokers with chronic obstructive bronchitis [J]. American journal of respiratory and critical care medicine, 1998, 158 (5): 1511 - 1517.

[94] TIEN NGUYEN L, LIM S, OATES T, et al. Increase in airway neutrophils after oral but not inhaled corticosteroid therapy in mild asthma [J]. Respiratory medicine, 2005, 99 (2): 200 - 207.

[95] WATTERS L C, KING T E, CHERNIACK R M, et al. Bronchoalveolar lavage fluid neutrophils increase after corticosteroid therapy in smokers with idiopathic pulmonary fibrosis [J]. The American review of respiratory disease, 1986, 133 (1): 104 - 109.

[96] CULPPIT S V, MAZIAK W, LOUKIDIS S, et al. Effect of high dose inhaled steroid on cells, cytokines, and proteases in induced sputum in chronic obstructive pulmonary disease [J]. American journal of respiratory and critical care medicine, 1999, 160 (5): 1635 - 1639.

[97] KURE I, NISHIUMI S, NISHITANI Y, et al. Lipoxin A4 reduces lipopolysaccharide-induced inflammation in macrophages and intestinal epithelial cells through inhibition of nuclear factor-κB activation [J]. Journal of pharmacology and experimental therapeutics, 2010, 332 (2): 541 – 548.

[98] RINALDI M, MAES K, DE VLEESCHAUWER S, et al. Long-term nose-only cigarette smoke exposure induces emphysema and mild skeletal muscle dysfunction in mice [J]. Disease models & mechanisms, 2012, 5 (3): 333 – 341.

[99] VANOIRBEEK J A J, RINALDI M, DE VOOGHT V, et al. Noninvasive and invasive pulmonary function in mouse models of obstructive and restrictive respiratory diseases [J]. American journal of respiratory cell and molecular biology, 2010, 42 (1): 96 – 104.

[100] LEUENBERGER P, SCHWARTZ J, ACKERMANN-LIEBRICH U, et al. Passive smoking exposure in adults and chronic respiratory symptoms (SAPALDIA Study). Swiss study on air pollution and lung diseases in adults, SAPALDIA team [J]. American journal of respiratory and critical care medicine, 1994, 150 (5): 1222 – 1228.

[101] JOAD J P, MUNCH P A, BRIC J M, et al. Passive smoke effects on cough and airways in young guinea pigs: role of brainstem substance P [J]. American journal of respiratory and critical care medicine, 2004, 169 (4): 499 – 504.

[102] BONHAM A C, KOTT K S, JOAD J P. Sidestream smoke exposure enhances rapidly adapting receptor responses to substance P in young guinea pigs [J]. Journal of applied physiology, 1996, 81 (4): 1715 – 1722.

[103] TAKAHAMA K, SHIRASAKI T. Central and peripheral mechanisms of narcotic antitussives: codeine-sensitive and-resistant coughs [J]. Cough, 2007, 3 (8): 1 – 8.

[104] SMITH J, OWEN E, EARIS J, et al. Effect of codeine on objective measurement of cough in chronic obstructive pulmonary disease [J]. Journal of allergy and clinical immunology, 2006, 117 (4): 831 – 835.

[105] MORIKAWA T, GALLICO L, WIDDICOMBE J. Actions of moguisteine on cough and pulmonary rapidly adapting receptor activity in the guinea pig [J]. Pharmacological research, 1997, 35 (2): 113 – 118.

[106] SANT'AMBROGIO G, SANT'AMBROGIO F B. Action of moguisteine on the activity of tracheobronchial rapidly adapting receptors in the dog [J]. European respiratory journal, 1998, 11 (2): 339 – 344.

[107] SHAMS H, DAFFONCHIO L, SCHEID P. Effects of levodropropizine on vagal afferent C-fibres in the cat [J]. British journal of pharmacology, 1996, 117 (5):

853 – 858.

[108] YAMAWAKI I, GEPPETTI P, BERTRAND C, et al. Levodropropizine reduces capsaicin and substance P-induced plasma extravasation in the rat trachea [J]. European journal of pharmacology, 1993, 243 (1): 1 – 6.

[109] DAFFONCHIO L, HERNANDEZ A, MELILLO G, et al. Effectiveness of levodropropizine against cigarette smoke-induced airway hyperreactivity: possible mechanism [J]. European journal of pharmacology: environmental toxicology and pharmacology, 1993, 228 (5): 257 – 261.

[110] YUTING C, RONGLIANG Z, ZHONGJIAN J, et al. Flavonoids as superoxide scavengers and antioxidants [J]. Free radical biology and medicine, 1990, 9 (1): 19 – 21.